求医先求己

明白医生说的、医生做的、医生想的……
解读发病迷津、有病警报、看病诀窍……

陈松鹤 著

复旦大学出版社

目 录

1

序 一

对于医学、医疗和医者的不了解和不理解,是不少病人在就诊看病时的短板。正如作者在书中所说,是因为其内功不足,即健康素养的匮乏导致的,其实这也是造成看病难和医患矛盾的重要原因之一。本书作者是一位长期从事医疗工作、与病人近距离接触的临床医生,具有丰富的临床经验,对于遇见的形形色色临床事例,有着切肤之痛。

陈松鹤教授曾经担任我院大内科、血液实验室、生物治疗研究室的负责人,在国内外从事医疗临床和研究工作数十年,身体力行,博学多识,救治了无数的病人。近年来他又关注和投入医学知识传播及公益事业,致力于让医学回归大众,让医学知识成为自我保健、促进健康、提升生活品质的良方。

本书介绍了求医的七大基本功,其中包含诸多方面医疗、医学的基本知识,涉及基础和临床的数十个医学学科。作者从大众的需求出发,对医学知识加以收集、归纳和提炼,还融入长期从事临床医疗的心得和经验,又从大众的视角,予以通俗化和趣味化,使医生的教科书变成大众的通俗书,成为识病知医的科普读本。

洋洋 30 多万文字解答了求医就诊全过程发生的种种"是什么"和"为什么",也解密了识病知医中不可或缺的"怎么样"和"怎么办",有的放矢,切中要害,知识性和可读性堪称上乘。在看病求医中，长知识，长智慧，有方向，有路径。

复旦大学附属中山医院在80多年医疗、教育、科研的发展中，也把提升人民大众的健康素养作为一项重要任务。中山医院的医学专家们在"中山健康促进大讲堂"上开展健康讲座，受益听众达数十万。陈教授以古稀之年，花大量精力，不是放在著论立说上，也不是仅为医生、医学生而作，而是为大众、为病人写医学诊疗，写治病思路，写求医智慧，讲医学常识，讲科学道理，讲抗病方法，可谓用心良苦，令人钦佩！

建议青年医生也可读一读本书，以了解医者是怎样尽心尽力成为大众和病人在抗病中的战友，明白医患在知识上的接轨，在心灵间的沟通，在医疗中的合力，是一件多么重要、多么有意义的事！

陈松鹤教授是我的医学前辈，早闻他治学严谨，兢兢业业，待病人如亲人，是我和年轻医务工作者的楷模，从他所著的本书中就闪现出上述的影子。相信不仅是健康百姓，还是病人或其家人，以及年轻医生，阅此科普读物，一定能从中获益匪浅。

复旦大学附属中山医院院长

中国科学院院士

2018年12月

序二

著者陈松鹤教授，从事临床医疗、医学研究和医学传播工作50年，是一位学习、工作于上海、美国和香港的临床医学家。他站在普通百姓的角度，用通俗的医学基本知识，为百姓解读看病求医中的诀窍和思路，从而为广大读者献上了这本以求医为主题的既深入浅出又易读易学的医学科普书籍。

两千多年前，《黄帝内经》提出"上医治未病，中医治欲病，下医治已病"，即医术最高明的医生并不是擅长治病的人，而是能够预防疾病的人。除了治病救人，"上医"更注重通过预防疾病来维护百姓健康，这种中国传统医学思想为现代健康医学模式的构筑提供了新的思路。

陈教授凭借自己丰富的临床经验和多方位的医学基本知识，帮助读者提升抗病、看病以及健康管理的能力，让我们看到了老一辈医生的仁心仁德以及责任担当。

怎样解决看病难的问题？怎样减轻医患之间的矛盾？怎样缓和三级医院的忙与乱？怎样提高医疗质量？本书着眼于提升广大读者自觉防控疾病和维护健康的能力，立足于让百姓认识疾病，理解医疗和医生，做到"求医先求己"。本书介绍医学、医疗的基本知识，内容易懂但内涵深刻，对病者有功效，对医者同样有启示。

习近平总书记曾指出，科技创新、科学普及是实现创新发展的两翼,要把科学普及放在与科技创新同等重要的位置,要普遍提高全民科学素质。同样的道理,要提高医疗质量,解决目前看病中的难题,也取决于医患双方的互相理解,用科普的形式增强读者对医学基本知识的了解,提升全民健康素养,包括求医、抗病的能力,无疑是其中重要的一环。

希望在求医看病、提升健康素养的道路上,本书能够为广大读者带来方向、智慧和希望。

上海中医药大学　校长
上海医学会　会长　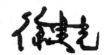

2018 年 12 月

前　言

求医求己和识病知医

　　说到医疗和疾病,大众确实迷津重重。医患双方好像在两个世界,用两国语言交流:有话难懂,有理不明,一知半解,话不投机。为什么就医疑问千千万,医患之间问题一大把?笔者在长期从医中,有两个感受颇深:其一,医患之间在医学知识上的水平天差地别;其二,病人对医者不知晓和不理解非一日之寒。后者与前者往往互成因果。

　　第二次世界大战后美国大力开建医院,健全体制,购买设备,培养医生。虽然倾耗巨资,但后来发现,人均预期寿命的增长不尽如人意。20世纪70年代开始建立并重视健康素养的观念,这是指个人获取和理解健康信息,并用来维护和促进自身健康的能力。由此美国健康卫生机构全方位致力于提升国民健康素养,家庭医生制度更把此作为重任。努力坚持多年之后,人均预期寿命果然出现喜人的明显增长。

　　事实证明,提升健康素养是每个人维护健康和防控疾病的内功(求己),一点不逊于医院、设备、医疗那些外功(求医),已经被国际公认是维持全民健康最经济有效的途径。《"健康中国2030"规划纲要》中把国人"健康素养水平持续提高"作为主要的战略目标之一,并设定到2030年我国居民健康素养水平提高3倍。

健康素养中有两栋大厦：健商（健康和管理健康的能力）和医商（抗病和求医的能力）。它们的主要地基是认识和懂得有关人体、疾病和医疗的一些基本知识。医生理应当此重任：让医学不单单是医生的医学，也成为大众的医学；让医学知识不单单是医生的知识，也成为大众的知识。本书的目的是用医学的一些基本知识，通过识病（认识、懂得疾病）和知医（知晓、理解医者）提升大众看病就医的能力。

看病是医与患之间的互动，融和还是对立，合力还是冲突，直接关乎诊疗的成败和看病的结果。从单向走向双向，从对立走向融合是求医过程成功的必由之路。如何求好医，取决于医患双方。毫无疑问，医与患之间如何实现心的交集和力的融合，实际上源自他们在知识上的基本接轨和交往中的相互熟知。对于大众和病人来说，就是识病和知医。

就医，是指去医生那里就诊，实施医疗的过程，是被动的单向过程，只以医者为中心。

求医，有所求索，有所取舍，有所抉择，强调更积极、更主动、有进取地看病和医疗，提倡医患双向参与。

求良医，把看病的主动权牢牢掌握在自己手中，追求优良医疗，参与医疗决策，理智防控疾病，有智慧，学诀窍，多门道，做到医患融合，合力抗病。

求医过程的质的升华，突出的是"求"，其前提是求己：靠一己之力，搞清、认识、懂得和学会一些医疗基本知识，首先还得靠自己去求索，自己去努力。所以说，求医先求己。而求己，实际上是指依靠自己识病、知医的主动过程。

求医不只是求个医院、求个挂号、求位医生。其核心是学习知识和运用知识：求索各大类疾病的来龙去脉，系统地懂得疾病；求索自体有病的信号警报，尽早发现疾病；求索医疗检查的本质,协助医生认真求证疾病;求索有病、无病或"未病"的意思,小心排除疾病;求索就诊前各项重要选择,预做准备,从容面对疾病;求索看病实施中各步环节,好中求好,获得优良医疗,与医者合力制服疾病;求索理解医学、医疗、医生的种种智慧,提升理智防控疾病的医商。

本书用基本的医学、医疗知识为主导,以简明的文字,解读看病求医中诸多疑惑和问题,目的在于帮助读者大众在就诊求医时不走或少走弯路。本书介绍七大基本功:懂疾病、识警报、知检查、治未病、做选择、求良医、升医商。它们构建了求医这个主轴的相辅相成的7个横切面。

本书不是通俗表述的医科读本,不是就医就诊的指南手册,也不是治病救人的万宝全书。只是一位年过古稀、从医半世纪的医生,立足于大众(包括病人和亲属)需求的位置上,通过知识性的医学科普叙述,介绍看病求医中有用的诀窍、策略和思路,力图让大众识病、知医。把它视作提升你应对生病、抓住疾病这条大"鱼"时一些有效的"渔"法,解开你求医时心中困惑的一把开窍钥匙,或者照亮你决策医疗和认识医学时遇到迷雾的一缕及时光亮,应当更为合适。

谨以本书献给我亲爱的父亲、母亲和妻子、女儿!

第一章

懂疾病：懂得发病抗病的迷津
——正确认识疾病

本章导读

本章导读

要求医,必先懂病,不当医生,也应懂病。了解并懂得疾病发生及其应对的一些基本知识,是基本功中的童子功。

疾病成千上万,大众不必也不可能全部懂得。本章不细述各"鱼"(各种疾病)深一步的研究机制和诊断治疗(各种疾病的个性),那是医生的任务;而把重点放在那十几大类疾病的"渔"(共性)上:盘点一下每一大类疾病的发病迷津(发病缘由),进而讨论这一类疾病的抗病迷津(应对之道)。这些基本知识是懂得这一大类疾病的敲门砖,组合在一起便成为总体上初识疾病的广角镜。

依据不同的发病规律,本章共12节,帮助读者梳理不同病因导致的11大类疾病的前世(发病的基本思路);顺着这些发病特点,进一步提出防控各大类疾病的今生(抗病的基本方法),让读者对疾病有一个立体的认识和全局的鸟瞰。

11大类疾病分别是:传染病(病原体入侵)、意外伤害(不慎伤害和灾难伤害)、慢性病(危险因子叠积)、恶性肿瘤(细胞癌变)、老年病(器官衰老)、免疫性疾病(免疫力失衡)、自限性疾病(自愈力)、医源性疾病(过度医疗)、食源性疾病(病原物摄入)、自主神经性疾病(交感和副交感神经失衡)、城市现代病(生活方式剧变)。

如果你或家人可能患上或不幸患上这一大类中某种疾病时,以本章那块敲门砖为基础和指导,再着重学习一下这种疾病的一些基本知识和应对原则,你一定会得益匪浅。

在疾病发生初,能尽早知晓疾病到来的脚步;

在疾病诊断时,能助力于早发现、早诊断;

在疾病治疗前,能更多理解并选择医疗上的各种方案;

在疾病发展中,能成竹在胸,临危不乱。

有了这套基本功,在与病魔的斗争中能够积聚有用的知识和资源,发挥一己之力,正确认识疾病。

第一节　传染病前世今生:卷土重来　以牙还牙

一、寄生人体的一群害人精

病原体是可能造成人或动植物感染疾病的微生物的总称。病原体的队伍林林总总,十分庞大,包括细菌、病毒、立克次体、真菌,还有寄生虫等。病原体有大(绦虫成虫可长达 10 m)有小(大肠埃希菌长 2～3 μm),还有更微小(病毒只有几十到数百纳米)。

它们天生就是一群寄生虫,在宿主中生长繁殖,释放毒物,使机体生病,这个过程称为感染,这种疾病称为感染性疾病。因为能在人与人、动物与动物或人与动物之间相互传播,有传染性和流行性,又称为传染病或流行病。

二、历史上死于传染病的人数远超战争的总和

传染病不动声色地肆虐人类,造成大量死亡,在世界历史上由来已久。

例 1　公元 165～180 年天花在罗马帝国大流行,25％人口死亡。6、17、18 世纪,天花在欧洲又多次流行,导致死亡人数超过 1 亿,英国女王玛丽二世因患天花而死。15 世纪末,欧洲移民把天花传播到美洲大陆,致使 2 000 多万美洲原住民在百年内病死 95％,史称人类历史上最大的"种族屠杀"。

例 2　公元 541 年埃及暴发鼠疫,肆虐了半个世纪,25％的东罗马帝国人口因此死亡。1340 年鼠疫散布到欧洲等地,造成了约 7 500 万人死亡。

例 3　19 世纪初至 20 世纪末大规模全球性霍乱流行有 8 次,

波及五大洲,近 400 万人丧生。

例 4 第一次世界大战期间,东非的英军感染疟疾,病死 10 万人以上。

例 5 第一次世界大战快结束时,美国堪萨斯州一个军营发生流感,病毒很快传播到西班牙、英国、中国等地,连西班牙国王也感染了此病。造成三波流感流行,全球共 10 亿人感染,2 500 多万人死亡,这就是 20 世纪闻之色变的"西班牙流感"。

例 6 1981 年,美国发现首例艾滋病(AIDS)病例。目前全球有 3 700 多万名人类免疫缺陷病毒(HIV)感染者,死于艾滋病的总人数已经超过 2 500 万。

有人统计了近 100 年来对人类最致命、最可怕的 5 种疾病,排名先后次序为:流感、传染性非典型性肺炎(SARS)、艾滋病、疟疾和结核病。居然全部都是传染病!人类历史上死于传染病的人数远比死于全部战争的总和还要多。

三、传染病东山再起

30 年前,笔者曾经在美国临床医学实验室学习工作,发现有的美国研究工作者在实验室内不戴手套,光手取物,席地而坐,不重视无菌操作。原来当时一些发达国家中传染病(包括寄生虫病)的发病率和病死率逐年下降,有些病已经销声匿迹了。

人类作出巨大努力之后,面对防治传染病的成绩,出现一种过于乐观的估计:以传染病为重点的第一次卫生革命已基本完成,今后人类与疾病斗争应转向以心脑血管疾病、肿瘤及退行性病变为重点的第二次卫生革命。

不料,近年来不少传染病东山再起,卷土重来,包括那些似乎"普普通通"的病,对人类构成了迫在眉睫的全面威胁,年复一年的"敌情"越来越严重。

　　我国科学家因为发现可以有效杀灭疟原虫的中药，首次荣获诺贝尔生理或医学奖，但是疟疾仍卷土重来。当今传染病发病率居高不下，有以下 3 个原因。

　　（1）已受控制的老传染病死灰复燃，这是因为缺乏疫苗接种和防治措施不到位，且与发展中国家贫困人口众多和卫生环境低下等密切相关，如结核病、疟疾等。

　　（2）新发传染病不断发现，半个世纪以来全球新确认的传染病病原体多达 50 余种。如近年来埃立克体、基孔肯雅热等新病原和新传染病在我国相继出现。

　　（3）人类争斗和战争存在，生物恐怖性袭击以及人为研制的病原体播散活动没有绝迹。

四、病原体魔高一丈

　　随着地球不间断开发和人类社会高速现代化，病原体本身也与时俱进，费尽"心机"，频频进攻，使得人类在应对传染病的战争中屡屡失手，处于被动。可谓"道高一尺魔高一丈"。病原体挑战人类时使了什么坏"心机"？具体如下。

（一）变

　　环境变化使得病原体发生基因突变，从原来对人类没有致病性变成有致病性，或使原来的致病性增强。如 SARS 病毒就是冠状病毒的变种，人类免疫缺陷病毒（艾滋病病毒）也可能从猿类免疫缺陷病毒变来。一些原来只对动物致病的病原体，跳到人类身上也发生突变，获得感染人的能力并适应了人体内环境，如禽流感病毒。

（二）耐

人类生产出越来越多抗生素，并广泛使用。一些病原体在抗生素打击下"锻炼"得越来越坚强，变成耐药菌。临床上发现：青霉素对许多致病菌不起作用了；结核病常规特效药失效了；青蒿素在非洲治疗疟疾时也遇到耐药等。细菌若携带多个耐药基因，就被称"超级细菌"，如快速传播，将带来灾难性后果。

（三）移

有些病原体仅在世界上某一地区流行，随着人类对自然开发利用、贸易往来和人口流动，得到了迁移搬家机会，造成新的流行，如人类免疫缺陷病毒。动物是人类病原体的重要和潜在来源。原有生态屏障被破坏，一些野生动物被迫离开栖息地。林区旅游、饲养宠物等，也使人有机会接触某些动物。一些本来在动物间传播的病原体，从动物身上移到人身上，引起疾病。

（四）藏

1976 年，美国费城举行退伍军人年会期间，暴发了一种不明原因的传染病（后被命名为退伍军人病）。该菌专门躲藏在空调、淋浴喷头等处，并通过空调和供水系统传播。病原体躲藏于污染的食品中，可能使成千上万的人同时感染某种病原体，造成疾病暴发流行。2006 年，美国加州有家公司生产的新鲜菠菜被 O157 型大肠埃希菌污染，病菌传播到美国 26 个州，还殃及加拿大。

五、病毒是最危险杀手

病毒之所以成为病原体这批危险杀手之首，是因为病毒本身的结构和特性让它铸就攻击人类的杀手锏。

（一）天生寄生者

病毒是最微小、结构最简单的一类非细胞型微生物。外有一层蛋白质包裹，内为遗传物质。病毒侵入宿主细胞内，借助宿主细胞的复制系统，按照自己基因的指令复制新病毒，进行繁殖。它天生就是危险的入侵者和无耻的寄生者。

（二）容易变异

病毒 RNA 发生变化的可能性比 DNA 大，在其增殖中时刻会自动发生突变。这种变异过程可通过外界强烈因素的刺激而加快。

（三）种类繁多

新型病毒层出不穷，有将近几十万种不同的病毒对人体有害。这么多的病毒给科学家应对和研究病毒带来莫大困难。

（四）刀枪不入

病毒在人体内发生变异，原来特异性抗体的作用减弱甚至失效。病毒外部是蛋白质，抗生素对它无效。人类至今尚未找到能杀灭病毒的法宝。

（五）善于潜伏

病毒可以长期存在人体中造成慢性持续性病变（如乙型肝炎病毒），或者暂时潜伏，一旦人体免疫力降低，病毒重新繁殖而致病（如单纯疱疹病毒）。有些病毒的核酸能整合到宿主的基因组中，从而诱发潜伏性感染。

六、根据传染病分类判断病原体厉不厉害

2013 年,国家计生委发布通知,我国法定传染病共计 39 种。根据它们对人的危害严重程度,分为甲、乙、丙 3 类。甲类传染病称为强制管理传染病,发生后报告疫情的时限,对病人、病原携带者的隔离和治疗方式,对疫点、疫区的处理等,必须强制执行。乙类传染病称为严格管理传染病,要严格按照有关规定和防治方案进行预防和控制。丙类传染病称为监测管理传染病,按规定的监测管理方法进行管理。

(一) 甲类传染病 2 种

鼠疫、霍乱。

(二) 乙类传染病 26 种

SARS、艾滋病、病毒性肝炎、脊髓灰质炎、人感染高致病性禽流感、麻疹、流行性出血热、狂犬病、流行性乙型脑炎、登革热、炭疽、细菌性和阿米巴性痢疾、肺结核、伤寒和副伤寒、流行性脑脊髓膜炎、百日咳、白喉、新生儿破伤风、猩红热、布鲁菌病、淋病、梅毒、钩端螺旋体病、血吸虫病、疟疾、人感染 H7N9 禽流感。

(三) 丙类传染病 11 种

流行性感冒、流行性腮腺炎、风疹、急性出血性结膜炎、麻风病、流行性和地方性斑疹伤寒、黑热病、包虫病、丝虫病,以及除霍乱、细菌性和阿米巴性痢疾、伤寒和副伤寒以外的感染性腹泻病和手足口病。

七、传染病中的奇葩——性病

传统上性病指性交行为导致传染的疾病。20世纪70年代世界卫生组织(WHO)扩大了性病的定义范围，除了通过性接触外，还包括类似性行为及间接接触传播的疾病，把性病称为性传播疾病。

性病的发展有传播上范围扩大、发病上年龄降低、耐药菌株增多3种发展趋势，对人类构成很大威胁。加上与贫困愚昧有难解之缘，还同淫秽犯罪挂上钩，不仅使得防治工作长期艰难，还让大众陷入一些认识误区，因此有必要再认识。

(一)性病的范围扩大

以前性病主要包括梅毒、淋病、软下疳、性病性淋巴肉芽肿和腹股沟肉芽肿5种。目前性传播疾病的范围扩大为50余种致病微生物感染所致的疾病，还包括艾滋病、非淋菌性尿道炎、尖锐湿疣、生殖器疱疹、细菌性阴道病、阴道毛滴虫病、疥疮、阴虱和乙型肝炎等。

(二)性病的病变部位扩大

以前性病的病变主要发生在生殖器部位，现在扩大到生殖器之外的部位。

(三)性病的传播途径扩大

必须知道性病的传播途径不仅仅是性交，才能懂得怎样去预防。具体传播途径如下：

1. 性行为　同性和异性性交是主要传播方式，口交、指淫、接吻、触摸等也可感染。

2. **非性关系** 淋病、滴虫病和真菌感染等有时可通过毛巾、浴盆、衣服等传播。

3. **血源性** 梅毒、艾滋病、淋病均可通过输血、共用针筒等传播感染。

4. **母婴** 通过胎盘、羊膜腔内和分娩产道而感染胎儿。

5. **医源性** 医务人员自身感染,医疗器械消毒不严格,器官移植和人工授精的操作过程都可能感染。

（四）性病的恐惧扩大

对于性病的心理恐惧也有增无减。

作为一种强迫性精神障碍,可分为无病自恐和病后恐惧两种。前者由于有过不洁性史,或接触过性病病人及其物品,自己发生"尿感",或在房事中异常感觉,便怀疑自己得了性病。后者指患性病后紧张、焦虑,惶惶不可终日,怕家庭破裂,怕难以治愈,怕将病传给配偶,怕受社会谴责。

还有一种恐惧他人性病（主要指艾滋病、梅毒等）,害怕接触,断绝来往,甚至发生亲人抛弃或邻居逃离的悲剧。这是一种社会病,源于愚昧、医学常识缺失和社会责任感低下。

其实懂得传播途径,懂得防范,艾滋病、梅毒并不可怕。通过认真处理和正确治疗,缓解或治愈也是可能的。

八、传染病进攻人类路线图

病原体传播和传染病流行必备以下 3 个不可缺少的重要环节。

（一）传染源

指体内有病原体生存、繁殖,并能排出病原体的人和动物,包括传染病病人、病原体携带者和受感染的动物。病原体携带者指没有任何临床症状而能排出病原体的人,包括如下。

（1）潜伏期病原体携带者。

（2）恢复期病原体携带者。

（3）健康人病原体携带者。

（二）传播途径

指病原体从传染源排出,通过一定方式再侵入并传染其他易感者所经过的途径。分为水平传播(在人-人和动物-人之间通过多种途径和介质传播)和垂直传播(从母体经过胎盘或产道传染给胎儿)两种。

（三）易感人群

指对该种传染病的病原体缺乏特异性免疫力、易受感染的那些人。人群作为一个整体对传染病的易感程度,称为人群易感性。如果人群易感性高,就为传染病暴发或流行准备了条件。了解人群易感性的高低,常用以下几种方法。

1. *询问法*　通过询问既往病史和是否注射过疫苗来了解,只限于一些显性感染,并有病后持久免疫。

2. *皮肤试验法*　如结核病的结核菌素试验和白喉的锡克试验等。

3. *血清学试验法*　检测对某病原体的抗体水平,估计人群对该病的免疫性。

九、人类反击传染病以牙还牙

以子之矛攻子之盾,从上述路线图三大环节入手,人类作了巨大努力,使得一些经典的传染病逐渐减少或得到控制。如 1978 年肆虐全球几千年的天花被完全消灭了。又如麻疹、白喉、百日咳、脊髓灰质炎等发病率明显下降。

（一）病因研究

近年来应用现代免疫学、分子生物学、基因工程技术以及分子流行病学等先进技术，检出了不少新的病原体，还搞清了许多传染病的发病和传播机制，为抗击传染病指出了方向。

（二）药物治疗

20世纪30年代德国科学家发明磺胺类药物和40年代英美科学家发现青霉素，为传染病的治疗开创了新纪元。以后很多新的抗细菌、病毒、真菌、寄生虫等特异性药物相继问世，成为病原体的克星。

（三）疫苗生产

目前用于传染病防治的疫苗有20多种。疫苗的研制、生产和使用是预防传染病最行之有效的措施（见第七章第二节），已成为各国学者的共识。

（四）社会动员

通过保健宣传和健康教育，提高大众的健康素养和卫生习惯，让人们得到有关传染病的基本知识，了解病原体感染的来龙去脉和基本环节。

遭遇大规模传染病流行，必须依靠政府强力推行，全社会共同努力，从3个环节严格把控。2003年中国内地和香港地区抗击"非典"成功，便是一例。

用传染病进攻的3把矛，还击传染病，以子之矛攻子之盾是防控传染病最有力的应对策略。

十、以子之矛攻子之盾

（一）矛一：控制传染源

1. 控制传染病病人 坚持"五早"是关键。

（1）早发现：早期传染性最强，越早发现，就越能迅速采取有效措施。

（2）早诊断：及时诊断使病人得到早隔离、早治疗。

（3）早报告：尽早报告才能采取紧急措施。

（4）早隔离：尽早隔离传染病病人是防止疫情扩大的有效方法，隔离期限应据传染病的最长潜伏期实施。

（5）早治疗：早期治疗可减少传染源。

2. 控制传染病疑似病人 在及时报告后，防止进一步传播，密切观察后，尽早明确诊断。

3. 控制传染病接触者和病原体携带者 自己没有病症，却会传播他人，更要引起高度重视。接触者是曾经接触传染源并有可能受感染的人。接触者必须接受检疫，依据最后接触日和该病最长潜伏期计算期限。检疫内容包括留验、医学观察、应急预防接种和药物预防等。

4. 控制可能动物传染源 对动物性传染源原则上采取消灭办法。对有经济价值且对人类危害不大的动物传染源，必须采取隔离治疗。

（二）矛二：切断传播途径

了解病原体从传染源转移到易感宿主的全过程，采取措施予以阻断。最常用的措施是消毒。依据不同的传播途径和传播介质，采取不同的防疫措施。

1. 从呼吸道途径 通过空气、飞沫、皮屑或尘埃（如流感病毒）

传播。净化空气、通风、戴口罩,少去公共场所等。

2. 从消化道途径 通过粪便、污染的水或食品(如甲型肝炎病毒)传播。应对粪便、垃圾、污水等进行处理,饮水消毒,饭前便后洗手,养成良好的卫生习惯。

3. 从黏膜途径 通过眼或泌尿生殖道直接接触(如沙眼衣原体、人类免疫缺陷病毒)。不共用毛巾、性交防护等。

4. 从皮肤途径 通过破损皮肤、昆虫叮咬(如疟疾、狂犬病病毒)传播。要杀虫、防咬等。

5. 从胎盘、子宫、分娩产道、哺乳途径 如乙型肝炎病毒的传播。

6. 从医疗途径 通过污染的血或血制品输入、器官移植、污染注射器(如人类免疫缺陷病毒)传播。

(三)矛三:保护易感人群

(1) 在传染病流行期,注意保护自己,不与传染源接触。

(2) 平时积极参加体育锻炼,增强体质,增加抗病能力。

(3) 养成良好的卫生习惯,注意饮食卫生。

(4) 接种疫苗是预防和控制病毒感染的最有效的公共卫生干预措施。通过预防接种疫苗可获得针对这种传染病的免疫力(见第七章第二节)。婴幼儿期按规定预防接种十分重要。

(5) 特殊情况下也可注射抗毒素、含抗体血清及人体免疫球蛋白(又称丙种球蛋白)。

第二节　意外伤害前世今生：祸从天降　事在人为

意外伤害指非本意、非原发疾病而使身体受到伤害的事件，因为自己不慎而导致意外（不慎伤害），或因为灾难发生而引起意外（灾难伤害）。

应对上述两类原因（不慎和灾难）引起的意外危急状况和严重伤害，虽然有个别自救他救的方法值得大家进一步了解、知晓，但在伤害和发展上有共性，在处置上（心绪、原则、反应）有相近的应对之道，值得学会、记住。

一、伤害三重特点：重危、骤急、剧变

意外对机体带来的伤害都有危、急、变的共同特点。

（一）伤害重危

或一刀一击危及要害，或水火无情可能送命，而最危重的情况莫过于心跳骤停。

（二）发展骤急

突然发生，进展骤急，往往在送医急诊前需要自己或他人作出紧急处置，需要现场紧急抢救，争分夺秒，时间是金，如呛噎、溺水。

（三）瞬间剧变

无论不慎伤害还是灾难伤害，现场状况和身体伤害都是瞬息万变的。应对得当，可能安然无恙；处理失策，不幸导致死亡。

二、处置三步依据：单因、速决、可挽

（一）诱因单一

与慢性病不同，意外伤害大多原因单一，不慎和灾难的原因明确。

（二）易判速决

单因给即刻的初步判断带来方便，也有利于尽快开始抢救。

（三）可能挽回

虽然造成的伤害危、急、变，但是意外完全有翻盘的机会，而现场的自救和他救是力挽狂澜、抢回生命的关键。

单因、速决、可挽，这三步依据给现场处置提供了可能，为现场自救和他救提升了机会。

三、坚持3份心绪：爱心、定心、恒心

这3份心绪并不是在应对和抢救的几分钟里突然冒出来的，而是在平时的情绪修炼和素养提升中一步步培养出来的。水到渠成，筑建了自救、他救的心理基础和道德平台。

（一）珍爱生命

对自己生命和对他人生命十分尊重和无限珍爱。不管任何逆境，要活下去，救人救命的信念决不动摇，才能柳暗花明、绝处逢生。

（二）镇定为首

任何应对措施的实施，必须镇定，镇定，再镇定。紧张慌乱，手

足无措,或是大声尖叫便是救护失败的起始。

(三) 持之以恒

不急躁,不气馁,不放弃,力争一切机会。坚持是胜利的立足点,有时等待会带来转机,有时黑暗只是黎明前一个片刻。

四、应对 3 项原则:速离、祛因、救命

遭遇意外,不管应对哪一种,总体上有 3 项原则务必牢牢记住,具体如下。

(一) 尽速离开

不慎意外和不幸灾难,尽快离开是非之地,或中止致伤的现状。对于伤者,有的必须移到平整地面施救,有的却不宜搬动(如颈部外伤)。

(二) 祛除原因

如果可以确定导致病伤的原因,迅速祛除,可以大大减缓伤情的进一步发展。

(三) 救命为要

对于发生的各种伤害,如果可能危及性命,做紧急处理(如大出血),一切必须以救命为首要目标和最先考虑。

五、即时 3 个反应:求救、观察、判断

即时反应是危急发生时即刻的本能行为:立刻求救,快捷观察,正确判断。应对意外伤害的关键是现场的自救和他救,基于这

3项最重要的反应措施。

（一）立刻求救

不管发生什么，不管受害者还是施救者，立即采用各种形式（如口头、电话、手机、微信、使用醒目的标记物等）发出简单明白的求救信号，必须包括以下要素。

（1）明确的现况。
（2）明确的地点。
（3）明确的时间。
（4）明确的要求。

在恐怖袭击等特殊状况时，必须在绝对安全的前提下才能发出求救信号。

（二）快捷观察

1. 观察意识　大声呼唤二三次，如无任何反应，还可轻推病人二三下（不能推动伤患处），再无反应说明受救者已陷入昏迷或垂危。

2. 观察瞳孔　正常时等大等圆，遇光能迅速缩小。如瞳孔逐渐放大、固定不动、对光反射迟缓甚至消失，说明受救者陷于濒死或死亡状态。

3. 观察呼吸　观察胸部的起伏情况，在呼吸微弱时，可用一丝纤维、薄纸片、草叶等放其鼻孔前，依据是否随呼吸飘动来判定有无呼吸。

垂危时，呼吸多变快、变浅、不规则；处于濒死状态时，呼吸变缓慢，不规则，直到停止。

注意呼吸道是否畅通，有无被痰、涕、呕吐物甚至义齿（假牙）阻塞。

4. 观察脉搏　通常选用桡动脉的搏动，危急时不能触到搏动也不一定表示心脏停跳，可能重度休克，快换测颈动脉和股动脉的搏动。

(三) 正确判断

依据快捷观察,短时间内作出一个大致判断。

(1) 已经死亡? 还是呼吸、心跳刚停或将停? ——要不要做心肺体外复苏?

(2) 什么原因、诱因? ——要不要祛除病因?

(3) 导致其他什么严重伤害(如出血、伤口、骨折等)? ——要不要救护处理?

天灾人祸突如其来,命悬一线。应对策略是在关键时段(专业救护到达前短短几分钟或十几分钟)、在关键地方(意外发生现场或第二现场)进行关键救护(紧急自救或他救)。这将大大影响后续伤害的轻重,甚至生命安危就在此一举。

意外伤害应对的主角有时是他人(如家人、朋友、路人、陌生人),有时就是你自己。有时依靠他救,有时必须自救。发生意外,只要可能,自救为先,不只是消极等待他救。因此,学会自救、他救的一些最基本的应对策略,于人于己都是一种意义重大的健康素养。

六、不慎伤害

因为不小心,引起常见的身体伤害有呛噎、眼内异物、割破、烫伤、冻伤、老人跌倒、触电、中暑、吸入中毒(如一氧化碳中毒)、食入中毒等。

七、灾难伤害

因为突然灾难,引起常见的身体伤害有车祸、火灾、溺水、洪涝、地震、海啸、狗咬、毒蛇咬、电梯事故、恐怖袭击等。

第三节　慢性病前世今生：危险叠积　阻断循环

医学上用病程3个月作为慢性病与急性病的分界。

一般认为常见而多发的糖尿病、心脑血管病、肺病、肝病等是慢性病。其实慢性传染病（如肺结核病、慢性肝炎）和癌症也常被纳入慢性病范畴。

一、慢性病是健康头号杀手

大多慢性病是常见病、多发病。在全球人口第一的中国，这些疾病的病人众多，必须予以重视。

（一）高血压

我国约有2.5亿高血压病病人，患病率呈上升趋势，随年龄增高而上升。

（二）糖尿病

发病率逐年增高，我国现有糖尿病病人1亿以上。

（三）慢性肾炎

我国慢性肾病发病率高，病人人数估计超过1亿。

（四）慢性肝病

我国发病率很高，现有病人不少于8 000万。

（五）痛风

我国发病病人高达 8 000 万，而且发病率逐年上升。

（六）慢性阻塞性肺病

现有病人 3 000 万以上。

（七）冠心病

我国发病率高，现有病人 1 200 万。

（八）支气管哮喘

我国约有病人 1 000 万以上，患病率儿童高于成人 3 倍。

（九）类风湿关节炎

我国现在有 500 万名病人。

（十）肾病综合征

我国现有病人 400 余万，其中儿童病人 200 多万。

（十一）风湿性心脏病

我国现有病人 250 万。

联合国世界卫生组织报道，慢性病是世界上最首要的死亡原因，占所有死亡的 60％以上，其中心脑血管病、癌症和慢性呼吸系统疾病占死亡的 80％以上，十分惊人！

慢性病的危害主要是造成脑、心、肝、肾、肺等重要脏器损害，易造成伤残，影响劳动能力和生活质量，且医疗费用极其昂贵。

二、慢性病四大特点

1. 发生的特点　病因往往众多不单一，复杂而交叉。
2. 流行的特点　总体的发生率和死亡率最高。
3. 进展的特点　慢慢发生，慢慢发展，又慢慢加重，全部过程长达十几年，甚至几十年。
4. 治疗的特点　一旦得病难以逆转，可以减慢发展但是无法彻底治愈。

三、慢性病危险因子数不胜数

所谓危险因子，指会增加发病或死亡的可能性因素。疾病的发生与该因素有一定的因果关系，但是尚无可靠的证据能够证明，存在该因素时有直接致病效应，或消除该因素时疾病的发生率也随之下降。在病因学研究中，将这类与疾病发生有关的因素称为危险因素。

慢性病种类繁多，引发疾病的病因也很复杂，往往不止一种病因。研究表明，慢性病的发生与不良生活习惯及环境污染等许多因素密切相关，常见慢性病的危险因子有以下几个方面。

（一）饮食因素

1. 高胆固醇、高动物脂肪饮食　喜爱动物内脏、肉类、甜食及饮酒过量，其体内的胆固醇和脂肪含量较高。超过机体需要时，过量的胆固醇和中性脂肪在血管管壁中沉积，血管内膜增厚变窄，造成血液流动受阻，可引起局部细胞死亡。

2. 高盐饮食　食盐中的钠离子在体内贮积时，能聚集水分，造成水、钠潴留，增加全身的循环血量。还能促进血管收缩，不断呈现紧张状态,进一步促使血压升高。

3. 刺激性饮食　咖啡和茶中咖啡因能刺激交感神经,使血液中游离脂肪酸增加,导致动脉硬化。香烟中的尼古丁能刺激交感神经引起动脉硬化,还会直接作用于心脏,使血压上升、心率加快。酒能促使中性脂肪的合成旺盛,除引起动脉硬化外,还会大量沉积于肝脏中,降低肝脏的解毒功能,甚至造成肝硬化。

4. 不良饮食习惯　因烟熏和腌制的食物中含有较高的亚硝胺类致癌物质,长期食用烟熏和腌制的鱼肉、咸菜,易导致癌症的发生,尤其是与胃癌的发病密切相关。

每日进食时间无规律、暴饮暴食等,可破坏胃黏膜的保护屏障,导致胃炎、胃溃疡、胃癌的发生。

蔬菜、粗粮摄入过少,食物过于精细,易引起肠道疾病,如痔疮、肠癌等。

过高温度(60℃以上)的食物,易造成消化系统损伤,进而引发出血甚至癌变。

(二) 运动因素

运动可以加快血液循环,增加肺活量,促进机体新陈代谢;增强心肌收缩力,维持各器官的健康;促进脂肪代谢,降低体内胆固醇的含量;舒缓紧张的情绪。

居住城市的人,由于生活节奏快和交通便利,常常以车代步,活动范围小,运动量不足,容易发生肥胖并促进体内的胆固醇和中性脂肪增加,易发生高脂血症、高血压、冠心病、糖尿病等。

(三) 自然环境因素

1. 生物危险因素　自然环境中影响健康的生物性危险因素如细菌、病毒、寄生虫、生物毒物及致病原等,是传染病、寄生虫病和自然疫源性疾病的直接致病原。这些疾病原因清楚,具有明显的地方性流行特征,在局部地区仍然是危害人群健康的主要疾病。

2. 物理危险因素　如噪声、振动、电离辐射、电磁辐射等。

3. 化学危险因素　如各种生产性毒物、粉尘、农药、交通工具排放的废气等。化学性物质污染环境,是目前环境危险因素危害人类健康的严重问题。

（四）社会环境因素

社会经济的发展程度与健康呈现密切的正相关关系。一个先进的政治制度可以促进社会经济的发展和保障健康。相反,落后的经济与贫困是严重危害健康的因素。同时社会环境中健全的社会组织、社会普及教育程度、医疗保健服务体系等都会影响人们的健康。

（五）个人的遗传、衰老和家庭因素

家庭对个体健康行为和生活方式的影响较大,许多慢性病如高血压、糖尿病、乳腺癌、消化性溃疡、精神分裂症、动脉硬化性心脏病等都有家族倾向,可能与遗传因素或家庭共同的生活习惯有关。

慢性病可以发生于任何年龄,但发生的比例与年龄成正比。由于年龄越大,机体器官功能老化越明显,发生慢性病的概率也越大,如高血压、冠心病、慢性支气管炎、关节炎等。

（六）精神心理因素

生活上和工作上的压力会引起紧张、恐惧、失眠,甚至精神失常。长期处于心理和精神压力下,可使血压升高,心率加快,血中胆固醇增加,还会降低机体的免疫功能。

四、恶性循环之一：危险慢慢叠积

慢性病虽慢却重，因为它的发展和恶化像一个魔圈，越转越小，生命最后被紧紧束缚、枯萎，直至死亡。慢性病危害就在"慢"上：因为慢，慢性病就有步步发展和加重的机会；因为慢，带来的危害常在不知不觉中进行；因为慢，可能导致轻视和忽略，失去了预防和治疗的好时机。

上面列出众多慢性病发生的危险因子。危险因子是疾病发生的潜在因素，或间接原因。急性病或意外伤害一般都病因单一，容易确定。但是慢性病的病因（包括危险因子在内）及其作用，有以下三重复杂性。

（1）很难有单一的病因。

（2）很难确定某一个病因和危险因子对某一种病有直接明确的作用。

（3）不同慢性病的病因和危险因子相同、相似或相近。

不过，在各类慢性病全部进程中，有一个特点简单明确：病因和危险因子以十几年、几十年的时间慢慢叠积，从量变到质变。千里之堤，溃于蚁穴。最终导致细胞、组织明显的病理变化，进而构成系统、器官的严重伤害。

五、阻断恶性循环策略一：自我管理为首

对于这么一个恶性循环，不去应对，相信宿命，那么慢性病走向死亡的步伐会加快加急；认真应对，环环阻断，慢性病可以缓步慢行，为生命争取到长度和宽度。以我为主，自我管理，是应对慢性病时必须首先认识到的策略。

（1）危险因子的叠积有的是你自己的问题，有的虽不是你引起

的,但是你可以预防(如肥胖)、避免(如吸烟)和阻止(如空气污染)它们。

（2）危险因子中有关饮食、运动、作息、烟酒、肥胖等都关乎生活习惯、生活方式和生活环境,与医药无关,必须靠你自己从日常生活中一点一滴做起,不能轻忽,不能马虎。

（3）病因(包括危险因子)叠积如此漫长时间(有时伴你半生甚至一生)中,舍你还有谁能管理你自己的健康?

（4）慢性病过程中与医(医院和医生)、与疗(用药、住院、手术)相关的人和事只是少部分,而与病长相守的正是你自己,病症表现、病情变化(好转或恶化)、治疗效果观察、自我感觉如何……只有你自己最知晓、最明白。

（5）慢性病与心绪、心态、认知等精神因素密切有关,这些问题在治疗上重要的主角当然是你自己。

（6）慢性病更需要你自己对疾病的来龙去脉和基本知识进一步学习,修炼健康素养和防病抗病这个内功,才有用武之地。

六、恶性循环之二:多病相生相成

在同一类慢性病之间,甚至不同类慢性病之间,相互影响,以至于相生相成,比比皆是。

（1）同一病理改变,在不同部位酿成不同表现。比如动脉粥样硬化在脑血管可能引起脑卒中,在心脏血管可能导致冠心病、心肌梗死。

（2）有些慢性病时常成为难兄难弟,会一起出现。比如糖尿病与脂肪肝,冠心病与胆结石。

（3）一种慢性病发展成为另一种慢性病。比如大肠多发性息肉长期不愈,可能发生大肠癌。

（4）慢性病慢慢恶化出现并发症(也可视为另外一种慢性病),

从而使得慢性病明显加重。比如原发性高血压病恶化后,可能并发高血压肾病、高血压脑病等。

七、阻断恶性循环策略二:严防慎治四高

高血糖、高血脂、高血压和高尿酸所导致的细胞和组织一系列的病理变化,往往成为一些常见病、多发病的相同和相似的病理基础,如糖尿病、高血压病、冠心病、痛风等慢性病,而这些疾病又可能进一步恶化成脑血管病、心肌梗死等一些严重疾病。

四高导致的疾病是慢性病相生相成的主要表现,不仅占慢性病的半数以上,也成为人类死亡的首要病因。严格防范四高的发生,一旦发生便积极谨慎治疗,尽快尽早予以控制,是阻止慢性病发生和恶性发展的重要一环。

八、恶性循环之三:并发症难逆转

并发症的本质是:慢性病的病因和危险因子没有阻断,仍然有影响。慢性病没有好好治疗予以控制,使得慢性病病情进一步发展,导致另外一些细胞和组织发生病理变化,最终在另外的部位和器官出现并发症。

慢性病慢慢恶化出现并发症是慢性病发展的一次质变的过程。虽然耗时十多年、几十年,但是一旦发生,无法逆转。药物等治疗手段只能缓解病症,无法逆转这一系列病理变化。

并发症是慢性病的危重信号。有人把并发症说成慢性病敲响的一声丧钟,这并不为过。比如糖尿病在发生并发症之前,治疗上难度不大,对寿命的影响也有限,但是在开始出现并发症后,病况直下,治疗困难,危及生命。

九、阻断恶性循环策略三:避免出现并发症

慢性病不可怕,并发症真可怕,这是金玉良言。应对慢性病的目标是:恶化越慢越好,并发症越少越好。认真预防,积极治疗慢性病本身,让慢性病不加重或不恶化,是推迟或避免相关并发症发生的必由之路。否则,少则几年,多则十几年,并发症就会出现,病情越来越重,病变越来越广,身体越来越差,生命越来越短。请看下列几种常见慢性病发展而成的并发症。

1. 糖尿病的并发症 糖尿病性肾病、糖尿病性心脏病、四肢血管阻塞、视网膜病变、糖尿病外周神经病变等。

2. 慢性肝病的并发症 肝硬化、腹腔积液、食管静脉破裂出血、肝性脑病(肝昏迷)、肝癌。

3. 慢性阻塞性肺病的并发症 肺气肿、肺源性心脏病、右心心力衰竭。

4. 支气管哮喘的并发症 慢性阻塞性肺病、肺源性心脏病。

5. 冠心病的并发症 二尖瓣脱垂、心力衰竭、心律失常。

6. 慢性肾病的并发症 肾性高血压、慢性肾功能不全、尿毒症。

7. 风湿性心脏病的并发症 肺部感染、脑栓塞、心力衰竭、心律失常。

十、恶性循环之四:衰老火上浇油

衰老是生命发生、发展中的一种现象,是机体细胞、组织结构退化和功能丧失的过程,进一步导致机体代谢减缓以及器官功能减退。

衰老可分为两类:生理性衰老和病理性衰老。前者指生理性

退化过程,后者指各种外来因素(包括各种疾病)所导致的老年性变化。两者实际很难区分。

慢性病与衰老有相近相似的病理过程。衰老可以看作慢性病的一个重要危险因子,衰老加重加快了慢性病的恶化进程,对慢性病无疑是火上浇油。老年病基本上也是老年人患的慢性病。

十一、阻断恶性循环策略四:慎防急发危重症

当慢性病恶化到一定程度时,特别在老年期,心、脑、肾、肝、肺、血管、内分泌和代谢这几个重要的器官、系统之一发生功能衰竭,会进一步相互拖累,发生之二、之三。此时在慢性病或并发症的基础上发生急危重症,或者急性发作,生命就危在旦夕,可能回天乏术。

如果说,对于慢性病,并发症是轻轻的丧钟,那么慢病急发便是重重的丧钟。所以当慢性病发展到严重程度时,务必防范急危重症的发作,做好自救、他救的预案准备,准备打生命的保卫战。下面是一些慢性病可能突发的急危重症。

(1)冠心病→急性冠状动脉综合征和心肌梗死。

(2)各种心脏病→心力衰竭、危重型心律失常、心源性休克。

(3)糖尿病→低血糖休克、代谢性酸中毒。

(4)高血压→高血压脑病、高血压危象、脑出血。

(5)肝病→肝功能衰竭、肝性脑病。

(6)肝硬化→急性上消化道出血。

(7)慢性阻塞性肺病→心力衰竭、呼吸衰竭。

(8)慢性肾病→肾衰竭。

第四节 癌症前世今生:3条歪路 3条正路

一、癌症如蟹,横行霸道

癌症的英文词(cancer)来源于号称西医之父的希腊医生希波克拉底。公元前400多年,他发现恶性肿瘤伸出多条血管,像螃蟹的腿一样,于是就用希腊词螃蟹(caricinos)来称呼,所以癌症也被人称为大螃蟹病。

历史记载,癌已经陪伴人类数千年之久。癌几乎横行于人体每一部位。目前采用的所有医学手段,不能根本解决问题,离"消灭癌症"尚有距离。癌症如螃蟹那样横行霸道,癌症之痛就像被蟹钳夹住一般。

二、蟹可以吃,癌症可以制服

古代大禹治水时,夹人虫破坏土坝,严重妨碍工程。大禹的部下巴解让人在工程边上掘围沟,灌入沸水,夹人虫爬过来就被烫死,变成红色。巴解很好奇,把甲壳掰开来,香味扑鼻,便大胆尝一口,却是鲜美无比。

"解"制服了"虫",汉字"蟹"(夹人虫)就是这样来的。从此,夹人虫成为百姓的美食。

应当学习我们的祖先——第一个吃螃蟹的巴解。蟹可以吃,不必消灭,不必赶尽杀绝。同样,癌症可以制服,不用害怕,不必恐惧。首先要确立这一个观念,用大智慧解码抗癌之道。

人体自身细胞发生癌变是癌症的本源。从癌变发生的多元因素、癌症形成的长期过程和癌细胞活动的特性3个视角,做一次科学、客观的再学习。从认识癌变的 3 条歪路，我们能够在抗癌的空间、时机和目标上建立正向的思路。

三、歪路一："蟹"脚很多——癌变发生的多元性

(一) 原癌基因

原癌基因是人体细胞的正常基因，与细胞增殖有关。正常细胞中其活动受到严格调控，不会引起癌变。原癌基因只有发生突变时才会变成癌基因，才有致癌作用，这种变化称为原癌基因的激活。

(二) 抑癌基因

细胞中还存在另一类与遏制细胞增殖有关的基因，称为抑癌基因。在正常细胞中，原癌基因与抑癌基因协调配合，共同维持细胞的正常增殖活动。抑癌基因因为突变而失活，也能引起细胞癌变。

(三) 外环境致癌因素

在致癌因素的作用下，原癌基因与抑癌基因维持的平衡被打破，致癌因素是启动癌细胞生长的钥匙。外环境致癌因素有物理（如灼热、机械性刺激、创伤、紫外线、放射线、放射线核素等）、化学（致癌化学品有数百种之多）和生物（如病毒等）因素。

(四) 家族性癌遗传因素

决定肿瘤的发生还有个体遗传易感性。然而，易感不等于必感，事实上完全的家族性遗传性肿瘤只占极少部分，绝大多数肿瘤是环境因素和个体遗传易感因素共同作用的结果。

（五）随机突变

美国科学家发现,有些人体干细胞在分裂中可随机突变而发生癌症。当然要多次突变的共同作用才能诱发细胞癌变。有科学家认为坏运气也是正常细胞癌变的一条途径。

四、正路一：抗癌的空间——多管齐下

没有各式各样的蟹脚和钳,就难有张牙舞爪、横行霸道的蟹。癌症发生在如此大的空间,涉及如此多元因素、如此多样机制,其实告诉我们:对于众多癌变发生的外因和内因,必须采用全方位的多管齐下,才能阻断正常细胞变成癌细胞。全面控制"蟹"众多的脚和钳,癌变就难成气候。

（一）尽可能多地消除各种致癌因素

既然癌变由多元因素叠加而发生,那么抗癌防癌多管齐下可尽可能多地消除各种致癌因素,如加强劳动防护、保护环境、避免环境污染、高度关注食品卫生、不吸烟、减肥等。下面着重说一说4种经常出现而且已被证实的致癌因素。

1. 超重肥胖　至少与近10种癌症发病有关,如肾癌、肝癌、胃癌、食管癌、肠癌、卵巢癌。

2. 进食加工食品　肉制品与胃癌、肠癌、胰腺癌有关;广东咸鱼与鼻咽癌有关。

3. 吸烟　几乎与所有的癌症有关。

4. 饮酒　与口腔癌、乳腺癌、食管癌、胃癌、肝癌、肠癌有关。

（二）多管齐下必须持之以恒

既然癌症发生是各类因素积累和持续的结果,那么抗癌防癌多管齐下必须持之以恒，建立并保持常态化的良好的生活习惯、生活方式和精神状态，十分重要。

（三）多方位提高警惕

既然高危人群（如有家族性癌遗传因素、某些病毒感染、经常接触物理和化学致癌因素）受到更多的危险因素威胁，那么就更要多方位提高警惕，密切关注自身的蛛丝马迹，重视定向定期体检，防患于未然。

（四）做好确定的抗癌策略

既然对癌症的易感不等于必感，还有可能随机突变的坏运气，那么也有更多可能不突变的好运气。我们无法把握不确定性，但是可以努力做好那些已经确定的抗癌策略，多管齐下，消除外因，掌控内因，在癌变发生前把更多的主动权握在自己手中，减少自身细胞癌变的可能。

（五）因人而异

既然癌症发生的多元性在每个人身上有不同的表现，那么在多管齐下时，因人而异，要把握好自身预防的重点和方向。

五、歪路二："蟹"长得慢——癌症发病的长期性

导致癌变的多种因素必须有时间上的积累，癌这个"蟹"其实长得很慢。

（一）癌前阶段

这个阶段只是分子层面发生变化，尚未形成肿块。癌前变化到肿块形成需要经过多年，甚至二三十年。这个阶段癌变可以避

免,属最佳预防期。

(二) 癌症早期

癌细胞一旦出现,开始无限制自由生长。20 次倍增,100 万个细胞,肿瘤仅有针头大小;30 次倍增,10 亿个细胞,肿瘤直径达到 $0.5 \sim 1\ \mathrm{cm}$,可以被现代灵敏的仪器检查发现,可能有部分细微症状。这个阶段快则以月计(快速生长肿瘤),慢则以年计(较慢生长肿瘤),属于较佳治疗时期,大部分可以治愈。

(三) 癌症中晚期

癌细胞不断倍增,以可怕的几何级数的加速度,越往晚期发展得越快。癌症转移后危险性大大增加。

恶性肿瘤发展在临床上可以分为以下 5 个阶段。

1. 癌前阶段　细胞已经发生一定改变,但不是癌。

2. 原位癌　细胞刚刚发生恶变。

3. 侵入癌　细胞已由发生的部位向深处浸润。

4. 局部或区域性淋巴结转移　细胞从发生的组织沿淋巴管转移到淋巴结。

5. 远处播散　指肿瘤细胞随血液流传到远处器官。

其中原位癌属于早期,侵入癌、局部或区域性淋巴转移远处播散都属于中晚期。

六、正路二:抗癌的时机——越早越好

从以下 3 个时间节点来看,抗癌越早机会越多、越早效果越好。

（一）尽早预防

癌前阶段是潜伏期，促癌因子作用可逆，突变细胞双向发展，通过预防（消除外因，掌控内因），有时间有机会把癌症扼杀在发生前。

（二）尽早发现

癌症在早期有以下三大特点。

（1）肿瘤小而局限，容易处理。

（2）没有转移，没有影响重要脏器。

（3）病人的身体和心理状况还不错。

鼻咽癌、宫颈癌、直肠癌、乳腺癌等若早期治疗，5 年生存率可达 70％～95％，但是晚期治疗 5 年生存率仅 5％～10％。

（三）尽早应对

癌症中晚期时间是金，更应争分夺秒。如果能够尽早发现，尽早应对，仍然可以延长生命的长度，提高生活的质量。

要记住这个道理：癌症不是突然发生的，而是突然发现的，其发病有一个长期进程，早预防、早发现、早应对才是制止癌症进程的关键，也是战胜癌症的利器。

七、歪路三：横行霸道——癌细胞活动的特殊性

（一）癌细胞的歪门邪道

癌细胞原来就是人体内的细胞，只是变成了"腐败分子"。变异后的癌细胞之所以横行霸道，因为有以下三大歪门邪道：

（1）无限增殖。

（2）分化障碍。

（3）容易转移。

（二）体内机制监督细胞癌变

不过，身体有一套套奇妙机制来监督细胞癌变，惩处癌细胞。

（1）免疫系统有一类 T 细胞被称为"杀手细胞"，称为"体内警察"，执行免疫监视。这套细胞监控系统也有失手之时，让癌变细胞潜伏下来。

（2）每个细胞的膜上存在环磷腺苷，使癌细胞变回健康细胞。

（3）癌细胞表面有种肿瘤抗原，生成抗体阻止癌细胞的生长。

（4）体内反转录酶的作用是返送 DNA 发来的变异电报。

（5）癌细胞在转移中也困难重重，千辛万苦转移到新器官，又面临着极不友好的微环境，大多死亡，有些休眠（活着但不作恶）。

（三）内外环境变化导致生癌

癌症其实就是我们自身状态发生病理性变化的结果。具体说来，就是人体内环境的变化，包括遗传因素、免疫功能缺陷，还有内分泌变化和精神因素等，都可以导致肿瘤的发生。

也可以说，监督机制和管理体制出了毛病，使得腐败滋生：例如有先天或后天免疫缺陷的人比正常人容易得癌症；长期大量使用免疫抑制剂的人癌症发病率比正常人高 100 倍；内分泌紊乱，包括肥胖，可能是肿瘤的始作俑者。

美国抗癌协会指出：精神因素对于病人维护免疫力以抵抗癌症侵袭有重要影响。祖国医学认为，七情不调可致阴阳失调，气血不和致邪毒乘虚而入，形成肿块。一些癌症与"忧思郁结"有关。

20 世纪 80 年代美国有报道说：80 岁上下老年人的尸体解剖中，在 1/4 左右的人体内发现肿瘤，但这些老人生前都没有任何症状，他们死于其他疾病或原因。换句话说，在老年人体内，出现肿瘤是十分自然的事，而且它们不一定作恶。

端粒学说进一步提供了一些证据。端粒是染色体末端蛋白组成的复合结构,保持了染色体结构的完整性和分裂能力。体细胞每次分裂会有一段端粒丢失,到一定程度体细胞停止分裂,这可能是一种衰老过程。我们进一步推想,体细胞在衰老中慢慢失去了端粒保护,这样就容易发生突变、发生癌变。

八、正路三:抗癌的目标——与癌共存

(一) 杀灭癌细胞有困难

1. 癌症是内源性疾病　癌细胞是变坏了的人体细胞,但仍然是人体细胞。不少治疗是杀敌一千,自损八百,甚至杀敌一百,自损一千,让医生只能在治好癌症和维持生命之间不断权衡,甚至妥协。

2. 癌症呈现多样性　每种癌症的突变基因数目不止一个,千差万别,如肺癌平均每人突变数目接近 5 000 个,如此多变量随机组合,导致每个病人都有很多不同。

3. 癌症易产生突变抗药性　针对抗癌药物,癌细胞不断变化,想方设法躲避药物的作用。

(二) 与癌共存有可能

蟹虽然可恶,但可以煮熟了吃。把抗癌治癌目标放在与癌共存上,基于以下 5 个方面的认识。

(1) 全部杀灭癌细胞的可能性微乎其微,管控好癌细胞才是理智的选择。

(2) 内环境变化是癌症的重要原因,生命力的强弱是癌症发生的按钮。

(3) 癌症可能是衰老过程中难以避免的结果之一。

(4) 在强大的生命力和合理的治疗面前,癌细胞可能改邪归正

不再作恶,或休息睡眠暂时收敛。

(5) 在治好癌症和维持病人基本生命之间必须不断权衡,必要时作出妥协,不一定进行"你死我活"的博弈。

不管是不是癌症病人,不管你愿不愿意,实际上癌前变化或癌一直与我们共存,如同希腊神话里藏在潘多拉魔盒里的东西。潘多拉打开魔盒释放出祸害人类的灾难,但又及时盖上了盒盖,把希望留了下来。癌细胞既是我们自身魔盒中的灾难(发生癌症),又留下了希望(癌细胞可以返正或休眠)。我们把抗癌的目标定为与癌共存,是指通过努力的预防、早期的发现和合理的治疗,能够让癌细胞有所收敛,与我们和平共处。

(三) 要有所作为

与癌共存,不是任癌横行,向癌投降,我们仍然要有所作为。

(1) 在没有生癌的时候,要懂得避免各种外来危险因素,提升自身的生命力,通过预防不给癌细胞有孕育的土壤和成长的机会。

(2) 在已经确诊为癌症时,要有与癌症周旋的长期计划,甚至终身准备。

(3) 在癌症的治疗中,不必以重创自身去追求"杀光癌细胞"的目标,而要兼顾阻抑癌细胞发展、延长生存期和改善生活质量。

(4) 癌症即便发展,只要生命尚存、生命力还顽强,你仍有与癌症再"玩"下去的本钱。

(5) 如果已届晚期,力求稳定,减少痛苦,维持生活质量,有滋有味地带癌生存,不也是抗癌的成功吗?

与癌共存,与希望共存!

第五节　老年病前世今生：器官衰老　悠优活着

一、器官衰老＋慢性病＝老年病

衰老的本质是身体各器官的功能衰退。随着年龄增长逐渐衰老，有的早一些，有的晚一些。从外到内包括皮肤、骨骼、肌肉、感觉、神经、心血管、呼吸、消化、泌尿、免疫等发生一系列的变化，称为生理性衰老。

此外，随着变老，在心绪、思维、精神上会出现一些负面的倾向，这是心理性衰老。不管是生理还是心理的衰老都是健康的不利因素，也是慢性病的危险因素。

衰老（越老越严重）和慢性病（越老越恶化）是打击人体的两个拳头，无可躲避，只能挨打。两者相辅相成，双管齐下，对人体组成合击，笼统地讲，便是老年病。

二、三类老年病

老年人易患的疾病称为老年病，通常包括以下3类。

（一）老年人特有的慢性病

仅仅发生在老年期，如老年性痴呆、前列腺增生症、老年性耳聋、老年性白内障等。

（二）老年人常见的慢性病

既可在中年发生，也可在老年发生，多发生于老年期，或在老年期变得更为严重，如高血压病、冠心病、慢性支气管炎等。

（三）青中年和老年人皆可发生的疾病

在各年龄层都有发生,但具有不同的发病特点,如肺炎、糖尿病、消化性溃疡等,其中有的不一定是慢性病。

三、针对老年病七特点:处处小心

（一）发病诱因:不同于常规

有时不同于年轻人,如心肌梗死的诱因在老年人不一定是运动过量,往往由情绪激动或饮食不当诱发。

（二）多病共存:病情错综复杂

常在多个系统同时存在疾病,或在同一系统常同时存在多种病理变化。

（三）起病缓慢:早发现不容易

由于老年病多属慢性退行性变化,有时生理变化与病理变化的界限难以区分。初期症状很不明显,常常要经过一段时期才被发现。

（四）表现不典型:容易误诊

（1）如老年人体温调节功能差,发热反应不如一般人明显。年轻人患肺炎、肾盂肾炎时出现高热,而老年病人可以体温不升,因此常易误诊。

（2）特别值得注意的是,很多老年人患病后常先出现神经精神症状,如有些老年人患心脏病的首发症状就是昏厥,有些严重感染的老年人主要表现为嗜睡,心力衰竭加重时出现精神错乱的反应。

（3）有时老年人主患系统的疾病症状不明显,却表现为其他系统疾病的症状。如充血性心力衰竭时,可先出现消化系统的症状。

（五）病程长:康复也慢

老年人组织修复和再生能力差,康复过程也慢。

（六）容易发生并发症:容易恶化

老年人脏器功能趋于衰退,贮备力减,适应力弱,在疾病或应激状态下容易发生功能衰竭,其中以心、肾、肺和脑的功能易受影响。

（七）容易出现药物不良反应:用药小心

一般老年人对药物的代谢及排泄功能减弱,对药物耐受差,容易出现不良反应。因此,老年人用药要特别谨慎。

四、衰老可以延缓:慢慢地悠优活着

生理性衰老无法避免,但可以延缓;心理性衰老更是如此。通过自己努力,使得衰老和慢病的进程减缓,以慢制慢是应对的一个主要原则。

（一）老年生活节奏需要慢

中青年时总在同时间赛跑,快速加高压,进取伴急躁,生活变得越来越紧凑。生命是一根有使用限期的琴弦,童年、少年、青年、中年从松弛到紧绷,奏出一曲曲节奏越来越快的进行曲,步入老年,弦近老旧(老年病),理应多保养多放松,才可奏出轻松柔和的小夜曲,小夜曲的优美动听有时甚于进行曲的雄壮高昂。从进行曲到小夜曲,老年生活务必完成节奏和旋律的大转换,不仅使得生命长度增加,也有利于生活质量的提高。

（二）老年病进展需要慢

慢性病在器官衰老的助推下,在老年期加快了恶化的步伐。所以老年时更要依据老年病和慢性病的特点,积极应对,合理治疗。无法治愈,可以延缓。把已经功能不全的器官小心保护好使用好,延长它的使用期,尽力避免和推迟并发症和突发急危重症(器官功能衰竭)的发生。

（三）老年病应对需要慢

应对老年病不能操之过急,无法功到自然成,所谓慢是指持之以恒。

其实,人不管走得多快,飞得多高,到了老年,怎样减速度、软着陆才至关重要。转变生活的快节奏,让长者平平安安、缓缓顺顺地软着陆,才有健康、幸福、快乐的老年生活。悠悠活着,便能慢慢变老,延年益寿,这不就是老年最浪漫的事吗?

五、衰老无可避免:彻悟生命并坦然面对

美国有一种"十七年蝉",地底蛰伏 17 年后才化羽出土,随后上树蜕皮、鸣叫、交配。雄蝉交配后立即死去,雌蝉也于产卵后很快死亡。在地底漫长而黑暗的生命周期只是为了等待这么短短几天,享受阳光、歌唱、恋爱、结婚和繁殖的快乐。

虽然人类的寿命很短,但是比起只能活几天、几周的昆虫,我们也应当知足。以前对子辈说,不要虚度光阴;现在必须对自己说,不要虚度光阴! 过一天少一天;过一天享一天;享一天乐一天;乐一天赚一天。

把人生比作乘坐北京地铁一号线,坦然面对老年的生命:

途经国贸,及时享受现代化带来的便捷、富足和繁华;

　　途经天安门，盘点五湖四海哪些心仪处没去过，哪些梦想没有完成；

　　途经金融街，规划老本，寻找用钱买得到或买不到的快乐；

　　经过公主坟，珍惜并享受现时的亲情、爱情、友情；

　　经过玉泉路，扪心自答：享用了太多的幸福和快乐，此生知足了，无憾也。

　　这时有个声音在催："快到八宝山"。

　　——说声 OK，平静下站。赤条条来，赤条条 Bye！

第六节 免疫性疾病前世今生：免疫力再调整

得天独厚的人体有一套完整的免疫系统，由免疫器官、免疫细胞和免疫活性分子等组合而成。它们精诚合作，发挥奇妙的免疫力：识别并清除外来之敌（病原体）和体内隐患（衰老细胞和突变的肿瘤细胞），维护健康，保卫生命。具体有三大功能：免疫防卫、免疫稳定和免疫监视。

人的免疫力处于一个微妙的平衡状态，也并非无懈可击：力度太小使得个体易受外源入侵者的攻击，力度太大则会伤害本应受到保护的机体。一旦上述能力不全、低下或过头，使得这种微妙平衡被打破，造成敌、我、友不分，就会导致一些疾病，统称为免疫性疾病。应对的基本策略是：免疫力再调整。

一、防敌过头：超敏反应（免疫防卫功能过高）

已接触过抗原的机体，再次遭遇同一抗原时，产生异常的、过高的免疫应答，与再次进入的抗原结合，可导致机体生理功能紊乱和组织损害，又称变态反应。引起超敏反应的抗原性物质叫变应原：可以是完全抗原（如生物类物质等），也可以是半抗原（如药物或生漆等低分子物质）。

临床表现多种多样，可因变应原性质、进入机体途径、参与因素、发生机制和个体反应性的差异而不同。超敏反应分多种类型，平时多见的是Ⅰ型超敏反应，又称过敏反应。主要特点如下。

（1）发生快（几分钟），消退亦快。

（2）常见的变应原有药物（如青霉素等）、生物类物质（如异种动物血清、植物花粉、尘螨、真菌孢子、动物皮屑或羽毛、昆虫或其毒液等），还有一些食物（如鸡蛋、花生、海鲜、乳制品等）。

（3）由特异性抗体 IgE 介导，IgE 多由黏膜分泌，所以多引起黏膜反应。

（4）可以引起皮肤、呼吸道、消化道的病症，如哮喘、过敏性鼻炎、荨麻疹等，一般不遗留组织损伤，最严重的是过敏性休克。

（5）具有明显个体差异，易于产生 IgE 类抗体的机体为过敏体质。有遗传背景，并可传给下一代。

免疫力再调整的应对之道主要有以下 3 个方面。

（1）寻找自身的变应原，并尽力避免接触：寻找的目的是避免再接触。常规通过病史可以搞清，做皮肤试验（青霉素皮试、异种动物免疫血清皮试等），必要时做特异性试验寻找变应原（现在可供测定的有 100 多种）。

（2）有过敏体质者家史，特别警惕相关变应原：研究表明，父母一方有哮喘，则子女有 25% 可能发生哮喘，并可能是过敏体质。

（3）脱敏或减敏：某些变应原虽被找到，但无法避免再接触，可以采用脱敏或减敏疗法，切断超敏反应发生中的某些环节，以终止后续反应。方法是采用小剂量、间隔、反复多次皮下注射变应原。

二、无力抗敌：免疫缺陷病（免疫防卫功能低下）

免疫缺陷是一种由于人体的免疫系统发育缺陷或免疫反应障碍致使人体抗感染能力低下，临床表现为反复感染或严重感染性疾病。

原发性免疫缺陷病又称先天性免疫缺陷病，较少见，与遗传相关，大多发生在婴幼儿。

继发性免疫缺陷病又称获得性免疫缺陷病，较多见，可发生在任何年龄，因严重感染、恶性肿瘤、蛋白质丧失、消耗过量或合成不足、应用免疫抑制剂、放疗和化疗等直接侵犯免疫系统而引起。例如人类免疫缺陷病毒破坏人体免疫系统,最后导致获得性免疫缺陷而致命。

免疫力再调整有以下3个途径。

(1)排查免疫缺陷,重建免疫功能,如胸腺移植、骨髓移植、造血干细胞移植和胎肝移植等。

(2)免疫制剂替代治疗提高免疫力,补充丙种球蛋白、特异性免疫血清,输白细胞、细胞因子等。

(3)减少与病菌的接触,如发生感染,应选择对病原体敏感的药物积极治疗,禁止接种减毒活疫苗。

三、认友为敌:自身免疫病(免疫稳定功能失调)

指机体对自身抗原发生免疫反应,导致自身组织损害而致病。自身免疫性疾病有以下两大类。

(一)器官特异性自身免疫病

组织器官的病理损害和功能障碍仅限于所针对的某一个器官,如慢性淋巴性甲状腺炎、甲状腺功能亢进症、胰岛素依赖型糖尿病、重症肌无力、慢性溃疡性结肠炎、急性特发性多神经炎等。

(二)系统性自身免疫病

抗原抗体复合物广泛沉积于血管壁,因而导致全身多个器官损害,传统上又称为胶原性疾病或结缔组织病,如系统性红斑狼疮、口眼干燥综合征、类风湿关节炎、硬皮病、结节性多动脉炎等。

免疫力再调整的策略有以下3个。

1. 用免疫抑制剂抑制过度的自身免疫反应

(1)肾上腺皮质激素类制剂,如泼尼松(强的松)、氢化可的松、地塞米松等激素。

（2）细胞毒性药物，如环磷酰胺、甲氨蝶呤等，会不同程度地影响机体的抗感染、抗肿瘤免疫功能。

这些药物的不良影响较多，需谨慎应用。

2. 拮抗自身免疫中释放出的药理活性物质的作用和造成的损害　用一些靶向抑制剂拮抗细胞因子、B细胞、T细胞及补体等，是治疗的新方向。

四、认敌为友：恶性肿瘤（免疫监视功能低下）

其实体内每时每刻都产生着数以千万计的突变细胞，可能成为癌细胞。正常情况下，机体免疫系统有免疫监视功能。一旦发现人体细胞要"投敌叛变"时，就会立即动员免疫部队，及时发现和清除这些体内的异己分子。

如果人体的免疫功能低下或出现紊乱，认敌为友，就不能及时消灭突变的细胞，导致突变细胞出现免疫逃逸。有些情况下，恶性肿瘤细胞本身还释放"封闭因子"来麻痹机体免疫系统。这些原因都使得癌变细胞能够逃避机体的免疫监视，从而发展成为恶性肿瘤细胞。

显而易见，免疫力的调整和健全是防控癌症的重要一环。虽然人们对此寄予极大希望并做了很大努力，但遗憾的是，在众多的疗法中直到现在还没有可用于临床医疗的可靠和有效的方法。

第七节　自限性疾病前世今生：以不变应万变

一、断肢自植：神奇的自愈力

螃蟹、壁虎、蜥蜴一旦断肢或掉尾都可以自身再植。狗一般生小病会很快自我恢复，如有小伤口舔一舔，很快止血，两三天伤口就愈合了。那就是大自然赋予它们的一种神奇的能力，依靠自身的内在生命力，修复肢体缺损和摆脱疾病，即自愈力。

人体也具有自愈系统，以免疫系统、神经系统和内分泌系统为主。在医学不发达的古代，人类生命就是靠这种自愈力，才得以在千变万化的大自然中生存和繁衍。

二、正气充盈：人的自愈力

人的自愈力除了抵抗致病原的免疫力外，还有排异能力、愈合和再生能力、内分泌调节能力、应激能力等。

在人体中，断裂骨骼自行接续，黏膜自行修复，皮肤、肌肉及软组织自行愈合，免疫系统杀灭入侵的微生物等，都是自愈力的实例。

日常生活中，或有些传统的治病方法，其实都属于依靠或提升自愈力：如通过减食和停止进食的方式恢复消化道动能；通过发热的物理方式辅助杀灭致病微生物；呕吐、腹泻（排出消化道的毒物）和咳嗽（排出含很多病原体的痰液）等。

传统中医称自愈力为正气、真气、元气、阳气等。正气充盈，百病不侵，就是自愈力的道理。

三、自限性疾病:有病让体内医生来治

有些疾病自行发生、发展到一定程度就能自动停止,会逐渐恢复并痊愈,又被称为自限性疾病。自限性疾病不少见,如一般伤风感冒、病毒感染、水痘、玫瑰斑疹、亚急性甲状腺炎、轮状病毒肠炎、有些自身免疫性疾病等,甚至癌症或疑难杂症在临床上没有任何治疗却又自行痊愈的病例也不鲜见。

生命降生时,我们体内便有这位名为自愈力的医生坐堂待命。体内各个器官、各种功能都是他唾手可得的"处方药"。一旦我们得了那些自限性疾病,体内那位医生就会首先出面,帮忙搞定,不用我们操心。我们必须结识这位医生,学会听从他的健康指令,使用好他的体内药房,不要放弃这一最宝贵的抗病正能量。

研究发现,有的疾病虽然不一定是自限性疾病,但也有一些不完全的自限性。或者说,我们不要轻视自愈力在各种疾病发生、发展进程中的正面效应。在下一节"医源性疾病前世今生"中将进一步阐述。

四、"不变"的策略:并非不求医

如果基本确定属于自限性疾病,而且病症不严重,可以不必用药,静观其变。

(一)条件一:基本确定

自限性疾病的目录在不断延长,作为病人,自己难以确定是不是自限性疾病?是哪一种?是完全性自限还是不完全性自限?到底要不要用药?所以不要急于自己来诊断自己的疾病。求医,进一步检查,以确定诊断,还是需要的。

（二）条件二：病症不严重

普通的感冒以及腹泻，患的次数多了，有自己应对的经验了，可以不必求医用药。比如气候变化季节，医院门急诊集结大量因呼吸道感染的病人。如果只是一般感冒，而且病症不严重，就没有必要去医院，接触这个病原体高度聚集的环境好几个小时，甚至要求打几瓶吊瓶，混在重症病人中。原本只是一个自限性的一般感冒，可能不幸被感染上肺炎。

当然还有另外一种可能性：原来不严重的自限性疾病，自愈力不够强，或者处理不及时，病情恶化，症状严重，甚至发生其他并发症，那就需要求医用药。

五、"不变"的策略：自己提升自愈力

不变，不是无所事事。自愈力并非取之不尽用之不竭的东西，我们要十分爱惜，还要积极做一些可以提升和激发自愈力的事。

（一）休息

休息是恢复体能的最有效方法。所谓"三分治，七分养"，其中的养，指的是充足的休息和规律的生活。

（二）喝水

多喝水，增进细胞的调整和身体的排废，有利于各器官功能和身体内环境的平衡。

（三）营养

药补不如食补，营养对身体很重要，是器官运作时的动力来源，对处于恢复中的人体尤其重要。

(四) 心态

身体是心灵的载体，心灵指挥身体，指挥系统出现紊乱，身体的各个器官就不能很好地工作，自愈力大受影响。

有时当你生病时，家人、朋友会嘱咐你：好好休息，多喝点水，吃得营养好点，不要担心，安心睡觉。这里不仅仅是客套话，其实正是有关提升上述自愈力措施的4条金玉良言。

六、"不变"的策略：必要时对症治疗

应对自限性疾病在病因治疗上可以"不变"、不作为。但是如果有些症状明显，还是可以用一些对症治疗的药物，比如高热使用退热药，激烈咳嗽、咳痰使用化痰药等。不过这也是为自愈力发挥作用创造条件和争取时间，病体痊愈归根结底靠人体自愈力。

比如患普通感冒、咽炎、鼻炎之类，必须关注：有无发热，到38.5℃了吗？有没有咳嗽，偶尔还是剧烈？咳痰吗，是白色还是黄脓痰？咽喉仅仅有些发干还是疼痛难熬？声音有无嘶哑？鼻子通气吗？流鼻涕吗，清水样还是脓性的？根据这些症状来评估是不是需要就医，或者使用一些减轻症状的非处方药物。

第八节　医源性疾病前世今生：精准医疗

医源性疾病是在疾病预防、诊断、治疗、预后全部医疗过程中由于某个环节处理不当而导致的一类疾病。

一、因医致病　处处惊心

这类疾病越来越引起医界和全社会的关注和重视，因为医源性疾病对人类构成越来越大、越来越多的危害。了解一下相关信息，真让人心惊肉跳！

信息一　医源性疾病的发生在美国已经高居疾病发生的第 5 位，仅列于心脏病、癌症、肺病、脑卒中（中风）之后。

信息二　近年来全美疾病的死亡率基本上为下降趋势，但是医源性伤害造成的死亡有增无减。

信息三　1989 年波士顿大学医学院 5 个月的统计数据表明，815 名住院病人中，209 人患有医源性疾病，其中 15 人死亡。

信息四　多项调查资料发现，美国、以色列和英国的医生在罢工期间，因为处于缺医少药无手术时期，三国民众的死亡数据与上一年比较，竟然各下降了 35%～50%。

信息五　有统计表明，10 次 X 线检查中只有 1～2 次是肯定必要的。

信息六　西安对 1 500 多名癌症住院病人的调查资料显示，没有使用或只使用一种抗生素的病人，感染的发生率只有 9%；而使用两种或以上抗生素的病人，反而高达 36%。

二、成也萧何　败也萧何

医学是人类抵抗疾病攻击的主要依靠，然而成也萧何败也萧何。如今医反致病，不得不让我们深思，对现代医学重新反省。

（一）物理因素

医院中存在的放射线和放射性核素，在治疗和诊断中经常被接触。如果使用过量，很容易给病人造成损伤而引起疾病。

（二）化学因素

医院诊断和治疗中使用的各类药品，包括西药、中药和其他药品，这些化学因素引起的主要是药源性疾病。

（三）生物因素

诊所、医院、病房是病人集中的地方，病原体密度高，而且可能耐药。病人又是特殊的敏感人群，易感性高，所以生物因素是医源性疾病的主要因素。

（四）医疗服务因素

医疗服务（包括住院、手术、检查、护理等）直接关系到医疗质量。医务人员严谨、细心、负责的态度，可以避免许多医疗差错或医疗事故的发生。反过来，医务人员言行举止不当也会对病人造成损害，引起医源性疾病。当然还关系到专业能力、医术水准、仪器设备等客观因素。

（五）机体因素

机体因素是医源性疾病发生的内在基本因素。同剂量的某种因素对正常人可能不起作用,但对病人可能会起作用。病人属于特殊人群,身心两方面都异常,可能对医院内病原体感染有较高易感性,对有些药物有较低的耐受性,结果便引起医源性疾病。

三、三大环节　二个源头

医源性疾病可以发生在防治疾病的任何环节之中,甚至在更早期(如预防),不当使用某些夸大了作用的保健品;在更晚期(如肿瘤恶化),使用没有科学根据的饥饿疗法等。但是更多更严重地表现在诊断、治疗和医患关系这三大主要环节中。

三大环节中发生医源性疾病有主观和客观两方面的源头。比如对一些诊断和治疗手段的认识和评估、对某些药物不良反应的研究和发现、有些设备仪器有较大的局限性等,这些客观现状我们无力改变。

从主观角度来看,毫无疑问,医院和医护人员的专业能力、责任责职十分重要,但是我们也难以干预。

然而作为病人或家人,在懂得一些基本知识后,如何能够应对、如何可以减轻或避免医源性疾病呢?一句话,如何从我做起?

四、精准与过头

矫枉过正,过犹不及。做过头,是医源性疾病的致命伤。精准对于过头是一帖解药。

精准医疗强调精准性和快捷性:一方面有的放矢,功到自然成,省去病人诊断和治疗的周折和时间,提升效率;另一方面可以减少诊疗过程中对病人身体的损伤。

近年来,精准医疗从提出到推广,把现代医学带上了一个新的台阶。不能把精准医疗仅仅局限地理解为基因测序以及诊疗精细化。拓宽视野，事实上精准医疗的实质包括两方面，从体内微观（如基因、细胞、器官功能、调节机制）的特殊性了解个体化，以及从全身宏观的特殊性了解个体化。

前一种精准更多由医生来策划；而后一种精准病人理应积极参与并提供信息。在提升健康素养和修炼抗病内功的基础上，助力精准医疗，我们可以做到。

五、助力精准医疗

(一) 生命时期

从婴幼儿到老人，生命各时期对可能致病因素反应不一（如 X 线照射过量在儿童较易诱发血液病），对药物反应不一（如老人使用降血糖药物容易引起低血糖性休克）。

(二) 生活方式和习惯

关注皮肤接触、吸入或食入哪种物品可以引起过敏（比如花粉季节发生支气管哮喘）；搞清某些病症前的诱发因子（比如儿童突发气急前口内正在含食豆粒或花生）。

(三) 对外来物品的反应

对食品的反应（比如进食蚕豆后出现黄疸，会不会得了蚕豆病），对药品的反应（比如心力衰竭病人服用强心药洋地黄后病症反而加重，会不会过量引起毒性反应），对环境的反应（比如吸入花粉后气急，会不会是过敏性哮喘）。

(四) 病症的表现

在第二章中自己或家人接收到的一般或特别的体内警报，尽管因人而异，但同病可以有不同的表现，向医者及时、正确地提供这些警报,都可以助力于精准诊断。

(五)疾病发生、发展的模式

同一种疾病在不同人体中常常有不同的症状和体征,在疾病发展时往往有特别的表现和进程。作为病人或家人,要努力收集和观察这样的信息,提供给医生,助力精准医疗,减少医源性疾病。

第九节　食源性疾病前世今生:拒病于口外

1984 年世界卫生组织对食源性疾病一词作出正式的专业定义:通过摄食方式进入人体内的各种致病因子引起的通常具有感染或中毒性质的一类疾病,即食品污染引起的一类疾病。

一、6 亿人发病,500 万儿童死亡

据世界卫生组织报告,全球范围内每年有多达 6 亿人因食用受到污染的食品而生病,食源性疾病的发病率居各类疾病总发病率的第 2 位。仅 1980 年一年,亚洲、非洲和拉丁美洲 5 岁以下的儿童中有 500 万因急性腹泻死亡。食源性疾病给全球公共卫生安全带来极大挑战,让人不得不对一日三餐的安全提高警惕。

二、200 多种食源性致病因子

食源性疾病的致病因子可以是生物性的(病原体)和化学性的(有毒物质),有 200 多种,大致分为以下 5 类。

(一) 细菌感染

有沙门菌、副溶血性弧菌、大肠埃希菌、金黄色葡萄球菌等。

(二) 病毒感染

有诺如病毒、轮状病毒、甲型肝炎病毒、戊型肝炎病毒等。

（三）寄生虫感染

有中华支睾吸虫(肝吸虫病)、阿米巴原虫(阿米巴痢疾)等。

（四）生物性毒素

有花生和饲料中的黄曲霉素、毒蘑菇中产生的氰苷和毒素、河豚产生的毒素等。

（五）化学性毒素

造成化学性污染,主要有农药、兽药饲料添加剂、杀虫剂、灭鼠药、含重金属(铅、铜、汞、锌)物质、有机氯及其化合物(多氯联苯)、有机磷化合物、亚硝酸盐等有害物质造成的污染。

三、病从口入愈演愈烈

（1）全球一体化加快食品流通,为食源性疾病的传播和流行提供了环境。

（2）迅速城市化导致在外进食大幅增加,食品运送、存储、制作、加工、用具的卫生工作保障不到位。

（3）环境污染物对食品的污染有增无减。

（4）对天然和人造食品中的毒物、添加剂、激素、抗生素等监管不力。

（5）食源性致病微生物加快变异,引起新暴发,增加了治疗难度。

（6）人群老龄化使得发病容易,死亡率上升。

四、应对策略:拒病于口外

食源性疾病有不同的病原、不同的临床表现。但它们有个共同特征：通过进食行为而发病。这就为应对这类疾病提供了一个有效的策略：拒病于口外。

从政府层面来说，努力加强对食品制作、流通和储存环节的卫生监督管理，严格控制食品污染，迅速提高食品卫生质量，可以有效地预防食源性疾病的发生。

从大众层面来说，也有很多事要做，虽然其中不少为老生常谈，但是既然行之有效，那就必须坚持。

五、从我做起

世界卫生组织为改善公众健康水平，提出了食品安全各大要点，可以作为我们的行动准则。

（一）保持食物清洁

（1）拿食品前必须洗手，准备食品时也要经常洗手。
（2）便后洗手。
（3）清洗和消毒用于准备食品的所有场所和设备。
（4）避免虫、鼠等动物进入厨房或接近食物。

（二）生熟食物分开

生的食物可能含有病原体，在准备和储存食物时可能会污染其他食物。
（1）生的肉、禽和海产品要与其他食物分开。
（2）处理生的食物要有专用的设备和用具。
（3）用器皿储存食物，避免生熟食物互相接触。

（三）食物做熟

适当烹调可杀死几乎所有病原体。

（1）食物必须彻底做熟，尤其是肉、禽、蛋和海产品。

（2）汤、煲的食物必须煮开，确保达到70℃。

（3）肉、禽类的汁水要呈清色，不能是淡红色的。

（4）熟食再次加热必须彻底。

（四）保持食物的安全温度

如果以室温储存食品，病原体可以迅速繁殖。

（1）熟食在室温下存放不得超过2小时。

（2）熟食和易腐烂的食物应及时冷藏，最好在5℃以下。

（3）熟食在食用前应保持温度在60℃以上。

（4）在冰箱中也不能过久地储存食物。

（5）冷冻食物不能在室温下化冻。

（五）使用安全的水和原材料

食物原材料、水和冰，都可能被病原体和化学品污染。

（1）使用安全的水和冰。

（2）选择新鲜和有益健康的食物。

（3）选择经安全加工的食品，如低热消毒牛奶。

（4）水果和蔬菜必须洗干净，在生食时更应如此。

（5）不吃超过保存期的食物。

（六）外出就餐注意事项

（1）选择具有餐饮服务许可证、环境及管理较好的饭店就餐；不在无证饭店、路边摊用餐。

（2）就餐前注意观察食物有无异常，不吃腐败变质和未烧熟煮透的食品。

（3）进食后发生呕吐、腹泻、发热等症状，应及时到正规医疗机构就医，同时保存好可疑食品样品、呕吐物、消费票据及就诊记录等相关证据。

（4）发现食品安全问题，拨打食品药品监督管理局电话 12331 进行举报投诉。

六、国家标准

我国 2014 年 7 月 1 日正式实施《食品中致病菌限量》，借鉴了欧美各国的标准，规定了肉制品、水产制品、即食蛋制品、粮食制品、即食豆类制品、巧克力类及可可制品、即食果蔬制品、饮料、冷冻饮品、即食调味品、坚果籽实制品 11 类食品中沙门菌、单核细胞增生性李斯特菌、大肠埃希菌 O157：H7、金黄色葡萄球菌、副溶血性弧菌 5 种致病菌的限量规定。

如果超过限量规定标准，则认定有致病菌污染。

第十节　自主神经紊乱症前世今生：阴阳再平衡

一、独立指挥的隐蔽网络

外周神经中一类为躯体神经，主要分布于皮肤和运动系统；另一类为内脏神经，或称自主神经系统。自主神经系统主要分布于内脏、心血管和腺体，心跳、呼吸和消化等重要的活动都受它的调节。与躯体神经不同，自主神经自动调节各器官，而不受个人意志控制，无需大脑施令，是独立指挥的"地下"网络，所以被称为"植物性"或者"自律"神经。

它自成系统，独力司责，既维系内脏各器官、心血管和各腺体的生理功能，又协调身体各器官之间的平衡。在神经系统里虽然没有脑"高级"，也不属"中枢"，但其能力和功效举足轻重，无可替代。

它自行其是，独立指挥，其实意义重大：隔断大脑、意志、情绪的影响和少受内外环境变化的干扰，保证全身重要器官在漫长的周期中运作，能够维持相对平稳，基本正常。

但是它并非独断独行，还是与脑有一定的联系，也会接受大脑皮质和间脑下视丘的协调。

二、交感、副交感神经的阴阳交替

自主神经又可分为交感神经系统和副交感神经系统。两者之间相互拮抗又相互协调，如同阴与阳那样统一、对立，组成一个配合默契的有机整体，使内脏活动能适应内外环境的需要。

一般内脏器官都由交感和副交感神经双重支配。在局部上，两类神经对同一器官的作用通常是拮抗的；在整体上，两类神经的活动是互相协调的。

　　交感神经的活动比较广泛，副交感神经的活动比较局限。当机体处于平静状态时，副交感神经的兴奋占优势，有利于营养物质的消化吸收和能量补充，有利于保护机体。当剧烈运动或处于紧急环境时，交感神经的活动加强，调动许多器官的潜力，提高机体适应能力，有利于应对外界的急剧变化，维持内环境的相对稳定。

三、四大系统的阴阳平衡

　　下面列出两类神经对 4 个主要系统器官功能的调节作用。

（一）心血管系统

　　交感神经：心律加快，收缩力增强，冠状动脉舒张——增强增快心脏搏动。

　　副交感神经：心律减慢，收缩力减弱，冠状动脉轻度收缩——减缓减慢心脏搏动。

（二）呼吸系统

　　交感神经：支气管平滑肌舒张——增加空气出入。

　　副交感神经：支气管平滑肌收缩——减少空气出入。

（三）消化系统

　　交感神经：胃肠平滑肌蠕动减弱，分泌减少，括约肌收缩——降低胃肠活动。

　　副交感神经：胃肠平滑肌蠕动增强，分泌增加，括约肌舒张——增强胃肠活动。

（四）泌尿系统

交感神经：膀胱壁的平滑肌舒张、括约肌收缩——贮尿。
副交感神经：膀胱壁的平滑肌收缩、括约肌舒张——排尿。

四、发病——阴阳失调

正常情况下，功能相反的交感神经和副交感神经处于相互平衡制约中。如果这种平衡被打破，便会出现各种各样的功能障碍，即自主神经紊乱症，又称为植物神经性疾病，或称为自律神经失调，也称为神经官能症。

发病内因有性格缺陷，对外界刺激耐受性差，应付事物的能力不足等。发病外因有较长较强的精神压力，如来自家庭、婚姻、恋爱、工作中的挫折等。这些因素的影响持续时间过长，强度过大，导致大脑皮质和自主神经的过度兴奋，使得它们的调节能力下降。

自主神经紊乱症的特点不同于其他各类疾病，医学上往往把前者说成功能紊乱，把后者称为器质性疾病。但是自主神经紊乱长期不愈，可能引起器官功能失调和机体免疫功能下降，以致身体陷入一种病理性恶性循环，会严重影响生命和生活的质量。

自主神经紊乱病人其实不少，其中白领占多数。但是都没有引起医患双方的足够重视，往往把它作为看病的一种无奈结果，或干脆当作"无病"而不了了之。应将其作为一类疾病，加以重视，予以识别，认真应对。

五、特点——复杂多样

全身症状多样，局部症状多样（可及消化、循环、呼吸等系统），情绪变化多样。大致分别表现为下列 5 型症状，也可以综合几型的部分症状。

（一）失眠型

入睡难,早醒,多梦,精神不振,全身乏力,记忆力下降,思维迟钝。

（二）焦虑抑郁型

易怒,嫌烦,情绪不稳,多愁善感,恐惧压抑,缺乏自信,幻听幻觉,有强迫行为(如反复洗手、关门),自责内疚,甚至产生自杀念头。

（三）心脏型

心慌,气短,游走性胸痛,喉部哽咽不适(俗称梅核气),会有心脏期前收缩(早搏)。

（四）胃肠型

不想吃东西,进食无味,饭后腹胀、嗳气、打嗝、泛酸,胃胀,腹痛,腹泻。

（五）全身型

游走性头痛,偏头痛,眼干涩,视力模糊,全身有感冒样不适,手心和脚心有发热感,全身皮肤灼热出汗。

六、自我识别——多样＋可变＋排除

识别自主神经性疾病并不容易,原因如下。

（1）自主神经与大脑各司其职,但又接受大脑的协调,因此常常同心理性疾病纠缠不清。

（2）自主神经分布于各个内脏、器官,因此与各系统慢性疾病也不易分清。

（3）其症状随人而异，往往没有一致的表现。

对于本病的自我识别，可以依据下列 3 步。

（一）多样

自觉上述多样症状中的一部分，有 3 个月以上。

（二）可变

病情常有波动，晨重晚轻，心情好时减轻，生气或受刺激后加重，休息后减轻，工作学习紧张则加重；如伴有焦虑和抑郁情绪往往是短暂的、可变的，在整个病程中不占主导地位。

（三）排除

经过各系统和器官的多次检查，步步排除各器质性疾病；曾经按冠心病、胃炎等器质性疾病做过一般治疗，但无效。

七、应对——阴阳再平衡

阴阳失衡的病因多种、症状多样，再平衡也要多管齐下，综合治理。

（一）改善环境，减少刺激

改善生活和工作环境，避免和减轻精神压力，有意识地锻炼心理承受能力，生活工作有规律、有节制，必要时减轻学习或工作量或脱离紧张环境。

（二）放松身心，有张有弛

听抒情音乐，做个深呼吸，伸展肌肉，向窗外眺望，时常起身走动,暂时避开低潮的气氛。

（三）中药调理

因人而异的调理是合理有效的。

（四）按摩、推拿、针灸、电磁仪

虽有一定效果,但作用有限。

（五）强行抑制神经系统功能的药物

谨慎使用,虽然有一定疗效,但是停药之后会有很大戒断反应,导致复发。

第十一节　城市现代病前世今生:调适生活方式剧变

一、发病:生活方式剧变惹的病

改革开放以来,中国翻天覆地的变化以及近 10 多年全球科技突飞猛进的发展,使得我们的生活、工作、学习、娱乐等方方面面受到很大影响。广及社会、家庭、人际关系和衣、食、住、行等,人民大众原来长期形成的传统生活方式,以史无前例的速度演变一新。

无节制上网上微信、长期熬夜、大量饮酒吸烟、过度疲劳工作等,导致睡眠不足、人体生物钟节律紊乱引发的种种身体不适。手机、电脑、空调、汽车、互联网、微信等带来高度便利的同时,也困扰并威胁着人们的健康。

新的,不一定是好的。变得太快,调适也不易。新的生活方式中有很多不良因素会透支我们大量的体能和智能,导致躯体或心理疾病。现代病是生活方式剧变惹的祸,特别在城市里。城市现代病正悄然引发日益增长的健康危机,严格地说,并不是医学意义上的疾病,把它们当成一类疾病,表达人们对此十分担忧和高度重视。

二、应对:调适生活方式剧变

笔者把现代病分为 5 组,以生活方式中某一方面的剧变作为病因,来命名这组现代病。那些现代病的名称多为社会学的病名,而非医学的定名。

(1) 应对之道基本原则是反其道而行之,即避免和阻断可以引起这组现代病的缘由(即某一类新生活方式中的不良部分)。

(2) 人与社会密不可分,对于社会和生活方式的变化我们只能顺势而为,让自己的身体和心理尽快适应生活方式的改变。

(3) 各类现代病由生活方式剧变所致,大多由于对新生活方式过犹不及,即做过头。所以在应对上重在调适,掌控分寸,划定方圆,约束自己。

(4) 某些现代病导致一些身体和心理上的疾病,所以在改变不良生活方式的同时还要应对和处理相关的身心之病。

三、第1组富贵病:因物质极大丰富所致

物质丰富、生活富足后,吃得好、吃得精、动得少、睡得晚、睡得少,营养过剩,活动量减少,导致肥胖、便秘、高血脂,使得神经、消化、解毒、体温等调节功能和细胞新陈代谢饱受影响。久而久之,下列这些疾病的发生便大幅上升:肠道癌,高脂血症,动脉粥样硬化,冠心病,高血压,糖尿病,痛风,脑卒中等。

还有一种病:过敏性鼻炎,近年来增加明显,其实也可以说是富贵病。因为生活条件好,到处消毒,不接触尘埃和泥土,生病即抗炎,久而久之,使得身体的免疫系统失衡,造成过敏体质。一句老话:不干不净,不会生病,也有一定的道理。

这些病在不发达社会和贫穷人群中发生率较低,所以称为富贵病。有以下两个特点引人注意。

(1) 各种富贵病是慢性病中发生率最高、死亡率最高的一些大病。慢性病之所以年年上升,并且成为健康主要威胁,富贵病"功不可没"。

(2) 上述这些疾病,原来以中老年人发生为主,近年来出现发病的年轻化,富贵病也是"功不可没"。

四、第2组高科技产品依赖症：因科技极速影响所致

高科技产品在给我们带来极度便利和多彩生活的同时，也使得我们过度地使用和依赖，如果不予节制，甚至迷上它们，这一类疾病就滋生了。

（一）电脑病

因为使用时间过长、电脑位置放置不科学以及电脑房环境不佳引起。

1. 电脑颈　颈部长时间不活动，会使颈椎生理曲度改变，刺激椎管内神经或血管，更易发展成颈椎病。

2. 屏幕眼　每天在电脑（或手机）前有3小时以上，引起视疲劳，眼睛不容易找到焦点，诱发近视和干眼症。有人喜欢熄灯后看电脑、手机，对眼睛刺激更大。

3. 鼠标手　长期使用键盘或移动鼠标，引起腱鞘厚化和发炎，手指肌腱受压迫，一活动就引起剧痛及局部出现肿胀。

4. 腕管综合征　将手腕上提（腕管变狭窄）才能使用键盘，如长期下去，手部神经及血管受压，导致手部容易麻痹甚至出现肌肉萎缩。

（二）手机病

手机已经成为第一大通信、娱乐工具，甚至工作工具，对其依赖性的过度使用引起了不少病症。

1. 微信脖　长期低头是颈椎病的元凶。脖子酸，扭头疼，甚至早上起床时头动弹不得。

2. 屏幕眼　手机屏幕小，对眼伤害更大。

3. 耳机聋　在90分贝的环境下超过4小时，听力就会受损。

用耳机时，声音直接刺激耳膜，导致感受声音的能力下降，甚至产生耳鸣或耳聋。专家发现，即便不使用耳机，手机紧贴耳部进行通话，也会致使人的听力不断下降。

4. 恐惧症　无论是走路吃饭还是上厕所都得手机在手，不然没有安全感；任何可能情况下都要为手机充电，离开手机几分钟就浑身难受；出现幻听现象，总觉得手机在发"嘟嘟"声音，赶紧拿出来点一下；吃饭前"都别动筷子，我要拍照"等，这些都是手机恐惧症的症状。

（三）空调病

空调广泛、普遍、过度地使用，出现3种不良状况，进而导致相关病症。

1. 空气干燥　房间内湿度太低，对眼、鼻等处的黏膜不利，易发生黏膜病。

2. 微生物滋生　开空调时房间密闭，空气流动，风量小，阳光不足，有害微生物容易滋生。空调机的风管、吹风机也适合病菌和病毒生存繁殖。长久空调环境，易于引发感染。

3. 过冷的刺激　冷空调开太大，室内外温差大，人体自主神经系统难以适应，会造成紊乱。能使一些人的体表血管急剧收缩，血液流动不畅，关节受冷导致关节痛。

很多人都发现在空调房间待久了容易感冒、咳嗽，易诱发各种呼吸道疾病。老人、小孩和慢性病病人等免疫功能低下者可能患肺炎。

五、第3组办公室综合征：因工作极快节奏所致

随着经济的不断发展，办公室工作的白领越来越多。一部分人在貌似气派明亮和恒温舒适的环境中工作反而出现一些不适症

状:疲倦乏力、头晕眼花、反应迟钝、烦躁不安、呼吸不畅、食欲减退等。具体有下列几个原因。

(1)工作时间长,压力大,睡眠少,休息少。

(2)工作压力大,来自上司压力大,竞争压力大,目标压力大。

(3)追求高效率,工作环境压抑,缺少沟通交流,感情无处倾诉,形成孤僻性格。

(4)办公室里空气污染。

六、第4组城市心理病:因社会极重震荡所致

社会经历震荡,都市生活激变,百箭穿心,人们心理折腾是多方位多表现的,下面列出的只是部分。应对之道在于心理心绪的再平衡,细则不在此一一列举。

(1)疯狂购物症。

(2)晚睡强迫症。

(3)上班族焦虑症。

(4)网民自闭症。

(5)空巢老人孤独症。

(6)股民失衡症。

七、第5组环境污染病:因途径极易忽视所致

空气(通过呼吸道,病从气入)、食品(通过消化道,病从口入)等污染已经被广泛注意。这里说一种容易忽略的污染,也来自都市生活激变,致病途径也容易被忽视:病从皮入。我们务必关注和警惕,污染会来自以下途径。

(1)一些低劣服装中含有超标的甲醛等有害物质。

(2)部分洗衣粉、洗涤剂中某些成分有一定毒性。

（3）部分洗发水和香波。

（4）部分洗手液。

（5）部分牙膏。

第十二节　各大类疾病不同的前世今生

见表1-1。

表1-1　各大类疾病不同的前世今生

病因	病原	发病进程	应对策略
传染病	病原体	入侵-寄生-感染	3个环节以牙还牙
意外伤害	不慎和灾难	不慎伤害和灾难伤害	速离、祛因、救命
慢性病	危险因子	危险因子长期叠积	阻断恶性循环
癌症	细胞癌变	内环境＋外环境＋突变	3个正向思路
老年病	细胞衰老	器官衰老＋慢性病	以慢制慢，大彻大悟
免疫性疾病	免疫力异常失衡	免疫力各种失衡	免疫力再平衡
自限性疾病	自愈力	邪不压正	变与不变
医源性疾病	过度诊疗	物极必反	精准医疗
食源性疾病	病原物质	病从口入	拒病于口外
自主神经紊乱症	交感和副交感失衡	阴阳失平衡	阴阳再平衡
城市现代病	生活方式	社会和科技造成剧变	调适生活方式

第二章

识警报：识别身体有病的警报

——尽早发现疾病

本章导读

健康时体内神经、呼吸、循环、消化、泌尿、生殖、内分泌、运动八大系统运作正常。它们默默工作,不声不响不唠叨,我们自感良好。

但是一旦运作不顺畅,以至疾病发生之初或酝酿之时,相关组织、器官、系统开始发生异常的变化和反应,并且通过以下3种不同方式表现出来。

第1,自我感觉到各式各样的不适或不舒服(异常感觉或异常信号),医学上称为症状。

第2,自我和他人(家人或医生)通过眼观、鼻嗅、手摸等直接检查,可以发现全身或局部的异常状况,医学上称为体征。

第3,自我和他人(家人或医生)通过直接观察,在排出的一些体内排泄物中,可以发现一些非同寻常的变化,医学上往往也视为有病的依据。

对于医者来说,症状、体征和身体排出物需要通过对你问询和进一步检查(包括体格检查和化验)才能识辨;对于病人来说,它们往往成为病始和病初的自体警报,或称为预警、先兆。其重要性在于:不少时候首先收到这3类警报的人可能正是你自己或家人,比医生还早。所以自我识辨体内有病时的警报,对于疾病的早发现和早诊断至关重要。

医生把这一类医学知识和技能作为诊断学基础,在学医和实习时花大力气下大功夫。本书站在病人的角度,选择并简化了相关知识内容。主要是为了让读者提高识警能力,即通过学习这些基本医学知识,对自己体内可能出现并且能够感受到的各式各样的不适和信号提高警觉能力,确立观察方法和理顺辨识思路,以便在看病时尽可能多、快、准地提供体内有病的第一手信息给医生。

本章共5节,由浅及深从不同层次来感受、识辨这些信号或警报,并且通过进一步观察和检查这些信号或警报,分析并确定它们在疾病诊断过程中的价值。

第一节　一般警报:一般症状

有人说:某人小"病"三六九,大病不曾有;某人从不生"病",一下子却发现不治之症。个中原因不少,本节要说的是以下几个方面。

第1,这里所谓的"小病",一开始可能只是体内异常的某些改变,以及人体对此作出的某种反应,医学上称为症状或先兆症状。

第2,这样的症状有一部分我们的感觉系统能够感觉到,如果你懂得一些知识和方法,就可以感觉得早一些、多一些。

第3,症状是人体发出的异常信号,也可说是发病之初可能接收到的警报。如果予以重视,积极应对,看病检查,就能早期诊断早期治疗,小病不会酿成大病。

疾病过程一开始,机体内一系列形态结构、代谢和功能都可能发生病态变化,进而引起病人感觉系统对这些变化的异常感觉,便是症状。所谓一般症状,医学上称为非特异性症状,有以下3个共同点。

1. 不特有　不一定生病时才特有的,平时也可能出现,所以容易忽略。

2. 无特异　不为某个系统所特异的症状,为不少疾病所共有,所以不容易区分。

3. 少特性　常常没有表现出某种疾病的特性,所以据此难以诊断为某种疾病。

正因为"一般",不少人或其家人常不以为然,很容易混淆并忽视,而延误病情。倘若能懂得一些粗浅的医学知识,对自身这种感觉予以重视,发现的"一般"就会增多,再结合其他的特有、特异和特性,大致从那些"一般"之中发现某种"不一般"(可能有特异和特性)。然后,有的放矢地去某一或两个专科求医,可望做到尽早诊断、尽早治疗。

当然,这些"症状"也有可能只是平时身体结构和功能的生理性改变,或者只是某一些非病理性状况(如衰老、妊娠、心理问题),并不是病理性的信号和警报。那么,我们在重视和应对后,也可以安心。

本章重在学会区分正常与异常,区分一般与特异,区分无病与有病。许多相关疾病和病因比较复杂,只要简单知道就可以了。

按照这样的思路,下面先介绍10种常见的一般症状。

一、头晕

头晕,俗称头昏。人们常把眩晕也称头晕,其实不一样。头晕主要表现为头昏,头胀、眼花,感到头重脚轻或站立行走不稳,没有旋转感;眩晕主要表现为倾倒,感到自身晃动、景物旋转,可伴有恶心呕吐和耳鸣。

头晕可能由于全身性疾病引起,如高血压、低血压、贫血、心律减慢或失常、心功能不全、抑郁症等。有旋转感的眩晕则往往因掌控平衡的前庭系统障碍所致。

下面列举的3种疾病常以眩晕为先兆症状。

(一) 脑血栓

突然头晕或眩晕,伴一侧肢体无力、麻木、不灵活,说话不清,可能是脑血栓的先兆。尤其是有动脉硬化、糖尿病或高血压病史的老年病人更应警惕。

(二) 颈源性眩晕

因椎动脉受到刺激或压迫,使得椎-基底动脉供血不足,以老人多见。当头部过度后仰或转动某一方位时，出现发作性眩晕，有时伴有恶心、呕吐、耳鸣、耳聋、眼球震颤。

（三）耳石症

又称良性阵发性位置性眩晕。一些致病因素致使附于耳石膜上的耳石脱落，并在内耳的内淋巴液里游动，一旦头部位置变化，这些耳石就会随液体运动，从而刺激半规管，导致机体眩晕。眩晕时间一般较短，不到一分钟或几分钟，症状与体位变化有关。应去五官科求诊。

有些头晕虽不是大问题，但应当了解。下列 5 种比较严重的头晕，有时甚至出现短暂意识丧失和肌肉张力突然消失而导致倒地，但是很快恢复，也可以称为晕厥。

1. 直立性低血压　因体位改变而发生头晕、眼花、腿软、眩晕，甚至晕厥等。

2. 血管抑制性头晕　体弱的年轻妇女因情绪紧张、疼痛、恐惧、天气闷热、疲劳、失眠等促发。常有头晕、眩晕、恶心、上腹部不适、面色苍白、出冷汗等自主神经功能紊乱。

3. 功能性低血糖　空腹或用力时可有头晕、心慌、虚弱感，有时出现抽搐、意识丧失等。

4. 情绪紧张或过度换气　由于二氧化碳排出量增加，出现呼吸性碱中毒，脑细胞缺氧，引起头晕、乏力、面部和手足麻凉。

5. 晕车、晕船　一般表现为头晕、上腹不适、恶心呕吐、乏力、冷汗、肢冷，严重者可能晕倒。

二、头痛

头痛是临床很常见的症状，通常局限于头颅上半部。有人说：头痛不是病，痛起来要人命。头痛已经成为都市白领常见的病症。

有些人头痛药越吃越多,但越吃越无效,却养成药瘾恶习。

头痛可分为原发性和继发性两种。没有明确的病因而发生的头痛是原发性头痛,占头痛的大部分,这是一类时常发作的慢性头痛。下面介绍3种原发性头痛,它们对人体危害不及继发性头痛。

(一) 紧张性头痛

因连续工作、烟酒无度、睡眠不足、女性经期或情绪紧张、焦虑等引发。表现为头部沉重,有紧箍感,也可为痉挛性痛、牵扯痛或胀痛,痛达数小时,可伴有头晕、疲倦。经过休息一般可减轻。

(二) 偏头痛

主要为一侧搏动样头痛,可持续4~72小时,伴有恶心、呕吐。安静和休息可缓解。以中青年和女性多见。

(三) 三叉神经痛

常阵发性,电击样短时剧痛,沿着三叉神经的分支向单侧面部放射,有时仅为十几秒,但每天可以有数次至数十次发作,有时更像"牙痛"。

继发性头痛常发生在一些严重的全身性和脑部疾病,头痛发生多为急起,常伴有其他症状。其病情险恶多变,必须警惕。如高血压脑病、脑血管疾病、颅内感染、颅内占位病变、急性感染、中毒等。

眼耳鼻的疾病也会表现为头痛,很容易被忽略,如青光眼、视觉疲劳、中耳炎、乳突炎、鼻窦炎等,一般伴有眼耳鼻的局部其他症状,要去眼科或五官科就诊。

三、乏力

乏力是一种非特异性的症状,俗称疲劳。它的特点是:人感到力不从心，同时伴有劳累感、厌烦、虚弱和易怒。因为有时生理性原因（如过度劳累）可以引起，加上自我感受有一定的主观性，容易误判。所以评估自己有没有乏力这个症状时，要注意以下 3 个方面。

1. 比较　与平时的日常活动相比，如平时可以轻松上 3 楼，现在走几级楼梯便劳累、腿发软。

2. 长短　几天甚至几周都觉得以前不曾有过的无力。

3. 排除　一些可能引起劳累的生理性状况如天气闷热、饥饿、嗜酒，体力劳动者饮食太淡，睡眠不足或不好，长期使用安眠药、镇静药等，素食者进食蛋白质不足等。

乏力的症状在下列 3 种疾病中较为多见。

（一）肝病

各类肝病都会出现，乏力程度自轻度疲倦到严重乏力，并且与肝病的严重程度相一致。肝病导致乏力的原因很多：代谢障碍以致能量供应发生障碍；食欲减退，摄入不足；缺乏胆汁，维生素 E 吸收障碍引起肌萎缩及肌无力；肌肉细胞中乳酸蓄积过多等。

（二）肿瘤

全身感觉疲劳乏力是癌症发展常见的表现，白血病、肠癌和胃癌在发病初期更可能会感到乏力。有人描述癌症乏力为：虚弱、无力、肢体沉重感、行动缓慢、全身衰弱，还伴有神经、精神上的症状，如焦虑、精力不集中、悲伤感、易怒、嗜睡或失眠。

（三）糖尿病

由于糖代谢失常，负氮平衡，故易疲乏、虚弱乏力，且有口渴、消瘦、多食、多尿等症。

下列一些病理状况也可以出现乏力：贫血、慢性失血、重症肌无力、慢性肾炎、甲状腺功能亢进或减退症等。

四、消瘦

1. **消瘦定义** 低于标准体重的 10% 以上时,可以称为消瘦。称量自己的体重不要忘记以下几点。

(1) 必须使用同一架体重秤计量。

(2) 称量时要穿着相同或相近。

(3) 记录下来,前后比较体重数值更有意义。

2. **体重减轻概念** 不同人体之间有胖有瘦。作为一般症状的消瘦是指短期内进行性的体重下降。判定的办法是前后测量的体重数值进行对照,同时发现有下列迹象,就可能认为体重减轻了。

(1) 皮下脂肪减少,皮肤松弛,肌肉瘦弱,骨骼突出。

(2) 衣服变宽,腰带变松,鞋子变大。

(3) 别人发现你外表明显变瘦。

3. **消瘦原因** 生活、生理、心理等因素可能引起消瘦。如食物摄入不足、偏食、厌食、漏餐、生活不规律,以及工作压力大,精神紧张和过度疲劳等心理因素都是原因。

4. **病态性消瘦** 所谓病态消瘦(或消耗性消瘦)有两个要素。

(1) 短期内发生(数周或数月内)。

(2) 进行性加重(体重每周持续下降)。

当体重在 10 周左右减轻 5 千克或以上时,更要警惕患有重病,该到医院检查。下面列出可能以病态性消瘦为一般症状的 6 种疾病。

(1) 糖尿病:不少老年糖尿病病人"三多"(多饮、多食、多尿)症状不明显,仅突出表现为"一少"(消瘦)。因此,对老年人不明原因的消瘦,应常规化验血糖、尿糖以排除糖尿病。

(2) 胃肠道疾病:病理性的食物运输、消化和吸收障碍。

(3) 恶性肿瘤:癌细胞恶性增殖,短期内消耗大量营养物质,使得机体分解代谢加速。此外,癌症病人时常合并消化吸收功能减退,从而导致体重进行性下降。有时消瘦是癌症早期的唯一表现,应引起高度重视。

(4)甲状腺功能亢进症:不典型甲状腺功能亢进症病人发病症状大多不典型,特别老年人。往往只表现为进行性消瘦、食欲不振、情感障碍,临床上容易误诊。

(5)肾上腺皮质功能减退:早期症状可以只表现为消瘦,以后才逐渐出现皮肤、黏膜色素沉着,如果再伴有低血压、低体温、低血糖,则本病的可能性更大。

(6)老年痴呆症:早期可表现为体重锐减,加上忘性大,唠叨,词不达意,叫不出熟人的名字,算不出简单的账等,要当心本病了。

五、低热

1. 发热定义　发热是一种常见的症状,表现复杂多样,如长期不明原因发热、低热、高热、反复发热等。这里只说低热,因为它比较"一般",容易忽视,却有可能是某些疾病的信号。至于其他那些明显而有特征的发热,早早会让我们上医院就诊。

正常人的体温通过体内调节保持相对恒定。通过口腔、腋下和直肠测量机体内部的体温(见本章第三节)。

健康人的体温也有一些小波动。如果比平时正常体温高出0.5～1℃就考虑有低热了,也就是口腔舌下温度为37.3～38℃,腋下和直肠测温分别为36.8～37.1℃和37.8～38.5℃。

2. 低热注意事项　如果确定有低热,还要注意以下几个问题。

(1)时间长短:一般三四天就退,问题不大,或伤风感冒,但是几周、几月持续,最好就医。

(2)注意其他症状:如有发现,发病方向可以进一步理清。

(3)发热是人体对病原体的反应:小儿反应大(中高热),老人反应小(低热),老年人低热可能问题更大。

(4)当抵抗力下降时反应性降低:严重的疾病可能只引起低热,所以疾病的严重程度不一定与发热高低相关。

(5)有一种功能性低热:可能与体温调节中枢功能紊乱,或自主神经功能紊乱(见第一章第八节)有关。包括原发性低热(体质性低热)、夏季热以及感染之后低热。诊断功能性低热时,必须完全排除器质性疾病,并经过一段时间动态观察,才可确定。必须就医,不可自己盲目判断。你要做的是配合医生做长时间的体温测量和记录。

3. 病变性低热　引起长期低热最常见的疾病有以下3类。

(1)各种感染性疾病。

(2)结缔组织性疾病。

(3)恶性肿瘤。

六、心悸

心脏的正常跳动节律均匀,间隔相等,一般不会引起自身的感觉,不会听到自己的心跳。心慌是自觉胸口有一种心脏跳动的不适感或心慌感,并伴有心前区不适感;或者经常可以听到自己的心跳,医学上称为心悸。

健康人一般仅在剧烈运动、精神高度紧张或高度兴奋时才会感觉到心慌,属于正常情况。在某些病理情况下,如心率过快、过慢以及有过早搏动这3种状况时,病人的主要症状即为心悸。少数情况下,如心脏神经官能症或过度焦虑的病人,虽然没有心律失常或器质性心脏病,但由于交感神经张力增高,心跳有力,病人也常感觉心悸而就诊。

可以尝试自查脉搏(见本章第三节),初步了解自己心跳快慢和节律。

（一）心动过速

指节律一致，每分钟跳动超过 100 次，或超过自己平时的每分钟跳动次数 20 次或以上。病理情况时见于发热、贫血、心力衰竭、心律失常、休克、甲状腺功能亢进症等。

（二）心动过缓

指节律一致，每分钟少于 60 次，或少于自己平时每分钟跳动次数 20 次或以上。病理情况时见于颅内压增高、阻塞性黄疸、甲状腺功能减退症等。

经常发生心悸并伴有心律失常必须去医院进一步检查，警惕患有心血管疾病，其中以冠心病为首。不过也有可能是功能性的，即没有器质性疾病，过一段时间心慌便消失了。

七、气急

正常人呼吸每分钟 15～20 次，自然、自主、不费力。工作过劳、上楼、爬山出现气短，不一定有病。

气急又称气短，或呼吸困难，轻则感到空气不足，呼气吸气费力；重则有呼吸频率、深度与节律的改变，并可出现鼻翼扇动、发绀、端坐呼吸（必须坐起来呼吸）。

（一）气急的鉴别

有两种特殊的气急需要鉴别，可提示病因。

1. 吸气性呼吸困难　吸气时相当费力，并有"三凹征"（吸气时胸骨、锁骨上窝及肋间隙 3 处凹陷），显示上呼吸道有阻塞，常见于因异物、炎症、水肿和肿瘤等阻塞引起喉、气管狭窄。

2. 呼气性呼吸困难　呼气延长而且费力，伴有哮鸣音（呼气时发出一种声调高尖的音),见于支气管哮喘。

(二) 严重注意

严重的气急还要小心以下两种重病。

1. 自发性气胸　胸膜因病变发生破裂,气流进入胸膜腔形成腔内积气,称为气胸。胸膜腔积气压迫肺,造成突发性气急,易发生呼吸衰竭,死亡率高。自发性气胸病人常有慢性肺部基础疾病(如慢性肺部感染、结核空洞、肺癌等)。我国男性的发病率比女性高得多。老年人发生较多。

2. 左心衰竭　几乎所有类型的心血管疾病都可引起心力衰竭。左心衰竭因左心室代偿功能不全而发生,造成肺循环淤血。根据左心排出量降低和肺淤血的程度,会出现轻重不一的呼吸困难,具体如下。

(1) 劳力性呼吸困难:仅活动量加大时引起呼吸困难。

(2) 端坐呼吸:肺淤血到一定程度时,气急而不能平卧,不得不取高枕卧位、半卧位甚至坐位。

(3) 夜间阵发性呼吸困难:入睡后突感憋气而惊醒,被迫坐位,呼吸深快,可听到哮鸣音。

八、水肿

机体细胞外液中水分积聚导致皮肤肿胀,包括眼睑及颜面、四肢、全身。有些水肿并非疾病信号,只是生理反应,不必担心,不能乱用药物。以下列举 6 种。

(一) 特发性水肿

有些 20～40 岁的女性,早起床后出现轻度水肿,随活动逐渐减轻消退,可能与神经、精神因素及自主神经功能紊乱有关。

(二)反应性水肿

有些人高温作业或体胖少动者,易受环境高温影响,皮肤血管扩散,体液渗透并积聚于皮下组织,手足经常发生水肿。每夏必发,夏后消退,反复多年。

(三)体位性水肿

长时间立和行、下蹲或坐位,可因下肢血液回流受阻淤积造成水肿,改变体位后一段时间,水肿可自行减轻消失。

(四)经前期水肿

有些健康女性月经前一周或半月,会出现轻度水肿,以及烦躁、失眠、头痛等。月经来潮时,水肿及其他症状逐渐消退。

(五)药物性水肿

使用肾上腺皮质激素、雄性激素、胰岛素、硫脲、甘草等药物,可出现水肿,停药后水肿逐渐消退。

(六)凹陷性水肿

发生凹陷性水肿(皮肤水肿自查见本章第四节)比较常见的有下列 4 种疾病。

1. 心脏问题　通常因为长期患有各类心脏病或者慢性心力衰竭,如果发生右心衰竭,首先出现足部凹陷性水肿,缓慢向上发展到全身。

2. 肾脏问题　慢性肾脏病病人或肾功能减退也可以出现凹陷性水肿,首先眼睑和脸部开始水肿,继而扩延到全身。

3. 低蛋白血症　水肿与血浆中蛋白质低有关,进食蛋白质不足、严重肝病和肿瘤晚期都可能出现低蛋白血症。

4. 妊娠毒血症怀孕后期　全身,尤其是脚水肿严重。

九、胸痛

胸部疼痛很常见,病因繁多,表现各异,危险性存在着较大的区别。

我们首先要警惕下列 5 种以心肺为主的危重疾病发生的胸痛,及时接收它们的警报。因为具有时间依赖性,诊断越早,治疗越及时,预后越好;反之则可致命。它们有相似的特点:胸痛剧烈,起病很急,全身状况很差,必须立即就诊或抢救。

(一) 心绞痛

胸骨后压榨样痛,伴窒息感、紧缩感或濒死感,一般的胸痛没有这样的感觉。疼痛向肩背部、左上臂、下颌咽喉部或上腹部等处放射,持续时间大多在数分钟,伴有冷汗。休息或含服硝酸甘油后 3~5 分钟内可缓解。诱发因素包括劳累、运动、饱餐、寒冷、情绪激动等。不典型心绞痛可仅有一过性心前区、后背部闷痛不适。

(二) 急性心肌梗死

疼痛多位于心前区与胸骨后,也可位于上腹部及背部,疼痛性质为闷痛、压榨样痛、刺痛或绞痛及刀割样痛,持续时间多在 30 分钟以上,可达数小时。可同时伴血压下降、心律失常、心力衰竭、心源性休克等一系列症状。

(三) 自发性气胸

突感胸痛,撕裂样感觉,部位较局限,咳嗽和呼吸时胸痛加重,以至于不敢呼吸,严重呼吸困难。患侧胸部饱满,气管向健侧移位。

（四）肺栓塞

突然发生胸痛、呼吸困难、发绀,甚至出现休克症状,偶伴发热、咳嗽、咯血。多有外伤、卧床、近期手术史。

（五）主动脉夹层

突发刀割样剧烈胸痛,放射到背部,难以忍受,可有晕厥。
以上5种急性胸痛必须尽速急诊,否则有生命危险。

（六）由胸壁病因引起的胸痛

有一些相近的特点:①慢性持续性的痛;②胸壁局部有压痛;③深呼吸、咳嗽或举臂会加剧胸痛。
常见的疾病有:胸部肌肉受伤或劳损、肋软骨炎、肋间神经炎等。

十、腹痛

腹痛原因非常多,不能简单地把它等同于胃痛,更不能一痛就乱吃药。腹痛指从肋骨以下到腹股沟以上这个部位的疼痛。轻微的腹痛多半由消化不良等胃肠道病、胃肠蠕动或胃肠功能障碍等引起。

1. 剧烈腹痛　持续剧烈的腹痛可能是十分严重的疾病,在辨识上要懂得一些基本知识。

（1）区分内科腹痛和外科腹痛非常重要。因为前者还不危重,无须手术,而外科腹痛非常危重,必须手术处理,例如急性胃穿孔、肠梗阻、肝破裂、脾破裂等,若延误诊断及手术,可继发弥漫性腹膜炎、败血症、感染性休克等,有生命之虞。怎样初步区分,见本章第三节。

（2）腹腔内不同器官（如胃、肠、肝、胆、胰、肾等）患有不同病变（如炎症、梗阻、穿孔、肿瘤、缺血等），都可出现腹痛。

（3）腹痛也不是腹腔疾病专有的症状，胸腔的一些疾病可以表现为腹痛的症状，如膈胸膜炎、肋间神经痛、急性心肌梗死、急性心包炎、心力衰竭、食管病变等。

（4）还有一些全身性的疾病可以以腹痛为首要症状，如铅中毒、过敏性紫癜、胃肠型癫痫、糖尿病酮症酸中毒等。

2. 病态性腹痛　腹痛的病因虽然复杂，但是下列 7 种腹痛具有一定特点，可能是某种疾病的警报，供参考。

（1）饱餐、饮酒后突然发作上腹部持续性剧痛，可能是胃穿孔、十二指肠穿孔的警报。

（2）右上腹持续性痛伴阵发性绞痛，影响到右肩，可能是胆囊炎、胆石症的警报。

（3）上腹正中或偏左剧烈腹痛，阵发性加重，影响到左侧腰部，伴呕吐，可能是急性胰腺炎的警报。

（4）开始在上腹部痛，数小时后转到右下腹痛，伴恶心、呕吐，可能是急性阑尾炎的警报。

（5）生育年龄女士停经 6 周左右，突然下腹部痛伴阴道出血，可能是宫外孕的警报。

（6）一侧下腹阵发性绞痛，影响到腰背部、会阴部，伴有尿频、血尿，可能是输尿管结石的警报。

（7）持续下腹痛伴有呕吐不止，可能是肠梗阻的警报。

第二节 特别警报:特殊症状

特殊症状,又称特异性症状,大致可以分清人体结构八大系统之中某一个系统发出的警报。特殊就是非一般,特异性症状有别于一般症状:

1. 特有 大多数为生病才特有的。

2. 特异 为某个或某 2 个相近系统所特异的症状。

3. 特性 常能表现出某种疾病的特性。

不过与一般症状也有相似之处:①虽然不一般,但是症状发生之初特异性不明显时容易掉以轻心。②虽然发生在同一个系统,但是常常同症非同病,或同病非同症,要以此症状来区别某种疾病仍有难度。

所以只能把它们视为比一般症状特殊一些的症状。

特殊症状有轻有重:比如咳嗽较和缓,属 3 级警报,仔细观察,认真辨别;昏迷很危急,属 1 级警报,争分夺秒,急救为要。

特殊症状是指体内的异常信号和特别警报,比一般症状容易被识别和接收。识辨一般症状的主要关注点是粗线条的发现,从平时貌似正常的生理、生活状态中发现可能异常的蛛丝马迹。而识辨特殊症状的主要关注点是比较细的分辨,从一组似乎类同并来自同一系统的警报中,进一步细化、区分和辨别,可能有点像(不是确诊)某个病。这样做,对于抗病的价值在于:一则分辨属于哪一类警报,即可以确定去看什么专科,少走弯路;二则分辨警报的高低级别,即可以安排应对的轻重缓急,从容看病。

另外,可以同步结合对自身体表和排出物的自查(见本章第四节和第五节),进一步提升对特殊症状的辨识。

下面介绍各个系统的 10 组特异性症状。

一、咳嗽

咳嗽为呼吸系统常见症状。其过程为呼吸道气管受刺激,声门关闭,呼吸肌收缩使肺内压升高,随后声门张开,肺内空气冲出伴有声音。咳嗽原本是呼吸道的一种保护性反应,为了清除呼吸道异物和分泌物。咳嗽常可伴随咳痰。

有一些因素可以引起咳嗽,并不是呼吸系统疾病。

1. 一些有机物吸入　如吸入尘螨、花粉、动物毛屑等;吸入一些化学物质如酸、硫、氨、甲醛、甲酸等。

2. 一些食物导致过敏　如食入鱼类、虾蟹、蛋类、牛奶、花生等。婴幼儿易对食物过敏,但随年龄的增长逐渐减少。

3. 环境气候　如气温、气压和湿度改变以及存在大气污染物。

4. 精神因素　情绪激动、紧张不安、怨怒等都会促使咳嗽发作,可能通过迷走神经反射或过度换气所致。

根据咳嗽、咳痰的特点,大致可以鉴别一些呼吸系统疾病。

(一) 干性咳嗽

咳时无痰或少痰,多见于咽炎、喉炎、支气管炎、肺结核早期等。

(二) 咳嗽多痰

依据痰液的性质可以有大致的鉴别(痰液自查见本章第五节)。

(三) 痉挛性咳嗽

见于儿童百日咳。

（四）急性咳嗽

指 3 周以内的咳嗽，多为病毒、细菌等病原体导致的感染，以及气管异物刺激所致。

（五）慢性持续性咳嗽

持续时间超过 8 周，也可持续数年。多见于过敏性支气管炎、慢性支气管炎、嗜酸性粒细胞增多性支气管炎、慢性肺结核等。

二、吐血

影视中人物口吐鲜血，往往暗示病入膏肓。体内出血经口吐出，俗称吐血。常常被认为来自消化道出血的危重症状，甚至被当作绝症指标，其实并非如此。

口，是消化道、呼吸道、鼻咽部、口腔 4 路的共通要道，因此经口吐出的血来源应有 4 个可能，可以依据不同特点予以大致鉴别。病情的轻重也由于来源、数量、急慢的差别而不尽相同。

（一）呕血

指病人呕吐血液，或呕吐物中有血。呕血自查见本章第五节。

（二）咯血

指下部呼吸道（如气管、支气管、肺）出血，伴有咳嗽、咳痰。咯血自查见本章第五节。

（三）鼻出血

鼻出血自查见本章第五节。常见鼻中隔后部出血，血流下到口腔。还有一种回吸涕（吸入鼻涕流入口腔）带血，常常是鼻咽癌的重要临床症状。

（四）牙龈出血

在刺激（如刷牙）下牙龈轻微出血，不必太担心，也见于牙周病等牙病。但有时无刺激时牙龈会自发出血，如果量多且不易止住，往往与病人全身健康状况不良或者血液系统疾病引起的出凝血障碍有关。

三、便血

为下消化道出血，经肛门排出。根据出血方式、出血颜色性状、出血数量，可以粗略估计血的来源和病因（便血自查见本章第五节）。便血常见的疾病如下。

（一）痔疮（内痔）

粪便干硬或进食辣椒等刺激性食物时，最易发生或加重。

（二）大肠癌

除了便血，可能伴有肛门直肠下坠、消瘦、大便习惯改变等症状。

（三）大肠息肉

一般小息肉不便血，大息肉才会引起便血。

（四）上消化道出血

上消化道的出血没有被呕出，流入下消化道里。

四、黄疸

由于胆红素代谢障碍引起血清内胆红素浓度升高而引起的一种特异性症状。血清总胆红素浓度超过 34.2 μmol/L,可以出现显性黄疸,那时会先后在巩膜、黏膜和皮肤出现黄色。黄疸自查见本章第四节。血清总胆红素浓度在 34.2 μmol/L 以下时,肉眼看不出黄疸,称为隐性黄疸。

还有一种新生儿生理性黄疸,出生后 2～3 天出现巩膜、面部皮肤轻度黄染,一般 7～10 天消退,早产儿在 2～4 周消退。新生儿在成长过程中,体内特殊的胆红素代谢导致一时性的黄疸,这是一种正常的生理状况,不必惊慌。

体内胆红素生成、代谢、运送与红细胞、胆囊、胆道、肝脏等密切相关,所以根据胆红素发生问题的部位把黄疸分类为 3 种病理状态。

(一) 溶血性黄疸

溶血性疾病(如溶血性贫血)发生时,红细胞大量破坏后,间接胆红素形成增多。

(二) 胆汁淤积性黄疸

肝内、外阻塞(如胆道结石、肝癌)使胆汁排泄不畅,直接胆红素增高。

(三) 肝细胞性黄疸

见于各类肝病,直接胆红素、间接胆红素均升高。

如何结合一些伴随症状和其他检查,如何分析各类胆红素,进一步确定什么病,是医院和医生的工作。

五、腹泻

腹泻俗称"拉肚子",是指排便次数明显超过日常习惯,达到每天排便在 3 次以上,便稀薄或不成形(内含水量大于八成),而且便量有 200 克以上。这个症状包括 3 个要素:便稀,量不少,次数多,三者缺一不成。

有些人每天解大便次数略多,但大便不稀;有些人大便不成形,但量很少。这些都不一定是腹泻。

急性腹泻起病急骤,病程一般在 2 周内,每天排便可达 5～10 次以上;慢性腹泻指病程在 2 个月以上的腹泻。

急性腹泻大部分由胃肠道感染引起,而且都是病从口入,大致有以下 4 类。

(一)急性或慢性胃肠炎

冷热刺激、暴饮暴食或长期饮食不当所致。

(二)肠道传染病

吃了带有病原体的不干净食物引起,如痢疾、霍乱、小儿轮状病毒性腹泻。

(三)肠道过敏

吃了过敏的食物引起。

(四)食物或药物中毒

吃了有毒的食物或不当药物引起,如毒蕈中毒、河豚中毒、重金属中毒、农药中毒等。

急性腹泻时有 3 种警报必须高度重视,及时去肠道急诊就医:

（1）发现大便带有各种形式的血,可能病情比较严重。

（2）发生中度或重度水泻,可能导致严重脱水。

（3）腹泻同时伴有发热或呕吐,说明疾病来势汹汹。

急性腹泻时不要自己滥用抗生素。一般腹泻无需使用抗生素,只有一些严重的肠道感染才需使用抗生素治疗,要由医生确定。

下面列出的慢性腹泻,根据腹泻特点和大便的性状也可大致估计发病的部位和性质,但要确定,必须求医。

1. 直肠或乙状结肠病变　多有里急后重(想拉但拉不干净的感觉),每次排便量少,多呈黏冻状,可混有血液,腹部不适感位于腹部两侧或下腹。

2. 小肠病变　无里急后重,粪便不成形,可呈液状,色较淡,量较多,腹部不适多位于脐周,于餐后或便前加剧。

3. 慢性胰腺炎和小肠吸收不良　粪便中见油滴,多泡沫,含食物残渣,有恶臭。

4. 慢性痢疾、直肠癌、溃疡性结肠炎等　粪便常带脓血,或多黏液。

六、排尿异常

这是一组在排尿过程中出现的异常信号,下面分 4 组阐述。

（一）尿道刺激征(尿频、尿急、尿痛)

尿频指排尿次数明显增多(正常日平均 4～6 次,夜寝后 0～2 次);尿急指排尿时尿意急迫,不易控制;尿痛指排尿时尿道口有疼痛、烧灼、酸胀等感觉。这 3 个信号可同时出现,也可单独出现,常常是各种泌尿生殖道感染的警报,如尿道炎、膀胱炎、前列腺炎、包皮炎等。但是单独出现尿急时可能是生理性的,如神经性的、老年人等。

（二）尿量异常

24小时尿量1 000～2 000毫升,为正常;多于2 500毫升为多尿;少于400毫升为少尿;少于10毫升为无尿。

多尿见于内分泌和肾脏疾病。少尿和无尿见于大出血、脱水、休克和肾脏疾病。这些都必须及时就诊。

（三）尿分叉

指尿液流出时在尿道口形成两股尿流。见于前列腺炎、前列腺增生、尿道异常等。

（四）排尿无力（尿不尽、尿无力、尿不出）

尿不尽指排尿时总有一点尿液排不完,或滴沥不尽的表现;尿无力指尿液排出没有正常压力,排尿缓慢乏力;尿不出指排尿时十分困难,无法将尿液排出或者完全排出。这3个信号依次由轻到重,也是泌尿生殖系统疾病的警报,多见于男性前列腺疾病,以及尿路结石或肿瘤。

七、阴道出血

阴道出血一般指非正常阴道出血,生理性月经周期出血不包括在内。病理性阴道出血是妇科疾病的一种特异性症状,如果出血量多导致贫血,本身也直接损害全身健康。

阴道出血可来自外阴、阴道、宫颈、子宫内膜,但以来自子宫者最多。阴道出血常常成为某些妇科疾病的首发症状,如果予以重视,再修炼一些内功作进一步的鉴别,可以使疾病得以早发现、早诊断、早治疗。

下面是阴道出血的 8 种表现类型,大多为妇科疾病所致。

(一)月经量增多,经期延长但周期正常

可能是子宫肌瘤、子宫肌腺症、功能性出血或放置避孕环者。

(二)月经周期不规则的阴道出血

常为功能性出血,但应先排除子宫内膜癌。

(三)长期持续阴道出血

多为生殖器官恶性肿瘤,如子宫颈癌、子宫内膜癌等。

(四)停经后仍不规则出血

育龄妇女多考虑与妊娠有关的疾病,如流产、宫外孕、葡萄胎等;绝经后妇女则警惕生殖器恶性肿瘤的可能。

(五)性交后出血

多为宫颈糜烂、宫颈息肉、宫颈癌或黏膜下肌瘤。

(六)阴道出血伴白带

多考虑为宫颈癌、子宫内膜癌伴感染。

(七)阵发性阴道血水

有原发性输卵管癌的可能。

(八)月经周期不规律,经量过多,经期延长或不规则出血

为功能性子宫出血,此病在临床上多见,因调节生殖的神经内分泌功能失常所致。

八、视力障碍

有人在运动、热水浴或发热后,可以表现出视力一时性下降,往往与眼疾无关。

感觉到视力减退后,首先应当了解一下自己实际视力情况,包括远视力和近视力。再观察自己有没有眼红,即睫状充血(呈紫红色,靠近角膜缘充血明显)。随后必须去眼科做眼科专业检查。

(一)远视力不佳近视力尚好

可能为近视、散光等。

(二)近视力不佳远视力良好

可能为远视。

(三)远、近视力均不好

首先,除了远视或散光外,根据自己有没有眼红(睫状充血)还可以进一步鉴别疾病的信号。

1. 有睫状充血　可能角膜炎、虹膜睫状体炎(包括外伤所致)、闭角型青光眼。

2. 无睫状充血　有可能角膜瘢痕、变性白内障、玻璃体混浊等,或开角型青光眼、眼底和视神经病变。通过眼底检查,视网膜脉络膜、视神经病变可以明确。

其次,也可以根据视力减退的急缓程度,对有关眼疾作鉴别。

1. 突然视力下降,外观正常　可能视网膜、视神经病变,或眼底有大量出血,急性甲醇、奎宁类中毒等。

2. 视力很快下降,伴有眼部充血或感染　可能急性青光眼,急性虹膜睫状体炎，重症机械性、化学性眼外伤，角膜炎或溃疡，眼感染等。

3. **逐渐视力下降，无充血**　可能白内障、角膜变性、单纯性青光眼、玻璃体混浊、视网膜或视神经病变，近视眼、老视（老花眼）、弱视等。

4. **逐渐视力下降，眼充血**　可能为角膜炎、溃疡，慢性闭角型青光眼，眼外伤，真菌性角膜炎、眼内炎，结膜和角膜碱烧伤后期等。

九、听力障碍

听力障碍是指各种原因导致人听觉不同程度的减退。只有听力严重减退才称为聋，而听力损失没有达到这样严重程度，称为听力减退。

听力障碍程度分为以下 4 种。

1. **轻度**　听一般谈话声有困难。

2. **中度**　听大声说话有困难。

3. **重度**　对着耳朵大声喊也只能听到几个词。

4. **极重度**　对着耳朵大声喊也听不到任何言语。

在我国，每 1 000 个新生儿中就有 1～3 个患有先天性耳聋，其中 60％以上由遗传因素引起。儿童期是言语发育的关键时期，如果那时没有干预和纠正听力障碍，可导致言语发育落后或障碍，变成既聋又哑，影响一生。儿童听力障碍的早期发现至关重要。由于幼儿年少，不会表述，对于其听力障碍必须由父母、家人尽早发现才会去就诊（见本章第四节）。

外界声音经外耳、中耳、内耳，由听觉神经传入大脑。上述过程中任何部位的病变，均可引起听力障碍。在听力检查时有一种很简单的音叉试验，可以分清神经性耳聋还是传导性耳聋，进而大致可以鉴别发生在什么部位的耳疾。

（一）传导性耳聋

病变局限于外耳和中耳,如外耳和中耳的发育畸形、外耳道阻塞(耵聍栓塞)、耳咽管阻塞、中耳疾病、耳硬化等。

（二）感音性耳聋

影响到内耳末梢感受器、听神经传导途径和听中枢的各种病变,如耳蜗性聋、神经性聋、药物(如链霉素)中毒、噪声损害引起的耳聋。

（三）混合性耳聋

中内耳病变同时存在,可以是一种病变同时损伤了耳的传音和感音系统,也可以是不同的疾病分别导致中耳和内耳的功能障碍。表现为两种耳聋的混合表现。

十、意识障碍

意识障碍是对外界和自身的感觉和识别能力发生障碍。从轻到重有以下不同程度的表现。

（一）嗜睡

持续性睡眠,可以叫醒,但很快又入睡。

（二）意识模糊

深睡,昏睡,不易叫醒。

（三）谵妄

意识模糊表现为兴奋性增高,感觉错乱,躁动不安,乱说话。

（四）昏迷

意识持续中断和丧失,为一些严重疾病导致的危重症。家属或旁人必须作出即速判断和处理。

第1步 意识丧失发生后,立即要判断有没有心脏停搏。其实判断不难,操作如下。

（1）轻拍病人肩膀并大声呼喊以判断意识是否存在。

（2）用食指和中指触摸颈动脉以感觉有无搏动,如两者均无,立即现场实施心肺复苏操作,并报救。

第2步 需要立即鉴别到底是昏迷还是晕厥。晕厥是短暂的意识丧失,多在数分钟内清醒。

第3步 如果确定昏迷,尽快急诊送医。

根据一些不难的表象,大致可以估计一些常见昏迷的病因。

（一）脑血管病

有高血压、动脉硬化或高脂血症的病史,偏瘫。

（二）中毒

有毒物接触史,如农药、一氧化碳等。

（三）癫痫发作

有癫痫病史,抽搐。

（四）糖尿病低血糖

有长期糖尿病病史,手脚湿冷,脉搏快弱。

（五）醉酒

身上衣服上或呼气都有酒气，双侧瞳孔散大。

（六）脑外伤

可见伤口，双侧瞳孔可能不等大。

第三节　红色警报:生命体征

身体出现异常的地方往往是疾病的发生处,也是警报的发源地。从这里传递出来的信号被我们的感觉系统发现和接收,就是症状。如果到其发生地或其附近做一番实地调查,直接并主动去探索,可能获得更多、更清楚的信息和证据。这就是医生给病人检查时发现的具有诊断意义的症候,称为体征。

几十年前笔者是一个年轻医生,当时实验室和影像检查的条件差,特别在农村进行巡回医疗时,常常只是依靠六大法宝(问、望、触、叩、听、嗅)和三件武器(听诊器、血压计、体温表)获得病史、体征来诊断疾病。记得那时,依靠听诊肺部啰音诊断肺炎,根据脉压差小判断休克救回生命,通过背部摸到一个淋巴结追踪到肺癌,从特有的脓血样大便推断为细菌性痢疾……这样用实体和泄物检查的方式看病诊病,比比皆是,得益匪浅。

第一手的实体观察,亲辨从中释放出来的信号和警报,对疾病诊断和医生看病无疑是不可或缺的。即便在医疗检查和医学设备突飞猛进的今天,也是有效有用的。

医生以望、触、叩、听、嗅给病人做身体检查,是一套训练有素的临床医术。本书挑选"望、触"中一些易学可行的项目,提倡学做一些力所能及的体表自查和泄物自查,或由家人帮助做,有以下两大好处。

(1)去警报发源地就近观察,毫无疑问有利于收集这些有意义的警报,为抗病求医争取时间。

(2)由自己或家人做一些简单的自体检查,无疑是近水楼台先得月,直接、便利、客观,价值高。

本节先介绍5项涉及生命体征的自体检查:呼吸、脉搏、血压、体温和瞳孔。生命体征是医生对病人体格检查中的首要项目,用来判断病情轻重和人身安危,甚至生命是否存在的主要指征。可以说,这是人体危重病症发出的红色警报,对于抗病、急救意义重大。辨识那些红色警报,是抗病中至关重要的一组内功,好好修炼,十分受用。

一、生命体征的自体检查之一:呼吸

健康人在静息状态下,呼吸稳定、均匀,深浅适宜,一刻不停。

(一) 自查方法

用 1 分钟时间观察病人胸腹部的起伏次数,一吸一呼为一次呼吸。如果观察上有困难,可用棉絮纤维、薄纸片、草叶等放其鼻孔前观察被吹动的次数。

有人以胸廓起伏运动为主呼吸,属胸式呼吸;以腹部运动为主呼吸,属腹式呼吸。所以要观察胸部和腹部两处的起伏。

(二) 观察呼吸频率

成人每分钟呼吸 16～20 次。经过锻炼的人呼吸可以比较深长,有时在 16 次以下。儿童每分钟呼吸 30～40 次,随年龄的增长而减少,逐渐降到成人水平。呼吸次数与脉搏次数的比例约为 1：4。

1. 呼吸增快(每分钟超过 24 次)　正常人见于情绪激动、运动、进食、气温升高。病理状态下见于高热、肺炎、哮喘、心力衰竭、贫血等。

2. 呼吸减慢(每分钟低于 10 次)　病理状态下见于颅内压增高,颅内肿瘤,麻醉剂、镇静剂使用过量,胸膜炎等。

（三）观察呼吸节律

1. 潮式呼吸 浅慢-深快-浅慢-暂停，周而复始。见于重症脑缺氧、缺血、严重心脏病、尿毒症晚期等。老人深睡时有时会发生，可能与脑动脉硬化或中枢神经供血不足有关。

2. 间停呼吸 正常节律呼吸几次后呼吸停止，周而复始。见于脑炎、脑膜炎、颅内压增高、干性胸膜炎、胸膜恶性肿瘤、肋骨骨折、剧烈疼痛时，也在临终时发生。

3. 叹气样呼吸 正常节律呼吸几次后插入一次很深的呼吸，常伴叹息声。见于神经官能症、精神紧张及抑郁症。

二、生命体征的自体检查之二：脉搏

心脏舒缩时，动脉管壁有节奏地、周期性地起伏搏动称为脉搏。可以按摸动脉的搏动来初步了解心跳的状况。

（一）自查方法

检查脉搏通常选用桡动脉搏动处，自己可以用一侧手指，测量另一侧桡动脉。安静休息 5～10 分钟，检查者将食指、中指、无名指并齐按在手腕段的桡动脉处，按压以能感到清楚的动脉搏动为宜。测数半分钟或 1 分钟的脉搏数。

在危急时不能触到脉搏，不一定是心脏停跳，可能是因为重度休克、多发性大动脉炎、闭塞性脉管炎、重度昏迷等使得脉搏很弱。这时快快换测颈动脉（位于颈两侧气管侧旁）和股动脉（大腿上端，腹股沟中点稍下方）的搏动。

（二）观察脉搏频率

正常脉搏次数与心跳次数相一致，节律均匀，间隔相等。白天活动多,脉搏快些;夜间活动少,脉搏慢些。

婴幼儿每分钟 130～150 次,儿童每分钟 110～120 次,正常成人每分钟 60～100 次,老年人可慢至每分钟 55～75 次。

(三)观察脉搏节律

一般情况下心率与脉搏一致,但在心房颤动、频发性期前收缩等时,脉搏会少于心率。心跳节律不规则有以下两种情况。

1. 规则中的不规则　几次跳动后有一次提前,或几次跳动后停跳一次,见于期前收缩。

2. 不规则中的不规则　节律很乱,没有什么规律,见于心房颤动。

三、生命体征的自体检查之三:血压

血压是血液在血管内流动时作用于血管壁的压力,是推动血液在血管内流动的动力。当左心室收缩时,大动脉的压力最高,为收缩压(俗称高压);左心室舒张时,大动脉的压力最低,为舒张压(俗称低压)。收缩压与舒张压的差值称为脉压。平时我们所说的"血压"实际上是指上臂肱动脉,即肘窝内血管的血压测定。

(一)自查方法——电子血压计(臂式、示波法)

水银柱式血压计使用听诊器,适合医用。

电子血压计已经较多日常家用,多数采用示波法。自测和互测都不难,使用方法简便易学,按照说明书做就可以。其中指式电子血压计不精确;腕式电子血压计使用方便,较多应用;臂式电子血压计最为稳定,推荐使用。

测量时如果方法上有问题,会导致结果不准,必须注意如下。

（1）电子血压计需要定期校准,一般每年1次。

（2）测量前静坐数分钟,测量时保持平静,身体放松,勿在测量过程中说话、移动身体。

（3）测量时手掌放松,手掌向上,裸露手臂或仅穿薄衣进行测量。

（4）血压计袖带正确佩戴位置应在手臂肘窝上方1～2厘米处,袖带包扎上臂时不能太紧也不能太松,以能放进一根手指为宜。

（5）测量时袖带中心处于与心脏同一高度。

（6）每天固定时间测量血压,建议测量血压时间在清晨起床后。

（7）固定一侧上肢测量血压。

(二) 正常血压范围

健康成人收缩压为90～140 mmHg,舒张压为60～90 mmHg。

新生儿血压较低,收缩压为50～60 mmHg,舒张压为30～40 mmHg。

40岁以后收缩压可随年龄增长而升高。

(三) 血压的变化和观察

健康人在一天内会有15～30 mmHg的变动,高血压病人的波动则更大。血压还随人的精神状态、时间、季节、体温有变化,所以每次血压测量数值不同,也属于正常现象。

正常人白天血压较高,晚上起血压逐渐下降,至半夜2～3时降至最低,凌晨起血压上升,至上午6～8时开始达到最位,下午4～6时再出现高峰,以后渐降。

通常右侧与左侧的血压不一样,最高可相差10 mmHg,最低相差不到5 mmHg。

有人一去医院测量血压就高,称为"白大衣性高血压",是因为在医生面前,产生不安、紧张,导致血压升高,而在家里比较放松,测量血压就较低,所以有时在家自测或互测血压反倒真实。

四、生命体征的自体检查之四:体温

人体内部的温度称体温。恒定的体温是保证生命活动正常进行的必要条件。

(一) 自查方法

体表的温度受外界影响较大,变化和差异也较大。身体深部的体温较为恒定和均匀,常规使用水银体温表,分别用口表、肛表和腋表测量3处较为深部的体温。

测量之前必须检查和处理体温计:①完好无损失;②水银柱在35℃以下;③消毒、擦干。

1. 口腔测温　这是传统的测温方式。测量前半小时不进食、不喝水、不吸烟。小儿、不能合作或意识不清者不宜用。口表水银端置于病人舌下部位,闭口,切勿用牙咬,也不要说话,至少测量3分钟,取出。

2. 直肠测温　直肠体温最接近深部体温,但是不方便。用于婴幼儿、精神病病人、躁动症病人,但是家人必须手持肛表,以防体温计断裂或进入直肠。家庭使用时更要避免意外。测时屈膝侧卧或俯卧,露出臀部,肛表用油剂润滑后水银端轻轻插入3~4厘米,至少测量3分钟。

3. 腋下测温　方便、安全,是最常用的方法。将腋表轻轻放入病人腋下,使水银头端位于腋窝的顶部,让病人夹紧,中间不能间断,持续5分钟以上。如果没有夹紧,测温会有误差。

(二) 正常体温范围

体温正常值是:腋下温度为 36.5℃(范围 35.3～36.8℃);口腔舌下温度为 37℃(范围 36.3～37.2℃);直肠温度为 37.5℃(范围 36.8～37.7℃)。

一般直肠温度比口腔温度高 0.5℃,腋下温度比口腔温度低 0.5℃。

体温不是一个具体的温度点,而是一个温度范围。正常体温是多数人的平均数值,不是个体的绝对数值。也就是说,每个人的正常体温范围是不一样的。

(三) 体温的变化和观察

1. 生理波动 体温虽然保持恒定和均匀,但也有一些生理波动。

(1) 下午体温比早晨高。

(2) 劳作、运动和进餐后略升高。

(3) 女性经前或妊娠时稍高。

2. 注意事项 观察体温高低和确定有没有发热,必须注意下列状况。

(1) 在每天相同的时段比较体温(不同时间不一样)。

(2) 对自己平时的正常体温范围有所了解(因人而异),要与自己的正常温度作比较。

(3) 排除上述可能导致生理性波动的原因(可能使得体温升高)。

(4) 必要时每天不同时段测量几次,能记录下来更好,进行动态观察。

五、生命体征的自体检查之五：瞳孔

瞳孔是眼睛虹膜中央的空洞，俗称"黑眼仁"，直径 2.5～4 毫米。正常人的瞳孔为圆形，两侧大小相等。瞳孔对光反射的中枢在中脑，临床上常把它作为判断中枢神经系统疾病及病情危重的重要警报。观察瞳孔方法简便，易学易做，而且意义重大，特别对于急危重症，例如突然昏迷。

（一）观察瞳孔方法

（1）用拇指和食指分开上下眼睑，露出眼球。
（2）观察瞳孔的大小、形状、是否对称。

（二）瞳孔对光反射

1. 直接对光反射　用手电筒直接照射瞳孔并观察其动态反应。正常人当眼受到光线刺激后瞳孔立即缩小，移开光源后瞳孔迅速复原。

2. 间接对光反射　一手置放于两眼之间，以挡住手电筒的光线照到对侧。用手电筒照射一侧瞳孔，可见到另一侧瞳孔立即缩小，移开光线瞳孔立即复原。

3. 对光反应迟钝　用手电筒照射瞳孔时，瞳孔变化很小，而移去光源后瞳孔增大不明显。

4. 对光反应消失　瞳孔对光毫无反应。

（三）观察瞳孔的异常变化

1. 目观两侧瞳孔散大　常见于颅脑外伤、颅内压增高、药物影响（如阿托品、颠茄等药品的作用、中毒），或濒死状态。

2. 目观两侧瞳孔缩小　常见于药物中毒（如有机磷农药、镇静安眠药、毒蕈等）及药物反应（如毛果芸香碱、吗啡等）。

3. 目观两侧瞳孔大小不等　常提示有颅内疾病，如脑外伤、脑肿瘤等疾病。

4. 对光反射迟钝　常见于昏迷病人。

5. 目观瞳孔散大、固定，对光反射消失　病危濒死的信号，同时伴有心跳、呼吸停止，表明已经死亡。

第四节 病发处警报:体表自查

体征,为医生的语言,是诊断疾病的必要手段;自查,是自己尝试在病发处附近(多在身体表面)检查自己,有利于更直观地收集身体异常的各种警报。其中大部分是一般症状(见本章第一节)和特殊症状(见本章第二节)的进一步就近检查和探索。

本节从众多的体征中挑选 20 个可做自查的项目,依据下列 4 个标准。

(1) 对于识辨疾病警报有一定诊疗价值,比较重要。

(2) 自查的位置基本上在身体表面,只要眼观手摸就可以做到。

(3) 自查的方法比较简单,技术难度不大,大众容易学会。

(4) 不必使用难以得到的一些医疗器材。

相信大家可以读而懂之,懂而用之,用而效之。

一、面瘫自查

面瘫,即出现口眼歪斜、嘴巴歪斜。重要的是尽快弄清是中枢性面瘫(如脑血管病)还是外周性面瘫(如面神经炎),两者轻重缓急不同。

面部肌肉大体可分为上、下两部分,上部面肌在眼眶周围,下部面肌在嘴巴周围。面肌是脸部的表情肌,不同肌群收缩可以形象地表现出人的种种表情。可以通过做面部各处表情来观察哪里的面肌发生瘫痪,从而推断支配它的外周神经或中枢神经有问题。

（一）观察一侧上部面肌瘫痪

（1）不能扬眉和皱眉。

（2）额头纹变浅或消失。

（3）眼闭合无力或完全不能闭合，以致不断流泪。

（二）观察一侧下部面肌瘫痪

（1）口角低垂，常见流涎、鼻唇沟变浅。

（2）不能耸鼻，不能鼓腮，或者口角漏气。

（3）不能龇牙示齿，或者嘴向另一边歪斜。

（三）判断中枢性面瘫

上部面肌同时接受两侧大脑神经中枢的控制，下部面肌只是接受对侧大脑神经中枢的控制（右侧大脑中枢控制左侧下部面肌，左侧大脑中枢控制右侧下部面肌）。

因此，如果一侧大脑中枢有病变，只可能引起对侧下部面肌的瘫痪，而不会引起两侧上部面肌的瘫痪。

（四）判断外周性面瘫

不管上部还是下部面肌，都共同接受同一侧外周脑神经中面神经的支配。因此，如果一侧面神经受损伤，即会产生同一侧上部和下部面肌同时瘫痪，称为周围性面瘫。

不管哪一种面瘫都应尽快就诊，发现中枢性面瘫必须马上急诊。

二、肢瘫自查

四肢肌肉随意活动能力（肌力）的减退或丧失称为瘫痪。

（一）观察肢瘫的方法

观察肢体主动运动的能力，判断瘫痪的程度，医学上用肌力的级别来表示。用于自查和家人互检，观察重在有或无、重与轻的推断。

1. 正常人　平卧时双足与床面自然垂直，不会倒下。

2. 肢体轻度瘫痪　双上肢平伸，举于胸前，掌心向下，肌力差的肢体会先落下。检查下肢取仰卧，双膝屈曲成 90°角，肌力差的肢体会很快伸直，并向外侧倒下。

3. 肢体中度瘫痪　肢体可在平行位置移动，但是无法向上行方向活动。

4. 肢体严重瘫痪　瘫痪的肢体不能移动。

（二）肢瘫的不同类型

根据病因和部位，肢体瘫痪有以下 3 种类型。

1. 偏瘫　对侧上、下肢体瘫痪，多见于脑血管疾病，如脑出血、脑梗死。

2. 单瘫　单一肢体瘫痪，常见于外周神经损伤，如单侧神经受到挤压。

3. 截瘫　损伤平面以下出现肢体感觉、运动等方面的异常，多见于脊髓损伤。

三、肥胖自查

世界卫生组织早已把肥胖列为疾病。所谓肥胖症是一种由多种因素引起的慢性代谢性疾病，与不少疾病的发生有直接关系，如癌症、心脑血管疾病、糖尿病、睡眠呼吸暂停综合征、骨关节病、抑郁症、脂肪肝、不孕等。

随着生活水平的提高,越来越多的人加入肥胖的队伍。同时,不少人并不清楚自己是否肥胖,盲目减肥,反而损害身体健康。

用国际通用的体质指数(BMI)来自查,是判断肥胖科学而实用的方法。

（一）具体算法

BMI＝体重(千克)÷身高(米)的平方

（二）正常范围

1. BMI 小于 18.5 时　可认为偏瘦。
2. BMI 在 18.5～23.9 之间　为正常。
3. BMI 在 24～27.9 之间　为超重。
4. BMI 大于 28 时　为肥胖。

举例:如某人身高是 1.8 米,体重是 80 千克。

$80 \div 1.8^2 = 24.69$,因为大于 24,所以为超重。

（三）注意事项

BMI 确实考虑了体重和身高两大因素。它的局限在于:评估了身材,但不区分其中成分的不同。有些 BMI 增高者不是脂肪增多,而是肌肉或者其他组织增多。

四、头部外伤自查

外力直接或间接作用于头部所造成损伤,必须立即送医。家人可以通过意识等观察,估计脑损伤的严重程度。

（一）脑震荡

意识障碍常在半小时之内恢复,为脑轻度损伤。必须注意,颅内出血可以晚至 3 周后才出现。

（二）中重度脑损伤

意识障碍不恢复，甚至出现生命体征。

（三）颅骨骨折

鼻部或耳朵流出黄色的液体或血水。

五、肢体外伤自查

一旦发生肢体外伤或暴力事故，自查的重点是估计肢体受伤的严重程度，同时现场紧急处理。

（一）提示受伤严重

伤肢部分或全部失去感觉或活动功能。

（二）不完全和完全性骨折

一般说来，外伤后是否发生骨折，可从伤后症状及功能障碍两方面加以分析。

1. 剧烈疼痛　如果受伤处剧烈疼痛，局部肿胀明显，有严重的皮下淤血、青紫，出现外观畸形时，发生骨折的可能性较大。

2. 有功能障碍　如伤及手臂，手的握力差，甚至无法提起东西；如伤及下肢，不能站立或行走；如腰部骨折，只能平卧而不能坐位。

3. 伤肢产生畸形（如缩短、旋转、扭曲等）　不应该活动处可产生活动，移动患肢可听到骨断端相互摩擦的声音。

（三）断肢

断肢的近侧端用清洁敷料加压包扎，以防大出血，最好不要用止血带。如果不能控制大出血而必须用止血带,则每小时应放松一次。断离下来的肢体其断面用消毒敷料覆盖包扎,装入塑料袋,扎紧后放入容器,上盖后放入盛有冰块的保温瓶中。快速送医,争取时间,做断肢再植手术。

六、外伤外出血自查

(一)毛细血管出血

血液从创口渗出,呈水珠状,颜色从鲜红变暗红,量少,找不到明显的出血点,危险性小。

(二)静脉出血

血液缓慢不断地从伤口流出,呈暗红色,其后因局部血管收缩,血流逐渐减慢,时间长、出血量大,有一定危险性。

(三)动脉出血

血液随心脏搏动从伤口喷射涌出,速度快,颜色鲜红,出血量多,不及时急救止血,能危及生命。

七、外伤内出血自查

外伤内出血(外伤内脏出血)状况紧急,但观察复杂。外伤后首要的是警惕有没有内出血,而不是搞清哪里出血,后者是医生的任务。

失血量达到全身血量(成人 4 000～5 000 毫升)的 20%(800～1 000 毫升)以上时,会出现休克症状:四肢发凉,脸色苍白,全身冷汗,心慌气短,烦躁不安或反应迟钝,脉搏细弱或无。紧急送医,尽快抢救!

如果外出血的量不大,但是仍然出现上述休克症状,或外出血的量与伤者的症状不匹配,则提示可能有内脏出血存在,更应高度警惕!

八、视野自查

在人的头部和眼球固定不动的情况下,眼睛观看正前方物体时所能看得见的空间范围,称为视野。

甲醇中毒、高眼压症、老年人垂体瘤、代谢性白内障、中心性浆液性脉络膜视网膜病变、青光眼、球后视神经炎等疾病都可以出现视野的缺失。

视野检查是专业性的眼科检查。对照法视野检查在家人协助下不难做到,方法简单、有效。

(1)家人视野必须正常。

(2)家人面对面坐在受检者前,相距1米。彼此注视,双方眼睛保持在同一水平高度。

(3)将受检者一眼遮盖,家人伸出自己的手指,在两人之间从各个方向由外周向中心慢慢移动,受检者看到家人手指出现的刹那,立即告知。

(4)如果受检者与家人一样,在各个方向同时看到移动的手指,说明受检者的视野大致正常;如果家人已经在某个方向看到移动的手指,但是受检者还没有看到,说明受检者的视野在这个方向上有缺失。

(5)如果怀疑视野有缺失,必须去眼科进行专业检查。

九、小儿听力自查

婴幼儿、儿童时期是听觉及言语发育的最佳时期,如果发生的耳聋不及时发现和治疗,将会造成病儿终身聋哑。所以家长密切关注小儿不同时期的听力至关重要。

如果小儿语言发育过程中缺少应该达到的听力特征,提示听力有问题。家长可以对照下列听力缺失时间表,先自查小儿听力有没有问题。必要时,必须求医做进一步专业检查和听力评估。

(一) 婴孩时期

1~3 个月　对突然而来的巨响没有反应。

3~6 个月　不能寻找声源。

6~9 个月　对讲话中提及的人或物,不会去看。

9~12 个月　不懂得对某个动作的指示,如:把书拿给我。

12~15 个月　仍然不能说出单字,如:爸、妈、球。

15~18 个月　从邻房呼唤他,没有反应。

18~24 个月　仍然不会说两个字的短句。

24~30 个月　能说字,但是少于 100 个字。

30~36 个月　仍然不能运用 4~5 个字的句子。

(二) 儿童时期(3 岁以上)

(1) 交谈时表现出不明白的表情,或常常会问"什么"或"你再说一遍"。

(2) 呼叫孩子时反应迟钝,或没有反应,或在一侧喊他时,他却转向另外一侧。

(3) 他与人交谈时,总是紧盯讲话人的嘴,这是耳聋特有的"读唇"习惯。

(4) 孩子发音不准,讲话不清。

(5) 看电视或听收音机时,要离得很近,或将声音开得很大。

(6) 上课注意力不集中,对老师提问常答非所问。

十、老年人听力自查

老年性耳聋因为衰老而发生,表现为双耳同时或先后发生听力下降,缓慢进行性加重。在早期耳聋可一侧偏重、一侧偏轻;后期则双耳耳聋程度基本一致。

早期,可以通过自查或他查的简单方法评估老年人的听力,以期早发现、早治疗。

(一)低强度高频声识别困难

早期表现为高频听力下降,对音频较高的声音听觉差,如电话铃声、门铃声等。

(二)语言辨别率降低

虽闻其声,不解其意。能够听到声音,但听不清楚是什么内容。打电话时常感到听不清,把电视机音量开得很大,经常要人重复一遍他们所说的话。

(三)重振现象

对于比较弱的声音听不见或听不清,对于比较强的声音承受能力又降低,出现"小声听不到,大声嫌人吵"的现象。

(四)多数有耳鸣

无外界相应声源,耳内有响声的主观感觉。

十一、皮肤和黏膜黄疸自查

1. **黄疸较轻微时** 表现为巩膜和软腭黏膜黄染,较明显时表现在皮肤上。

2. 黄疸在皮肤上的表现程度　柠檬色-橘色-黄绿色。

3. 黄疸较深时　表现为尿、痰、泪液及汗液也被黄染,唾液一般不变色。

4. 梗阻性黄疸时　表现为尿色深如浓茶,而粪便颜色可变淡。胆道完全阻塞时粪便似陶土色;溶血性黄疸时尿如酱油色,粪便颜色也加深;肝细胞性黄疸时,尿色轻度加深,粪便色泽呈浅黄色。

以下两种状况不是黄疸,需要辨别。

(1) 老年人眼球结膜常有微黄色脂肪堆积,与黄疸(均匀分布)不一样,在巩膜上黄染是不均匀的,以内眦较明显,而皮肤无黄染。

(2) 有些人过量进食胡萝卜、南瓜、西红柿、柑橘等蔬果(它们含有的胡萝卜素)可能引起皮肤黄染,但是巩膜和黏膜一般没有黄染,即所谓假性黄疸。

十二、皮肤和黏膜发绀自查

血液中还原血红蛋白增高(血中氧饱和度低)和存在异常血红蛋白时,皮肤和黏膜会出现青紫色。发绀在指甲床、口唇、脸颊、鼻尖等处容易观察到,因为那里血管丰富、皮肤薄、色素少。

(一) 中心性发绀

由心肺疾病引起。发绀发生在全身:四肢、脸部和黏膜(如口腔、舌)。

(二) 外周性发绀

由外周血管循环障碍引起。发绀发生在四肢末端、鼻尖、耳垂,而且皮肤较凉。

（三）异常血红蛋白

亚硝酸盐中毒、某些疾病引起血中有异常血红蛋白时，也会发绀。

十三、皮下出血自查

皮下出血除了外伤外，还常见于血液系统疾病、感染、中毒等。

（1）大片皮下出血或血肿容易发现。

（2）较小皮下出血表现为出血点（如瘀斑、紫癜、瘀点），在观察时需注意：它们不高出皮肤，压后不退色。与小出血点不一样，红色皮疹压之退色，而小红痣压后不退色，且高出皮肤。

十四、皮肤水肿自查

（一）红肿

足面皮肤被虫咬或发生感染，也会引起局部肿胀，往往是红肿，此外应当伴有局部皮肤的热感和痛觉。自己检查一下皮肤的局部，有没有伤口，有没有红、肿、热、痛并存，不难搞清。

（二）长期单侧脚水肿

可能由于原发性下肢深静脉瓣膜不能紧密关闭，引起血液逆流。

（三）皮肤凹陷性水肿

因为病理性原因，机体细胞外液中水分积聚导致皮肤肿胀，包括眼睑及颜面、四肢、全身。自己感觉鞋子变紧，有可能是水肿的早期信号。用指尖朝骨的方向压胫骨 30 秒后放开，若无水肿，就会回复原状；若仍有凹陷，则可证实是凹陷性水肿。同时会出现皮肤苍白、肿胀、皱纹变浅、局部温度较低等。

（四）皮肤非凹陷性水肿

生理性原因也可以引起皮肤水肿，但非凹陷性。

十五、贫血自查

血液中血红蛋白和红细胞减少，出现贫血，可以表现为皮肤、黏膜苍白。

（1）肢体皮肤的颜色与色素、血管分布、皮下脂肪有关，所以观察不易。

（2）在指甲床、口唇、眼结膜等处容易观察。

（3）慢性贫血皮肤、黏膜表现比较明显，但是全身症状（如头晕、口渴、乏力、昏厥等）不明显。

（4）急性失血引起的急性贫血往往皮肤、黏膜表现不大明显，但全身症状（如头晕、口渴、乏力、昏厥等）明显。

十六、急腹痛自查

腹痛随人而异，随病而异，腹部体检是一门不易学会的学问。作为病人或家人要懂得，腹部疼痛剧烈难熬，必须就诊。此外，自己压触腹部时发现有下列一项或几项时，也必须速速急诊，因为有可能患有一些严重的疾病（如急性胰腺炎、胃肠穿孔、急性阑尾炎、急性胆囊炎和胆石症等），甚至需要急诊手术。

（1）腹壁明显紧张，甚至有强硬感。

（2）腹部局限处有明显而严重的压痛。

（3）在上述压痛感觉有所平稳时，突然把压触的手放起，此时疼痛明显加重,称为反跳痛。

十七、浅表淋巴结肿痛自查

淋巴结遍于全身,可以触摸到的是浅表淋巴结。自查中要懂得浅表淋巴结的正常状况。

(1) 大小只有 0.5 厘米以下,不容易摸到。

(2) 质地较软。

(3) 没有压痛或触痛。

(4) 局部能活动,不粘连。

(5) 局部皮肤没有红肿。

如果自查发现有一项或几项异常,要去就医,进一步检查。

十八、乳房自查

经期前后和哺乳期乳房受生理性影响较大。在月经开始后 7 天(即月经周期刚结束)是女士自查乳房理想的时间。

(一) 自查方法

表面观察,可以照镜。自查触摸乳房时的方法有下列 4 步。

(1) 左手上置头部后侧,以右手查左乳。

(2) 用手指的指腹(不是指尖)轻压乳房,来感觉有无硬块。

(3) 从乳头开始以环状方向检查,逐渐向外检查。

(4) 用相同方法检查右乳。

(二) 注意事项

检查时需要关注下列问题,如有发现或怀疑,必须就医。

(1) 两侧是否对称,大小、形状有没有发生改变。

（2）皮肤有没有凹陷、红肿、溃疡。

（3）乳头有没有回缩，有没有分泌物（如乳头溢液）。

（4）发现乳房肿块，要检查肿块的位置、形态、大小、数目，以及肿块的质地、光滑度、活动度和有没有触痛等。

十九、正常妊娠自查

按照时间先后，准妈妈会出现下列 6 个方面的变化。

（一）停经

先要搞清楚怎么计算停经时间。从末次月经第 1 日算起，并要把那第 1 日算进去。比如说末次月经是 10 月 21 日来潮，而 10 月有 31 天，那么 11 月 28 日那天应当是你停经的 39 天，即：11＋28＝39 天。

（二）尿液妊娠试验

绒毛膜促性腺激素（HCG）最早在停经 5 周后可以出现尿液妊娠试验阳性。最好用浓缩晨尿检测，可以提高检出率。

（三）B 超检查

早在停经 5 周时 B 超检查便可以发现。

（四）早孕反应

常在停经后 6～13 周出现，为头晕、乏力、嗜睡、无食欲、厌油腻、恶心、呕吐等。

（五）胎心音

在妊娠 18～20 周用听诊器可以听到，正常每分钟 110～

160 次。

（六）胎动

一般在 20 周后母亲可以感觉到。

二十、妊娠早期出血自查

孕早期见红,是指妊娠 12 周内阴道出现少量血性分泌物。大约有 25％孕妇会在孕早期有不同程度的见红现象。进行自查,同时及时就医。

1. 根据出血量及颜色判断轻重

（1）如果出血呈褐色,不用过于担心,表示出血已停止,要多加休息和避免运动。

（2）如果出血呈鲜红色,要高度注意,立即就医。

2. 有些出血不一定是先兆流产

（1）植入性出血:受精 1 周后受精卵在子宫壁着床,在 1～2 天内可能有轻微的出血。

（2）宫颈息肉、糜烂:很容易因怀孕激素（荷尔蒙）的改变而造成表面微血管破裂。

（3）先兆流产:胎儿染色体异常（50％以上）、子宫先天发育异常及后天缺陷、免疫、感染等因素都容易造成流产。

（4）宫外孕:怀孕 7～8 周时产生不正常阴道出血,甚至有严重腹痛。

（5）葡萄胎:怀孕初期有不正常阴道出血,严重孕吐,甚至心悸等症状。

第五节　排出物警报:泄物自查

在日常生活中或生病时,体内有不少泄物定时或不定时排出。生病时,这些排出物发生异常,可能释放出有病的信号。化验正是利用实验室的技术手段,把这些信号加以放大,予以鉴别,我们将在下一章讨论。泄物,既然是释放有病警报的重要"物证",为什么不可以做一个自查? 因为最早收集和接触到这一些"物证"的人正是我们自己。

本节对体内 12 种排泄物加以关注,列出一些直接观察的要点,供大家在自查时参考。知道相关知识后,对于泄物自查,应当不是难事。

一、鼻涕自查

鼻涕是鼻腔黏膜分泌的黏液,以湿润吸进的空气,并粘住吸入的灰尘和微生物。正常时量少。

鼻腔分泌物增多时,会流鼻涕,多从前鼻孔流出,有时可以从口腔中吐出。除了流鼻涕的量之外,鼻涕质的改变也是鼻部疾病的重要信号。

(一) 水性鼻涕

稀薄,透明,所谓清水鼻涕,常常见于过敏性鼻炎和急性鼻炎的早期。

(二) 黏脓性鼻涕

黏稠,有时黏液中混合脓液,多见于慢性单纯性鼻炎或急性鼻炎的恢复期、慢性鼻窦炎。

（三）脓性鼻涕

以脓液为主，有时还伴有不同程度的恶臭，多见于炎症发展到骨质、鼻腔异物及恶性肿瘤部分坏死。

二、鼻出血自查

鼻出血又称鼻衄。单侧鼻出血多由鼻部疾病引起，双侧鼻出血可能为全身疾病所致。鼻出血自查要关注以下几种状况。

（一）当心把咯血和呕血误为鼻出血

呼吸道咯出的血液经口腔咯出，或大量呕血时从口腔及鼻腔涌出，不能误为鼻出血。

（二）当心把鼻出血误为呕血

鼻腔后部小动脉破裂导致出血量较大时，出血常迅速流入咽部，甚至被吞咽，之后又从口中吐出，容易误为呕血。患有高血压和动脉硬化的中老年人发生鼻出血，常会有这样的表现。

（三）分泌物带血

显示出血量少，可见于鼻腔异物、鼻石、真菌性鼻窦炎。

（四）回吸涕带血

所谓回吸涕指从鼻腔回吸入的鼻涕流入口腔，之后由口再吐出。回吸涕中带血，常常是鼻咽癌的重要症状。

三、痰液自查

痰液是肺泡、支气管和气管的分泌物，可使呼吸道保持湿润。健康人痰液量很少。有病时，分泌增多，并混合一些成分，形成痰液。痰液可以做多种检查，包括显微镜检查、免疫学检查、微生物学检查等，对呼吸系统疾病的判断有一定价值。

痰液自查指痰液的一般性状检查。下列是自己可以观察到的一些痰液特征，常常是某种疾病的重要警报。

(一) 铁锈色痰

可能是大叶性肺炎。

(二) 白色泡沫黏液痰

可能是支气管炎、支气管哮喘。

(三) 黄色脓痰

可能是化脓性呼吸道感染。

(四) 大量脓性泡沫痰

可能是肺脓肿和支气管扩张。

(五) 红色泡沫样痰

可能是肺水肿（严重的左心衰竭）。

四、咯血自查

咯血指下呼吸道（如气管、支气管、肺）出血，通过咳嗽的动作由口中排出,伴有咳嗽、咳痰。

（1）口中排血,应与口腔、咽部、鼻腔出血以及呕血相鉴别。

（2）咯血不仅可由呼吸系统疾病引起,也可由循环系统疾病、外伤或其他系统疾病引起。

（3）如咯血量不大,可只是痰中带血;如咯血量较大,可直接咳出鲜血。

五、呕吐物自查

胃强力收缩,使得胃内容物由胃、食管经口腔急速排出体外。这个不正常的动作称为呕吐,吐出的东西为呕吐物。应注意呕吐物的量、性状和气味等,可能提示相关的疾病。

（1）呕吐物量大,且含有腐烂食物,提示幽门梗阻伴胃潴留及小肠上段梗阻等。

（2）呕吐物为咖啡样或血性,见于上消化道出血。

（3）呕吐物含有未完全消化的食物,则提示食管性呕吐（如贲门失弛缓症、食管憩室、食管癌等）或神经性呕吐。

（4）呕吐物含黄色苦味胆汁,常见于频繁剧烈呕吐、十二指肠乳头以下的肠梗阻、胆囊炎、胆石症及胃大部切除术后等。

（5）呕吐物有大量酸性胃液,多见于高酸性胃炎、活动期十二指肠溃疡或胃泌素瘤。

（6）呕吐物有酸臭味者,或胃内容物有粪臭味,提示小肠低位梗阻、结肠梗阻等。

六、呕血自查

病人直接呕吐血液,或呕吐物中有血,称为呕血。这是上消化道大量出血的严重信号。

(一) 根据不同的表现推断上消化道的出血量

1. 大便潜血阳性 出血达5毫升以上。
2. 黑便 出血达50毫升以上。
3. 呕血 出血达250~300毫升或以上。

(二) 根据呕血量和性质推断消化道出血的轻重和来源

(1) 血量不大呈暗红色,见于急性胃炎、胃溃疡。
(2) 血量大呈鲜红色,提示上消化道(如食管、胃、十二指肠等)急性出血。
(3) 血量很大甚至以喷射状呕出,可能是食管静脉破裂出血,非常危急。

(三) 排除假性呕血

鼻、咽、喉、口腔出血,经吞咽后再行呕出。

(四) 排除全身性出凝血障碍疾病

出血性疾病有全身性出血倾向,也可以先表现为局部的消化道出血。

七、尿液自查

用新鲜尿做化验是常规检查。但在平时小便时,多注意尿液的颜色和气味,自查也不难。

(一) 尿液的颜色

1. 清澈 如果颜色像白开水那样清澈,表明喝了大量的水。注意过量饮用水会导致人体盐分过度流失。

2. 透明浅黄色　尿液常见的健康色,也表明体内有充足的水分。

3. 暗黄色或琥珀色　体内缺水的信号,喝水以增加水分的补足。一些药物也可以使得尿液变黄,如核黄素、呋喃唑酮(痢特灵)、大黄等。

4. 棕褐色　类似于黑啤的颜色,可能已处于脱水的状态,也可能肝胆出现问题。尽快补充水分,并尽快去医院就诊。

5. 绿色或蓝色　多与服药有关,如服用利尿剂氨苯蝶啶,注射亚甲蓝针剂或服用亚甲蓝(美蓝)、靛卡红、木馏油、水杨酸之后均可出现蓝色尿液,而大量服用消炎药后可出现蓝色尿液。

6. 泡沫　排尿后有一些泡沫是很正常的。不过尿液泡沫比较多,说明尿液中已经出现了蛋白质成分,是肾脏疾病的信号,一定要重视。

(二) 尿液的气味

辨别尿的气味要用新鲜尿液。

1. 有氨味　表明尿在体内已被分解,是膀胱炎或尿潴留的一个信号。

2. 有苹果味　可能有严重饥饿或糖尿病酸中毒。

3. 有腐败腥臭味　常见于膀胱炎及化脓性肾盂肾炎。

4. 有粪臭味　可能长期进食大蒜、葱头或带特殊气味的药物,也可见于膀胱结肠瘘。

八、血尿自查

(一) 假性血尿:浅红色或粉红色

(1) 食用有些食物后,如甜菜、蓝莓等红色蔬菜。

(2) 食用有些药物后,如氨基比林、苯妥英钠、利福平、酚红等。

（3）女性月经期间，经血混入尿中。

（4）血红蛋白尿呈暗红色或酱油色，不混浊无沉淀，无或仅有少量红细胞。

（5）卟啉尿棕红色或葡萄酒色，不混浊，无红细胞。

（二）肉眼血尿

尿液中可以看到鲜红血液，是泌尿生殖系统严重疾病的警报，可能由结石或肿瘤所致。必须就医，进一步检查。

肉眼血尿有以下不同表现。

（1）尿呈淡红色像洗肉水样，提示每升尿含血量超过1毫升。

（2）尿呈血液状，表明出血很严重。

（3）尿呈暗红色，常常在肾脏出血时，尿与血混合均匀。

（4）尿呈鲜红色，有时有血凝块，为膀胱或前列腺出血。

（三）尿三杯试验弄清血液来源

用清晨起床第1次尿液，先后把尿液分别接放在3个杯中。

（1）第1杯尿内有血，说明病源可能来自尿道。

（2）第2、第3杯尿有血，病源可能来自膀胱。

（3）3杯尿都有血，而且均匀一致，病源可能来自肾脏。

九、大便自查

正常粪便为棕黄色成形软便。外观大便有时可以发现一些有病的信号。

（一）鲜血便

见于内外痔及肛裂出血、直肠癌出血等。

（二）柏油便（黑而有光泽）

见于上消化道出血。

（三）脓血便

见于细菌性痢疾、溃疡性结肠炎、大肠癌等。

（四）灰白色便

见于胆道梗阻（陶土样便）及钡餐检查后（排钡）。

（五）带有黏液

见于小肠及大肠炎症。

（六）便稀

见于感染性或非感染性腹泻，如急性胃肠炎。

（七）呈米汤样

见于霍乱、副霍乱。

（八）量大、次数多，呈黄绿色并有膜状物

考虑肠道菌群失调。

（九）扁形带状便

可能由于肛门狭窄或肛门直肠附近有肿瘤挤压所致。

十、便血自查

黑色和红色大便是下消化道出血（如肠道出血）的一个信号，

也可能是因为饮食和药物，如吃了大量巧克力或者含大量红色色素的食物。

（一）鲜红或紫红、暗红大便（时间稍久后可以凝固成血块）

可能痔疮、肠息肉、肛裂等，或者上消化道出血量很大下流到肠道。

（二）脓（黏）液血便

多见于直肠或结肠内的肿瘤及炎症。

（三）黑便或黑色柏油样大便

小肠出血或上消化道出血下流到肠道。

（四）新生儿黑色柏油状粪便

出生后 2～4 天内把所有的胎粪排出，之后黑色的柏油状粪便转变成土绿色，并保持糊状的稠度。

十一、精液自查

精液指男性在射精时从尿道中排出体外的液体。正常精液是一种黏稠的液状混合物，由精子和精浆组成。自查精液是一般的观察，如果发现问题，可以就医做进一步的精液各项分析检测。

（一）精液量

在禁欲 5～7 天以上的条件下，每一次排精所射出的精液正常量应该在 1.5～2 毫升，多于 8 毫升为过多，少于 1.5 毫升则为过少。精液量过多过少均可能导致不育。

（二）颜色

正常精液呈灰白色或略带黄色，液化后为半透明的乳白色，久未射精者的精液可略显浅黄色。

（1）如果出现黄绿色，表示生殖道或副性腺可能存在炎症，如前列腺炎和精囊炎。

（2）如果精液呈红色（包括鲜红、淡红、暗红或酱油色），应怀疑含有血液（血精），常见于副性腺、后尿道炎症等，也可见于结核或肿瘤。

（三）气味

精液的气味是由前列腺液产生的，正常为腥臭味。如果缺乏这种腥臭味，可能前列腺分泌功能受损。

（四）液化时间

精液刚排出体外时呈凝胶状态，经过一段时间会液化成流动状态。室温下，正常精液标本在 60 分钟内完全液化，如精液射出30 分钟后仍不液化，为不正常。

十二、阴道白带自查

白带为女性阴道正常分泌物，由阴道黏膜渗出物、宫颈管及子宫内膜腺体分泌液混合而成。

（一）正常白带

正常情况下，白带的质与量随月经周期而改变。

1. 月经干净之后　白带量少，色白，呈糊状。

2. 月经中期卵巢即将排卵时　白带增多，透明，略黏，蛋清样。

3. 排卵 2～3 天之后　白带量少，变混浊，稠黏。

4. 行经前后　因盆腔充血，阴道黏膜渗出物增加，白带往往增多。

（二）异常白带

有病时白带的质与量发生变化。下面简述 6 种病理性白带的外观，便于自查。

1. 乳酪状白带或豆腐渣样白带　为真菌性阴道炎，常伴严重外阴瘙痒或灼痛。

2. 稀薄脓性、黄绿色、泡沫状、有臭味白带　为滴虫性阴道炎的特征，伴外阴瘙痒。

3. 灰白色、稀薄、有鱼腥臭味白带　可能为细菌性阴道病，伴外阴轻度瘙痒。

4. 脓性白带，色黄或黄绿、黏稠、多臭味　为细菌感染所致，见于淋病奈瑟菌阴道炎、急性子宫颈炎、阴道癌或宫颈癌并发感染，宫腔积脓或阴道内异物残留等也可导致脓性白带。

5. 水样白带，稀薄如水样或米泔状，有腥臭味　见于晚期宫颈癌、阴道癌或黏膜下肌瘤伴感染。

6. 血性白带，白带中混有血液，血量多少不一　应考虑宫颈癌、子宫内膜癌、宫颈息肉合并感染或子宫黏膜下肌瘤等，放置宫内节育器亦可引起血性白带。

第三章

知检查：知晓医疗检查的价值
——努力求证疾病

本章导读

本章
导读

求证疾病,除了感受和识别到警报(症状)、亲辨和自查到警报(体征),并直观体内释放出来的警报(泄物)之外,接下来还要使用一系列医学检测手段(实验室检查和特殊检查),目的在于最大程度放大并确认那些异常信号。

随着科技发展,临床医疗检测手段五花八门。大众要么对所做某些特殊检查心中无数,不知所措,难以决策;要么看到检查结果如获天书,有字不识,一无所知。

知检查,并不是要你会自选检查,也不是教你能读报告,更不是让你去自诊疾病。知检查作为识警报的后继功夫,目的在于:粗略知晓身体异常信号和有病警报怎样通过医疗检查得以放大和定向。知检查,有利于病人了解并配合医疗中一系列的检查流程,有利于病人在诊断知识上与医者接轨,有利于病人在医疗决策时与医者同心协力,有利于在求证疾病上加快步伐,占得先机。

本章在复杂繁多的医疗检查中选择一些常用的主要项目,从易懂的工作原理入手,分为 6 节。运用化验数字、影像图片、电活动曲线、病因实证、内镜近观、显微镜下看细胞组织等医疗检测手段,从大众角度,予以着重叙述和简要说明。这也是医者在诊病时深入检查的一些常规方法,使用频度很高。浏览它们的一些入门知识,并初识各类的选择、临床的价值和实际的应用。

本章说的实验室检查和特殊检查,对于疾病的发现有实际价值,是疾病诊断流程中不可或缺的重要一环。不过它们在临床上的意义及其对疾病诊断的价值有很大不同。大致分以下 3 类。

第 1 类,成为诊断疾病的确定依据,如病原体检查见第四节、内镜检查见第五节、病理检查见第六节等。

第 2 类,诊断疾病的有力依据,还要综合病史、体格检查和其他检查后才能作出判断,如部分化验项目见第一节、影像检查见第二节和部分电活动检查见第三节等。

第 3 类,只具有有限的参考和提示作用,如部分化验项目见第一节和部分电活动检查见第二节等。

第一节　数字放大警报:解数字迷(实验室检查)

化验项目越来越多,抽一管血可以检测不少指标。看化验单上眼花缭乱的数字和阴阴阳阳的结果,如走进迷宫,多数人不辨东西,无所适从。如何既不漏掉身上可能存有的疾病,又不虚惊一场?

化验就是通过各式各样的手段,对来自身体内的血、尿、粪和其他体液、泄物进行实验室检测。身体中那些似乎有问题的信号被放大成为化验单上数字的高低和结果的阴阳,用以评估和判断身体异常或正常,有病或无病。

本节通过化验项目结果判别标准的制定和由来,先从 4 个视角让读者初识化验单上那些正异、阴阳与临床实际之间的差距,懂得必须相对和全面地来评估化验单上的结果。

随后,对医疗上常规使用率较高的四大类化验以及它们的一些主要项目,作简单的介绍、简要的解读和总体的梳理。

看病过程中,对于那些常规化验项目,如果能从眼中有数、眼中阴阳做到心中有数、心中有底,对看病求诊的大众来说,是一次不小的提升:能了解诊断的方向,理解医生的努力,认识疾病的可能,增加决策的能力,进而努力配合医疗,有助于疾病的求证。

一、数字的正和异——只是一个参考值

当发现自己的化验报告"异常"时,难以心平如镜。解读"天书"一般检验结果的数字,当然是医生的任务。但是,几分钟、十几分钟的医院门诊和匆匆忙忙的医患问答,有时确难令求医人明白和心安。检验指标数字本身的正常值从何而来? 不妨从下文说起。

对于大多正常人,以相同固定的方法进行某一项化验指标的测定,从全部测量所得数据中计算出中位数和标准差(表示一组数据的平均值分散程度),把中位数±1.96倍准差,这样的数据范围被界定为医学化验指标所谓的"正常值"范围:"正常值"范围=中位数±标准差。

对于某些化验项目用"阳性"和"阴性"来表达。

理解了正常值的由来,我们可以有以下几项认识。

1. 人与人的差异导致正常值的差异　正常人虽然都正常,但是即便正常人之间身体状况也会有生理性的差异。

2. 同一个人在测量数据上会有差异　虽然采用同一种方法,但是在不同时间、不同身体状况下,同一个人某项化验指标的几次测量数据也会出现差异。

3. 正常人正常值范围只是适合多数人而不是全部人　医学上认为,只是95%(并非100%)的正常人在这个"正常值"范围内。也就是说5%的正常人可以高于或者低于这个"正常值"范围。

4. 正常人测量数据可能"异常",而异常人测量数据也可能"正常"　进一步说,少数人的测量数据虽然在这个"正常值"范围内,但有可能异常;同样也有少数人虽然不在这个"正常值"范围内,但有可能正常。

5. 化验数字的正常或异常只能作为参考　所谓化验数字的正常值只是一个相对的概念,所谓测定结果报告上的数字为正常或不正常也只具有参考的价值。现在大多数医疗机构已经把"正常值"这个名称改为正常参考值。

二、报告的阳和阴——不等于有病、无病

有一些化验项目的结果用阳性(＋)和阴性(－)来报告。阳性结果是有化学反应,阴性结果是没有化学反应。

有一些指标阳性和阴性的划分,只是把量的变化(数字正常或异常)用质的形式(反应阳性或阴性)表达。换言之,在数量变化(化学变化的外观指征)中选定一个临界点,低于这个点是阴性,高于这个点是阳性。

在理解化验报告上的阳性和阴性时,我们也应有以下 4 项认识。

1. 阳性和阴性的区分只适合多数人,不适合全部人　所谓阴性和阳性的人为分割只是反映了大多数人的状况,而不是全部人。

2. 正常人可能"阳性",而异常人也可能"阴性"　少数人测量结果"阴性",但有可能异常;同样也有少数人虽然"阳性",但有可能正常。

3. 不能笼统认为阴性是正常,而阳性是异常,有时反过来　字面上看,阳性是有问题(异常),阴性是没有问题(正常),阳为肯定(不好),阴是否定(好)。但并非都这样,要具体项目具体分析。例如,检测乙型肝炎抗原,阳性是有问题的,不好的,表明感染了肝炎病毒;但是检测乙型肝炎抗体,阳性是有益的,好的,表明人体已经产生了抵抗肝炎病毒的抵抗力。

4. 阳性和阴性并不代表有病和无病　所谓化验阳性还是阴性也只是一个相对的概念,有参考的价值,但要结合其他资料作综合考虑,具体分析。

三、结果的真和假——影响因素不少

以下不少内外因素都可能影响化验数字的正常参考值范围,也可能影响指标测定结果的正确性。

(1) 不同实验室条件,不同操作者,不同的测定方法,不同的计量方式。

(2) 受检人不同的国家、地区、民族等。

（3）受检人不同的性别、年龄、生活习惯等。

（4）受检人自身一些生理状况的不同和变化等。

为了避免可能影响指标测定结果,受检人往往被要求在检测前和检测时做好必要的准备,目的在于尽可能祛除一些可能影响化验结果的因素。以下举一些例子。

1. 比如饮食　有没有空腹对血糖或血脂的检测结果影响很大,肉食、咖啡可能使血肌酐(Cr)升高。

2. 比如运动　剧烈活动可能引起血肌酸激酶(CK)、血尿素氮(BUN)增高。

3. 比如服药　维生素 C 会使乳酸脱氢酶(LDH)轻度降低,口服避孕药会导致三酰甘油(甘油三酯,TG)升高。

（五）假阳性和假阴性

在上述众多的因素影响下,有时测定数字"异常"或结果"阳性",却没有问题没有病,医学上称为假阳性;有时测定数字"正常"或结果"阴性",却有问题有病,医学上称为假阴性。这样的状况在临床上并不少见,受检者要懂得和理解,不要随数起舞,见"阳"为病。

四、价值的金和铜——临床应用

本节说的实验室检查,对疾病的发现有实际价值,是疾病诊断流程中不可或缺的重要一环。它们在临床上的意义及其对疾病诊疗的实用价值虽然闪闪发光,但是有大有小,可能是金,也可能是铜。在选择什么化验项目和为什么选择时,有以下两条思路。

（一）化验指标本身的临床意义高低不一

根据价值的高和低,化验大致分为以下 4 种。

1. 第 1 种　是诊断疾病和判断病情的主要依据。

2. 第 2 种　是观察疾病和病情变化的重要指标。

3. 第 3 种　具有有限的参考和提示作用。

4. 第 4 种　必须综合其他检查,才有参考和提示作用。

必须指出,第 1 种项目为少数,多数实验室检查项目都属于后 3 种。

（二）化验指标的特异性和敏感性决定其实用价值

1. 某化验指标的敏感性　是指在有病的人中能够检测出确实有病的能力。

2. 某化验指标的特异性　是指在无病的人中能够检测出确实无病的能力。

3. 一般敏感性高的化验指标特异性低　通俗说,这样的指标异常容易发现有病有问题(漏诊率低),但也容易把无病无问题误以为有病有问题(误诊率高)。这一类化验指标用来筛选和普查,作为参考。

4. 一般特异性高的化验指标敏感性低　通俗说,这样的指标异常往往能够确定有病或有问题(误诊率低),但也容易把有病有问题误以为没病没问题(漏诊率高)。这一类化验指标用来确定诊断,比较可靠。

5. 有些指标特异性和敏感性都高　是有实用价值的指标。

6. 有些指标特异性和敏感性都不高　不是有价值的指标。

下面四大类别的化验项目在看病求诊时应用较多,价值不菲。现列举各大类中常常使用的而且不太复杂的一些指标,解读它们实际的选用依据和临床意义。

五、解读三大常规

化验中三大常规指血常规、尿常规和大便常规。医学生在实习阶段需要学习和动手试做三大常规,可见它们对疾病诊断和病情观察的无可替代的价值。

它们的优点是:反映体内问题的范围广泛,而且准确;操作简单,出报告快速;价廉。所以三大常规是门诊和住院时检测最多的3个化验项目。

(一)血常规

化验结果异常时,该项内容后面通常就会出现"↓"或者"L",提示化验结果低于正常;或者是"↑"或"H",提示化验结果高于正常。但也有的化验单上没有提示性符号,需要对照右边的"参考值范围"来判断。

1. 白细胞计数(WBC) 计算外周血液中白细胞总数。

(1)白细胞生理性增高:如剧烈运动后、新生儿、妊娠末期、分娩期等。

(2)白细胞病理性增高:如细菌性感染、组织损伤、手术创伤、尿毒症、白血病等。

(3)白细胞病理性减少:如病毒性感染、疟疾、伤寒、副伤寒、黑热病、再生障碍性贫血、在化疗和放疗后等。

2. 白细胞分类计数(DC) 分析各类别白细胞(中性粒细胞、嗜酸粒细胞、嗜碱粒细胞、淋巴细胞、单核细胞等)占白细胞总数的百分比。

(1)中性粒细胞增多:如急性和化脓性感染、各种中毒、组织损伤、恶性肿瘤、急性大出血、急性溶血等。

(2)中性粒细胞减少:如病毒感染、伤寒、副伤寒、麻疹、流感等传染病,以及化疗后、放疗后、某些血液病、脾功能亢进、自身免疫性疾病等。

(3)嗜酸粒细胞增多:过敏性疾病、某些寄生虫病、某些血液病、脾切除术后、射线照射后等。

（4）嗜酸粒细胞减少:伤寒、副伤寒、使用糖皮质激素和促肾上腺皮质激素等。

（5）淋巴细胞增多:一些传染病如百日咳、水痘、麻疹、风疹、流行性腮腺炎、病毒性肝炎、传染性淋巴细胞增多症、流行性腮腺炎等,以及淋巴细胞性白血病和淋巴瘤等。

（6）淋巴细胞减少:不少传染病的急性期,以及免疫缺陷病、放射病等。

（7）单核细胞增多:有些传染病如结核病、伤寒、疟疾、感染性心内膜炎、黑热病及传染病的恢复期,以及单核细胞白血病等。

（8）嗜碱粒细胞增多:某些过敏性疾病和血液病等。

3. 红细胞计数（RBC）　红细胞是血液中数量最多的一种血细胞。血红蛋白（HB）是红细胞内主要的组成成分,主要功能是运送氧气和二氧化碳,释放能量。贫血是体内重要的功能缺失,将在下面"解读功能指标"中阐述。

4. 血小板计数（PLT）　血小板是血中最小的细胞。当血管破损时,大量血小板马上聚集在破损处,聚集成团,形成血栓,堵住裂口,同时释放物质使血管收缩和血液凝血。

（1）生理性变化:一天可有近 10％ 波动,早晨较低,午后略高;春季较低,冬季略高;运动后升高,休息时恢复;平原居民较低,高原较高;女性月经前降低,月经后升高;妊娠中晚期升高,分娩后降低。

（2）血小板减少:血小板减少性紫癜、脾功能亢进、再生障碍性贫血、急性白血病、放疗和化疗后等。

（3）血小板增加:急性感染、急性失血或溶血、脾切除术后、骨髓增生综合征、慢性粒细胞性白血病等。

血小板计数在看病时如何选择? 有什么临床价值,将在下面"出血凝血功能测定"中进一步阐述。

(二) 尿常规

尿常规检测虽然简单快速,但是可以发现和放大不少肾脏病变和全身性病变的信号。

1. 自留尿液标本时注意事项

(1) 用早晨第 1 次尿,送检阳性率较高。

(2) 为保证尿液清洁,不采用开始那段尿液,采用中段尿送检。

(3) 需要尿液 20 毫升左右。

(4) 女性在经期一般不宜取尿液做检查。

2. 尿常规检测内容　主要有以下 5 项内容。

(1) 尿液外观:见第二章第五节"尿液自查"。

(2) 镜检红细胞:发生在泌尿系统结石、感染、肿瘤、肾炎等。

(3) 镜检白细胞:发生在泌尿系统感染等。

(4) 镜检管型:颗粒管型多出现于急性和慢性肾炎;透明管型出现于肾炎、肾盂肾炎和一些发热性疾病等。

(5) 尿蛋白:出现在肾炎、慢性肾炎、泌尿系统感染、高热等。

(三) 大便常规

大便常规检查内容包括粪便的外观和显微镜下检查,对消化道疾病诊断和治疗观察有重要意义。

1. 标本送检时注意事项

(1) 送检前仍按照原来的生活习惯和饮食习惯进行。

(2) 用竹签或木片采取大便,量如蚕豆大小够了。

(3) 送检时间在 2 小时内。

(4) 如果粪便有脓血,要多采取脓血部分。

2. 大便常规化验内容　包括以下 4 项内容。

(1) 大便外观:见第二章第五节"大便自查"。

(2) 镜检白细胞或脓细胞:见于肠道感染,其数量多少一般可反映肠道炎症的程度。

（3）镜检红细胞：下消化道出血、结肠肿瘤、肠道炎症等。

（4）镜检寄生虫卵：表明有某肠道寄生虫病。

3. 大便其他化验内容　下列两项检测也经常使用。

（1）隐血试验：消化道出血量小于 100 毫升时，肉眼及镜检不能发现粪便内的血液，可以用隐血试验发现少量出血。

（2）幽门螺杆菌测定。

六、解读"三高"指标

糖尿病、心脑血管疾病、痛风是 3 类常见的多发慢性病，在这些疾病的诊断、观察、随访和治疗中，血糖、血脂和尿酸的测定十分重要。

（一）血糖指标

血糖增高并不一定患糖尿病。餐后 1～2 小时内进食高糖食物，或者情绪激动时，血糖都会升高，但不应大于 10 mmol/L，称为生理性增高。所以测定血糖前必须空腹和保持平静。

除糖尿病外，其他不少疾病也可以发生血糖升高，如重度感染、严重脱水、肾上腺皮质功能亢进等。

1. 空腹血糖测定（FBG）　正常并不意味着没有糖尿病。我国 70% 以上的糖尿病前期病人空腹血糖正常，而餐后血糖升高。但目前常规体检通常只查空腹血糖，当然会造成大量的漏诊。

2. 餐后 2 小时血糖测定（OGTT）　对诊断隐匿性糖尿病的临床价值更大。如在 7.8～11 mmol/L 之间，考虑糖耐量降低，或糖尿病前期。如大于 11 mmol/L，即便空腹血糖正常，结合临床表现，也可诊断糖尿病。

3. 血中糖化血红蛋白测定（GHb）　是一项稳定的血糖指标，

不容易受各种因素影响,而且可以反映近2～3个月的血糖水平,但不能提供即时血糖的变化。实用价值大,被认为"金指标",受到临床重视。

4. 血中糖化白蛋白测定(GA) 能够反映测定前2～3周血糖的平均水平,可以用来评估短期内血糖的水平和治疗的效果。

5. 尿糖测定 正常人尿糖阴性,只有当血糖高到一定数值时,糖才能从尿中排出,形成尿糖。尿糖阴性不等于血糖不高。所以尿糖测定不是一个诊断糖尿病和观察病情的合适指标。

(二)血脂指标

血浆中所含脂类统称为血脂。血脂含量可以反映体内脂类代谢的情况。由于血浆胆固醇和三酰甘油水平的升高与动脉粥样硬化的发生有关,因此这两项检查成为血脂测定的重点项目。

1. 检查前准备 血脂检查结果易受各种因素影响,所以在抽血前务必做好充分准备。

(1)饮食:3天内不饮酒、不吃动物性食品,12小时内不进食,8小时内不饮水。

(2)停药:2～3天内不要服用调脂药、避孕药、硝酸甘油、维生素A和维生素D等。

(3)运动:2～3天内不做激烈运动,老人最好不晨练。

(4)身体状态处于稳定:近期没有感冒等急性病、外伤、手术等状况。

2. 化验项目 化验项目中下列血脂指标使用较多,(1)～(4)便是所谓血脂全套。

(1)总胆固醇(TC):指血液中所有脂蛋白所含胆固醇的总和,来自食物和体内合成的胆固醇。

(2)三酰甘油(TG):是脂质的组成成分,来自食物和体内合成。

（3）高密度脂蛋白胆固醇（HDL－C）：一种清除血中内源性胆固醇的脂蛋白，是抗动脉粥样硬化的好胆固醇，冠心病的保护因子。

（4）低密度脂蛋白胆固醇（LDL－C）：运输内源性胆固醇的脂蛋白，是导致动脉粥样硬化的坏胆固醇，与冠心病的发病率有明显关系。

（5）血清载脂蛋白 A1（apoA1）和载脂蛋白 B（apoB）：通过血脂代谢和利用，影响高脂血症、动脉粥样硬化、心脑血管疾病等的发生和发展。

3. 几个道理　用血脂的实验室指标来评估身体状况时要懂得以下几个道理，避免走入误区。

（1）高血脂（血中成分的改变）≠动脉粥样硬化（动脉组织的变化）≠心脑血管病变（器官的变化），这 3 种状况有一定的因果关系，但分属不同的病理变化，不能划等号。

（2）高血脂可能引起肥胖（约 30%），但高血脂不是肥胖，肥胖者也不一定高血脂，降脂与减肥是两个概念。

（3）众多指标中最有临床价值的是低密度脂蛋白胆固醇，是高血脂众多指标中最主要依据，用于早期判断动脉粥样硬化的危险和监测治疗的效果。

（4）血脂测定的变异较大，如血浆胆固醇水平 2 周内可能会有 ±10% 的变异，实验室的变异也容许在 3% 以内，载脂蛋白的变异更大。这表明：较短时间内进行复查和比较血脂指标的高低，即使有一些不大的改变，其实没有什么实际意义，更不能因此换药、加药或停药。

（5）血脂指标的正常范围并非固定或不变。不能只看到化验单中数字"异常"和上升的箭头，就以为是高脂血症，然后大量用降脂药；或者只看到血脂结果在"正常"范围便高枕无忧。临床医生对下列 3 组不同对象，有不同的"高"血脂标准，用降脂药治疗后血脂要求达到的目标也不同。

1）血脂允许偏高一些：既无冠心病及其危险因素，又无其他部位动脉粥样硬化者。

2）血脂可以中等水平：没有冠心病和动脉粥样硬化，但存在冠心病危险因素者。

3）血脂要求偏低一些：已患有冠心病或其他动脉粥样硬化性疾病者。

实际上，所谓血脂正常还是"太高"的标准随人而异，所以血脂的化验报告应请医生结合其他状况帮你来解读，不要自作聪明，更不能自己乱用药。

（三）尿酸指标

血中尿酸高不仅引起痛风，高尿酸血症还与心脑血管疾病、高血压、糖尿病和肾脏疾病等密切相关。人体代谢会产生嘌呤，食物中也会摄入嘌呤，嘌呤代谢之后产生尿酸。血液中尿酸 20% 来自食物，80% 由体内代谢产生。

1．血清尿酸测定

（1）测定血清尿酸时的注意事项。

1）清晨空腹状态下抽血送检，抽血前 1 天避免高嘌呤饮食并禁止饮酒。

2）抽血前停用影响尿酸排泄的药物至少 5 天以上，如水杨酸类药物、降压药及利尿剂等。

3）抽血前避免剧烈活动，如快跑或登高。

（2）评估血清尿酸测定结果时的知识要点。

1）本指标特异性较高，敏感性较低，有时一次血尿酸测定正常不能完全否定血尿酸增高，如有可疑，要重复检查。

2）正常值范围男性明显高于女性。

2．尿尿酸测定　在进食低嘌呤饮食后，测定 24 小时尿尿酸，可用来判断高尿酸血症是由于尿酸生成过多还是尿酸排泄减少，或是两者兼有。对于选择治疗药物及监测治疗效果有指导作用。

测定 24 小时尿尿酸注意事项如下。

（1）应准确留取 24 小时的尿量，留尿容器要放防腐剂。

（2）留尿当天如有腹泻、呕吐等脱水状况，或有尿路感染、发热等急性病时，应改期测定。

（3）如果病人有肾功能减退或结石引起的尿路梗阻、肾盂积水、尿潴留及排尿不畅等情况，可使测定结果受影响。

七、解读功能指标

疾病的发展和加重，就是导致器官和组织的正常功能从降低→衰退→衰竭的过程。下面介绍 7 组反映一些重要器官和组织功能变化的实验室指标。

（一）肝胰功能指标

肝功能检测项目众多，这里选择几项常用指标作介绍，还有几项胰腺功能的指标。

1. 丙氨酸转氨酶（ALT）和门冬氨酸转氨酶（AST）　主要介绍应用已久的血中 2 种转氨酶，其测定迄今仍是反映肝功能的标准试验。

（1）基本认识：从机制上对 2 种转氨酶有基本的认识。

1）肝脏细胞内富含 ALT 和 AST，分别主要分布于细胞质和线粒体。当肝细胞变性时细胞内逸出的主要是 ALT，而当肝细胞严重坏死时，线粒体内 AST 便释放出血，所以 ALT 和 AST 增高反映肝功能的降低。

2）轻型肝炎时 AST/ALT 比值下降，重症肝炎时比值上升，该比值可作为判断肝损害严重程度的指标。

3）2 种酶也存在于心脏,ALT 的活性在肝脏大于心脏,而 AST 的活性在心脏大于肝脏,因此肝细胞损害时 ALT 的升高甚于 AST,而心肌细胞受损(如心肌梗死)时 AST 的升高则甚于 ALT。

(2)具体分析:临床分析结果时,应当对于 2 种酶的升高做以下具体分析,并不是数值越高肝功能越差。

1）如检查前剧烈运动,劳累之后,或吃得油腻,数值会略有升高而一般不超过 100 U/L,并在数日后恢复正常。

2）如患有酒精肝、脂肪肝,数值会再高些,但一般不超过 200 U/L。

3）胆系疾病时转氨酶也会升高,一般不超过正常的 8～10 倍,但一二天后大幅度下降。

4）急性病毒性或药物性肝炎,以及休克时肝缺氧和急性右心衰竭时肝淤血,可升高到 10 倍以上,并持续数周、数月。

5）重症肝炎时,肝细胞坏死殆尽,无能力生成转氨酶,以致血清中转氨酶反而没有显著升高,并非病情好转,而是危重。

2. 碱性磷酸酶(ALP) 大部分来源于肝脏、骨骼等。常用于肝脏、骨骼疾病的诊断,在胰腺、胆道疾病时也可能升高。

3. γ-谷氨酰转移酶(GGT 或 γ-GT) 主要来源于肝、胆。在胆道阻塞和肝脏合成(修复)时可以增高。特别在慢性肝炎非活动期、酒精性肝炎、药物性肝炎时 GGT 持续增高,但是 ALT 和 AST 只有轻度增高或正常。

4. 血清总蛋白(STP)和白蛋白(A)/球蛋白(G)比值 肝脏功能已经有相当损害时出现 STP 和 G 减少,或 A/G 比值倒置,提示慢性或活动性,或重症的肝脏病变。

5. 血清蛋白电泳 用电泳的方法把血清蛋白分成白蛋白及 α_1-、α_2-、β-、γ-球蛋白,并可测定各蛋白的含量比值。临床意义与上相近,慢性和严重肝病时 A 降低,α、β 也减少,γ 增加。

6. 血清淀粉酶(血 AMY)和尿淀粉酶(尿 AMY)　主要来自胰腺和腮腺,增高反映胰腺和腮腺受到损害,常见于急性和慢性胰腺炎和腮腺炎。

胰腺疾病时评估 2 种酶的价值必须注意以下方面。

(1)血淀粉酶增高在病发早期(3 天内),持续时间短,在评估急性胰腺炎时有价值;尿淀粉酶增高较晚,持续时间长,在评估慢性胰腺炎时有价值。

(2)它们的活性增高不一定与胰腺损害平行,但是增高明显可以大致反映胰腺损害严重。

(3)因为病变(如肿瘤)压迫胰管,导致淀粉酶渗入血中,可以引起淀粉酶测定增高。

(4)当胰腺组织严重受损和破坏时,分泌功能减退,淀粉酶测定数值反而会下降。

(二) 肾功能指标

1. 检查指标　由于肾脏有强大的贮备能力,即使最敏感的检查方法也难以查出早期和轻微的肾脏损害。

(1)血清尿素氮(BUN):由蛋白质分解代谢而形成,主要经肾脏排泄。血清尿素氮增高,临床上称为氮质血症。

(2)血清肌酐(Cr):主要由肌肉代谢产生,由肾脏排出,其浓度低和高实际上反映了肾脏排泄功能好与坏,是一个常用的反映肾小球功能的指标。

(3)血 β_2-微球蛋白(β_2 - MG)和尿 β_2-微球蛋白:是由淋巴细胞、血小板、多形核白细胞产生的一种小分子蛋白,绝大部分在近端肾小管吸收。在评估肾小球滤过功能方面,比血肌酐更灵敏。

(4)尿 α_1-微球蛋白(α_1 - MG):用于评估肾小球和肾小管的功能。

(5)血清尿酸:尿酸是体内嘌呤代谢的终末产物,主要经肾脏排泄,因而测定尿酸也能够了解肾脏的功能。

(6)尿糖:除了糖尿病外,肾性糖尿也可能因为肾小管重吸收的功能低下所致。

2. **注意事项** 在评估肾脏功能受损时要注意以下几点。

(1)血清尿素氮增高,一方面提示肾小球功能可能受损(各类肾脏病变引起),另一方面也可能提示体内蛋白质分解代谢增强(如急性传染病、大面积烧伤、高热、甲状腺功能亢进症等所致)。所以只用尿素氮来判断肾功能损害并不准确。

(2)肾脏代偿能力大,只有当肾小球滤过能力下降一半以上时,血肌酐浓度才见增高。因此,肾病初期肾脏功能轻度受损时,血肌酐浓度一般不高;一旦出现增高,常提示肾功能受损已经不轻。

(3)老年人体内蛋白质分解减少,尿素氮、肌酐随之减少。所以当老年人的肌酐正常时不能表明肾功能正常,而当老年人的肌酐增高时,说明肾脏损害已比较严重了,务必警惕和复查。

(4)为了早期发现肾脏功能受损,可以考虑选用比较敏感的血和尿 β_2-微球蛋白及尿 β_2-微球蛋白等指标。

(三)肺功能指标

肺功能的检测项目众多,这里主要介绍临床上用于危重病人常规检测的动脉血气分析指标。

应用血气分析仪,测定人体动脉血中 H^+ 浓度和溶解血液中气体(CO_2、O_2),能直接反映肺换气功能及其酸碱平衡状态,采用的标本常为动脉血。

对下列危重病况有十分重要的价值:呼吸困难和昏迷的鉴别诊断,低氧血症和呼吸衰竭的诊断,呼吸机和手术适应证的选择等。

血气分析仪可直接测定下列 3 项数值。

1. **动脉血氧分压(PO_2)** 血浆中物理溶解的氧分子所产生的

压力。

2. 动脉血二氧化碳分压(PCO_2) 血浆中物理溶解的二氧化碳分子所产生的压力。

3. 动脉氢离子浓度(pH) 反映体内酸碱平衡的现状。

以上这些数值还可以计算出多个重要的指标。在危急状况下可以较快地判断肺换气功能及酸碱平衡情况,作出不同类型的分析,帮助制订紧急治疗的方案。

(四) 心功能指标

1. 心肌缺血和受损时血中检测指标

(1) 肌酸激酶(CK 或 CPK)及其同工酶。

(2) 乳酸脱氢酶(LDH)及其同工酶。

(3) 心肌肌钙蛋白Ⅰ(cTnⅠ)。

(4) 肌红蛋白(Mb)。

上述指标的测定,对于心肌梗死等心脏疾病的早期发现、临床诊断、风险区分和预后评估有参考价值。

2. 参考指标 心脏功能通过观察症状和体征可以判断。现在也有实验室的心功能生物化学指标可作为参考。

(1) 脑钠肽(BNP):分布于人体多种组织,以心脏含量最高,主要在心室心肌中合成并分泌。心室负荷增加,功能障碍会导致BNP 释放入血。

(2) 脑钠肽前体末端(NT－ProBNP):不易受某些心血管用药的影响,因而对于服用这些药物的病人,检测 NT－ProBNP 比测定BNP 更为客观。

3. 化学指标 应用生物化学指标评估心功能时必须懂得它们的临床价值。

(1) 近年来血浆脑钠肽检查成为诊断心力衰竭的一项新的非创伤性指标,简便、快速、方便。在病情预估(心功能分级、心肌梗死后危险度分级)和鉴别诊断(心源性哮喘与肺源性哮喘)方面也有实用价值。

(2) BNP 不是特异性诊断指标,血浆 BNP 升高不一定由心力衰竭引起,某些心肺疾病、肾衰竭、肝硬化等也可使它升高。特别是 BNP 值在 100～500 pg/mL 之间和 NT - ProBNP 在 400～2 000 pg/mL 之间就缺乏特异性。

(3) 这些指标仅供参考,要由临床医生结合病史、体格检查、胸片、心电图、超声心动图进行综合判断。

(五) 甲状腺功能指标

1. 甲状腺素(T4)和三碘甲腺原氨酸(T3) T4 全部由甲状腺分泌,而 T3 仅有 20% 直接来自甲状腺,T3 是甲状腺激素在组织实现生物作用的活性形式。

(1) 在多数甲状腺功能亢进症病例中,血清 T3 和 T4 的升高相平行。

(2) 作为评价甲状腺功能低下症的指标,测定 T4 比 T3 可靠。

(3) 正常情况下,循环中 T4、T3 绝大部分与特异血浆蛋白相结合,极少部分是游离状态(FT4、FT3)。结合型是甲状腺激素的贮存和运输形式。游离型则是甲状腺激素的活性部分,直接反映甲状腺的功能状态,且不受蛋白的影响。因此,FT4、FT3 的敏感性和特异性比 T4、T3 高。

2. 促甲状腺激素(TSH) 脑垂体分泌 TSH 来调节甲状腺功能,过量的甲状腺素抑制 TSH 分泌,而甲状腺素不足则促进 TSH 分泌。因此,血中 TSH 浓度降低提示甲状腺功能亢进症,TSH 增高反映甲状腺功能减退症。

3. 超敏促甲状腺激素(s - TSH) 优点是敏感实用,可以比较早期(甚至没有临床症状或 FT3、FT4 检测没有改变时)发现甲状腺功能变化。但它只是功能指标,不能确定疾病性质和免疫状态,需要结合其他临床检查。

(六) 出血凝血功能指标

出凝血功能测定对少见的出血性疾病和多见的血栓血管性疾病的诊断、用药观察、预后判断都十分重要。鉴于测定指标繁多，这里只介绍几项常用的指标和临床上的应用思路。

1. 血管因素和血小板因素导致出血的筛选　选择血小板计数和出血时间测定(BT)两项指标。

(1) PLT 和 BT 正常：可能血管因素引起的过敏性紫癜、血管性紫癜、单纯性紫癜等。

(2) PLT 减少和 BT 延长：可能为血小板数量减少引起的血小板减少性紫癜。

(3) PLT 增多和 BT 延长：可能为血小板数量增多引起血小板增多症。

(4) PLT 正常和 BT 延长：可能为血小板功能异常或凝血因子缺乏引起的疾病。

2. 凝血因素导致出血的筛选　选择凝血时间测定(CT)和部分凝血活酶时间(APTT)两项指标。

(1) CT 和 APTT 正常：可能正常人，或可能凝血因子 XIII 缺陷症。

(2) CT 正常和 APTT 延长：可能内源性凝血因子缺乏，如因子Ⅷ、因子Ⅸ、因子Ⅺ或因子Ⅻ缺陷症。

(3) CT 延长和 APTT 正常：可能外源性凝血缺乏，如因子Ⅶ缺陷症。

(4) CT 延长和 APTT 延长：可能共同途径凝血因子缺乏，如因子Ⅹ、因子Ⅴ、因子Ⅱ或因子Ⅰ因子缺陷症。

3. 抗血栓和溶血栓治疗的监测

(1) 肝素治疗的监测：常选用部分凝血活酶时间。

（2）抗凝药物（如华法林等）治疗的监测：常选用血浆凝血酶原时间比率（PTR）。

（3）抗血小板（如阿司匹林等）治疗的监测：常选用出血时间和血小板聚集试验（PAgT）。

（4）抗血栓治疗的监测：常选用凝血酶时间（TT）、纤维蛋白原（Fg）及纤维蛋白和纤维蛋白原降解产物（FDP）。

（5）降纤药（如尿激酶等）治疗的监测：常选用纤维蛋白原和血小板计数。

（七）贫血指标

贫血并不是指身体的血液不足，而是指红细胞及其所含的血红蛋白不足。贫血是造血组织和细胞出现问题，导致人体运送氧气和能量的功能低下，表现为人体外周红细胞容量减少，临床上常以血红蛋白浓度来代替。从简单的血常规报告中，其实可以得到不少贫血的信息。红细胞计数和血红蛋白含量明显降低已能确定贫血的存在和程度。不过女性妊娠中后期和正常老年人也会有轻度降低。

血常规化验中有两个主要指标：红细胞计数和血红蛋白量。再加上外周血涂片，基本上可以把 3 种不同的贫血类型作出初步区分。

（1）正细胞正色素性贫血（急性失血等）：红细胞计数下降与血红蛋白量下降成比例，程度上一致。

（2）大红细胞性贫血：叶酸、维生素 B_{12} 缺乏性等。

（3）小细胞低色素性贫血：慢性失血、缺铁性贫血等。

网织红细胞是外周血中尚未完全成熟的红细胞。测定网织红细胞计数，如果增高，反映造血系统的功能活跃；如果降低，反映造血系统的功能低下。对判断贫血的原因和性质有参考价值。

八、解读肿瘤指标

肿瘤标记物是在肿瘤发生和增殖过程中，由肿瘤细胞本身合成、释放，或由机体对肿瘤细胞反应而产生的一类物质，主要包括蛋白质、激素、酶、多胺、癌基因产物等。这些物质在正常成人中不存在或者在癌症病人中水平显著高于正常人，所以监测肿瘤标记物，对病人的诊断、治疗和判断预后都有一定临床意义。

（一）肿瘤标记物特异性通常较差

特异性差的原因主要在于如下。

（1）肿瘤标记物并非恶性肿瘤绝对特异性产物，只是在癌症病人体内明显增多。

（2）同一种肿瘤可含多种肿瘤标记物。

（3）不同肿瘤可有共同的标记物，也可有不同的标记物。

（4）容易受到全身情况的影响，比如劳累、发炎、过敏、饮酒等。

（二）化验时肿瘤标记物的数值如升高不要惊慌

（1）可先把自己身体调整好再做复查，但最好在同一个医院检查，这样有可比性。

（2）非肿瘤因素引起的升高在时间上不长久（往往一过性），在数值上变化幅度不大（或仅高出一点点）。

（3）如有非常明显的增高或持续升高，就需要做进一步全面检查。

（三）懂得肿瘤标记物测定在临床上的合理选择和真正价值

（1）少数肿瘤标记物有一定的特异性，可以作为肿瘤筛选指标，比如 AFP、PAS 等，但是也不能以此诊断疾病，必须综合考虑其他检查。

（2）大部分肿瘤标记物的特异性低，可以考虑几项标记物联合检测，以提高检出的阳性率。

（3）单凭一项或几项肿瘤标记物检测的阴阳性和高低来判断是否存在肿瘤，容易出现假阳性，也就是可能扩大化，还要结合影像、病理等检查来确定。

（4）肿瘤标记物测定的临床价值在于已经作出肿瘤的诊断之后，对肿瘤进行动态观察，了解肿瘤的变化和观察抗癌治疗的效果。

1）治疗后原来异常升高的肿瘤标记物下降到正常范围内，提示病情缓解。

2）肿瘤标记物降低到正常水平一段时间之后，又重新开始升高，提示疾病可能复发或转移。

3）治疗过程中肿瘤标记物持续升高，提示可能出现耐药，可以考虑变更治疗方案。

4）化疗、放疗后马上测定肿瘤标记物，可能有短暂的升高，往往由肿瘤标记物从坏死细胞中大量释放造成；之后可以从肿瘤标记物是降低还是持续升高来评估治疗效果的好或差。

（四）化验中经常使用的肿瘤标记物

（1）甲胎蛋白（AFP）。

（2）癌胚抗原（CEA）。

（3）前列腺特异性抗原（PSA）。

（4）神经元特异性烯醇化酶（NSE）。

（5）鳞状上皮细胞癌抗原（SCC）。

（6）组织多肽抗原（TPA）。

（7）糖类抗原50（CA50）。

（8）糖类抗原125（CA125）。

（9）糖类抗原 153(CA153)。

（10）糖类抗原 199(CA199)。

（11）糖类抗原 242(CA242)。

（12）糖类抗原 724(CA724)。

（五）肿瘤标记物测定的常规选择

见表 3-1。

表 3-1　肿瘤标记物与肿瘤关系

	AFP	CEA	NSE	PSA	SCC	TPA	CA50	CA125	CA153	CA199	CA242	CA724
原发性肝癌	★											
大肠癌		★								√	√	
胰腺癌		√					√			★	√	
胆管癌							√			★		
胃癌		√								√		★
食管癌		√			√							
小细胞性肺癌			★									
非小细胞性肺癌		√										
前列腺癌				★								
膀胱癌						√						
卵巢癌								★				√
乳腺癌		√							★			
宫颈癌		√			√							
耳鼻喉科肿瘤	√				√							

注：★是首选指标；√为补选指标。

九、化验结果"异常"后三部曲

(一)自查

自己排查一下：在抽血前和抽血时有没有"犯规"，如饮食、服药、运动等。如果有"犯规"，而且检验结果只有轻度改变，不一定有什么问题。

(二)复查

如果检验数据有10％或以上的变化，1～2周之后复查是必要的。最好仍在同一家医院检查。不少人会换一家医院再查，其实并非精明之举，因为不同的实验室、不同的实验条件和方法测出的结果会有差别，所以很难进行比较。不管检验结果"正常"还是"异常"，在相同的实验室，以相同的条件，用相同的方法，多次复查，动态观察，比较前后变化，可信度更大，临床价值也更大。

(三)医查

最终当然必须依靠医生来作判断，并进一步检查和确诊。

（1）确定检验结果正常还是异常。

（2）从平行（做相近的或相同意义的其他项目）和深入（做定向、定性的项目）两个方向再做检查。

（3）结合病史、体格检查、多项目检查结果，作出临床印象、判断，或确定诊断。

十、成人部分化验指标的正常参考值范围

<u>三大常规检查</u>

| 红细胞计数 | RBC | 男性：$4.0 \times 10^{12} \sim 5.5 \times 10^{12}$/L |
| | | 女性：$3.5 \times 10^{12} \sim 5.0 \times 10^{12}$/L |

血红蛋白含量	Hb	男性：120～160 g/L
		女性：110～150 g/L
网织红细胞计数	Ret	0.5%～1.5%
白细胞计数	WBC	$4×10^9～10×10^9$/L
白细胞分类计数	DC	中性粒细胞杆状核 0%～5%
		分叶核 50%～70%
		嗜酸粒细胞 0.5%～5%
		嗜碱粒细胞 0%～1%
		淋巴细胞 20%～40%
		单核细胞 3%～8%
血小板计数	PLT	$100×10^9～300×10^9$/L

三高指标检查

空腹血糖	FBG	3.9～6.1 mmol/L
餐后 2 小时血糖	OGTT	＜7.8 mmol/L
糖化血红蛋白	HbA_1c	4%～6%
	HbA_1	5%～8%
糖化白蛋白	GA	10.8%～17.1%
总胆固醇	CHO	＜5.2 mmol/L
三酰甘油（甘油三酯）	TG	＜1.7 mmol/L
低密度脂蛋白	LDL	＜3.2 mmol/L
高密度脂蛋白	HDL	＞1.1 mmol/L
血清载脂蛋白 A1	apoA1	男性(1.42±0.17)g/L
		女性(1.45±0.14)g/L
载脂蛋白 B	apoB	男性(1.01±0.21)g/L
		女性(1.07±0.23)g/L
尿酸	UA	男性＜416 μmol/L
		女性＜357 μmol/L

肝脏胰腺功能测定

丙氨酸转氨酶	ALT	＜40 U/L
门冬氨酸转氨酶	AST	＜40 U/L
碱性磷酸酶	ALP	男性＜125 U/L
		女性20～49 岁＜100 U/L
		50～79 岁＜135 U/L
γ-谷氨酰转移酶	GGT	男性＜50 U/L

167

		女性＜32 U/L
血清总蛋白	STP	60～80 g/L
白蛋白（A）与球蛋白（G）之比值	A/G	(1.5～2.5)∶1
血清蛋白电泳	白蛋白	62％～71％
	α_1-球蛋白	3％～4％
	α_2-球蛋白	6％～10％
	β-球蛋白	7％～11％
	γ-球蛋白	9％～18％
血清淀粉酶	血 AMY	35～135 U/L
尿淀粉酶	尿 AMY	定性：阴性
		24 小时：＜1 000 U/L

肾脏功能测定

血尿素氮	BUN	3.2～7.1 mmol/L
血肌酐	Cr	89～176 μmol/L
血 β_2-微球蛋白	β_2-MG	1～2 mg/L
尿 β_2-微球蛋白		＜0.3 mg/L
尿 α_1-微球蛋白	α_1-MG	＜15 mg/24 h 尿

肺功能测定（动脉血气分析）

动脉血氧分压	PaO_2	95～100 mmHg
动脉血二氧化碳分压	$PaCO_2$	35～45 mmHg
动脉氢离子浓度	H^+	35～45 mmol/L
	pH	7.35～7.45

心脏功能测定

肌酸激酶	CK 或 CPK	男性 50～310 U/L
		女性 40～200 U/L
乳酸脱氢酶	LDH	1 200～250 U/L
心肌肌钙蛋白Ⅰ	cTnⅠ	＜0.2 μg/L
肌红蛋白	Mb	阴性
脑钠肽	BNP	＜100 pg/mL
脑钠肽前体末端	NT-ProBNP	＜300 pg/mL

甲状腺功能测定

甲状腺素	TT4	65～155 pmmo/L
游离甲状腺素	FT4	10.3～25.7 pmmo/L

三碘甲腺原氨酸	TT3	2.8～7.1 pmmo/L
游离三碘甲腺原氨酸	FT3	2.8～7.1 pmmo/L
超敏促甲状腺激素	s-TSH	0.27～4.2 uIU/mL

出血凝血功能测定

血小板聚集试验	PAgT	各实验室有自己的参考值
出血时间	BT	(6.1±2.1)min
凝血时间	CT	试管法 4～12 min
凝血酶时间	TT	手工法 16～18 s
部分凝血活酶时间	APTT	测定值比对照值延长 10 s 以上
凝血酶原时间	TF	测定值比对照值延长 10 s 以上
血浆凝血酶原时间比率	PTR	测定值/对照值＝1.0±0.05
纤维蛋白原	Fg	2～4 g/L
纤维蛋白和纤维蛋白原降解产物	FDP	＜5 mg/L

169

第二节　图片写真警报：重要证据（影像检查）

现代医学经历了百年发展，形成了以 X 线诊断为主体的影像诊断体系。可使人体内部结构和器官形成影像，照出图片，表现人体解剖上各器官和组织在正常或有病时的形态变化与功能状况。用科技手段对活体器官直接视诊，写真了有病的警报。影像检查在疾病诊断中提供了价值不菲的重要证据，在特殊检查中具有举足轻重的地位。

但是必须知道：所有的影像检查，本质上还是看影猜物，却难以定性诊断，需要结合临床表现、临床经验或加上其他检查，才可以作出诊断。因此，任何疾病不能够完全依赖影像检查而确诊。

一、超声波

超声波因其频率超过了人耳听觉范围而名。超声波在人体内传播，通过示波屏显示体内各种器官和组织对超声的反射和增减的特点来诊断其病理变化。

（一）技术特点

1. *超声波原理*　超声波具有良好的方向性，当在人体内传播时，遇到密度不同的组织和器官，会产生不同的反射、折射和吸收等，示波屏上显示了回波的距离、弱强和多少，可以显示体内一些脏器的活动功能，并能鉴别出组织器官内液体或气体，或实性组织。

2. *B超*　超声波以振幅形式来工作，因振幅第一个英文字母是 A，故称 A 超，又称一维超声。超声波以亮度模式来工作，因亮度第一个字母是 B,故称 B 超,又称二维超声。B 超可以清晰地显示各脏器及其周围器官的各种断面像,而且图像富于实体感,接近于解剖的真实结构,直观性好,重复性强,成为超声检查的主要手段。

3. 彩超　以高清晰度的黑白 B 超再加上彩色多普勒,即形成彩色多普勒超声血流图像。彩超既具有二维超声结构图像的优点,又同时提供了血流动力学的丰富信息,扩大了超声波的实际应用。

(二) 主要应用

(1) 超声波检查无痛苦、无损伤、无放射性,加上价廉,便成为一项常规的医疗检查。在健康体检中常常会利用 B 超检查腹部、脑部和心脏。

(2) B 超常规用于器官检查,表现为高中低的回声图像,可获得脏器的切面图像,直接进行形态观察。腹部 B 超可以用来检查肝、胆、脾、胰、肾、膀胱、前列腺等,探测子宫、输卵管、卵巢及盆腔。通过 B 超可了解这些脏器的结构是否正常,有无积液、气体等,可检出 1 厘米左右的肿块,可鉴别肿块是囊性还是实质性。对于孕期和眼部病变,B 超也是不错的检查手段。

(3) 彩超比 B 超多了血流功能,有的疾病诊断时需要,在某些情况下则意义不大。

(4) 多普勒超声心动图实时显示心脏或大血管内某一点一定容积血流的频谱图,无创伤性检查心脏和大血管的解剖结构及功能状态,对定量分析心血管系统中的狭窄、反流和分流性病变,有明显的优点。

(5) 随着超声技术发展,以及手术中和腔内探头的不断完善,内镜超声(食管、胃、肠、阴道、血管等)、超声造影、三维成像等,也开始在临床上使用。

（三）缺点

在超声成像过程中有可能造成图像伪差，原因多方面：超声传播中某些物理特性；仪器质量和调节因素；人体组织内某些正常结构与生理因素；超声诊断仪使用的导声介质的质量等。有时可能导致误诊、漏诊，因此超声波检查准确率不可能百分之百。

二、X线透视和摄片

（一）技术特点

X线是穿透性很强的射线，在穿透人体不同组织结构时，由于被吸收的程度不同，到达荧屏或胶片上的X线量有差异，形成了明暗或黑白对比不同。

1. X线透视　用X线穿过人体被检查部位，在荧光屏上显示影像，进行观察。

2. X线摄片　用X线穿过人体被检查部位，感光在胶片上形成影像。

（二）主要应用

（1）因为简便、价廉，X线透视和摄片长期作为一项常用的检查手段。

（2）X线透视的优点是在检查时可以转动病人的身体，从各种不同的位置和角度来观察病变的状况，也可以观察器官的运动功能，而且马上可以拿到检查报告。

（3）X线摄片的优点是比透视清晰，并可以留下客观的记录，有利于复查对比。检查结果快速易得。常用于检查各种外伤，以及检查心、肺、腹部。

（三）缺点

（1）X 线透视过程中放射线辐射剂量比 X 线摄片高很多倍。透视难以看到细小的病变,又不能留下客观记录。目前透视已逐步被淘汰。

（2）X 线摄片的缺点是受制于深浅组织的影响相互重叠和隐藏,有时需要多次以不同角度拍摄才能看清。

三、CT 扫描

CT 即电子计算机断层扫描。

（一）技术特点

（1）用不同的射线束对人体某部一定厚度的层面进行扫描,由灵敏度很高的探测器接收透过该层面的射线,由光电转换变为电信号,再经转换器转为数字,输入计算机处理。根据所采用的射线不同(如 X 线束、超声波、γ 线)可分为 X 线 CT、超声 CT 以及 γ 线 CT 等。这里主要介绍 X 线 CT。

（2）围绕人体的某一部位做一个接一个的断面扫描,如面包切片一样。具有扫描时间快、图像清晰等特点。

（3）CT 图像以不同的灰度来表示,反映器官和组织对 X 线的吸收程度。与 X 线图像一样,黑影表示低吸收区,即低密度区,如含气体多的肺部;白影表示高吸收区,即高密度区,如骨骼。CT 与 X 线图像相比,CT 的密度分辨力高,即有高的密度分辨力。人体软组织的密度差别虽小,也能形成对比而成像。CT 可以更好地显示由软组织构成的各种器官,并在良好的解剖图像背景上显示出病变的影像。

（4）螺旋 CT 扫描是围绕人体做连续旋转扫描,同时自动匀速水平进床,因此扫描线在体表上呈螺旋形。与常规 CT 扫描不同,螺旋式扫描获得连续层面的信息,是扫描范围内所有组织的信息。尤其对受运动影响较大的脏器(如心、肺)的显示,其图像质量和诊断信息有明显改善。多排螺旋 CT 机扫描速度更快。

(5)CT 扫描常见两种形式

1)平扫:不用造影增强或造影的普通扫描,一般先做平扫。

2)增强:经静脉注入水溶性有机碘剂,再行扫描。血内碘浓度增高后,器官与病变组织内碘的浓度有差别,形成密度差,使病变显影更清楚。

(二) 主要应用

(1)CT 设备较贵,检查费用偏高,某些部位检查的定性诊断还有一定限度。所以不宜将 CT 检查作为常规诊断手段,应在了解其优势的基础上,合理选择其应用。

(2)CT 检查的高分辨力和断层切片式的影像,显示出高于 X 线摄片的优越性。常用于中枢神经系统、头颈部、心、胸、腹等处疾病的检查。

(3)骨关节多数通过简便、经济的常规 X 线检查确诊,使用 CT 检查相对较少。CT 优于传统 X 线检查之处在于其密度分辨率高,所以软组织、骨与关节都能显得很清楚。加上 CT 可以做轴位扫描,一些传统 X 线影像上分辨较困难的关节都能在 CT 图像上显示。

(三) 缺点

(1)难以发现密度变化小或无的细小病变,或局限于细胞水平的早期病变。

(2)运动及金属易产生伪影,影响诊断。

(3)会产生电离辐射,辐射剂量较普通 X 线摄片大,故怀孕妇女不能做 CT。

四、核共振

核共振又称磁共振成像。

（一）技术特点

将人体置于特殊的磁场中，用无线电射频脉冲激发人体内的氢原子核，引起共振并吸收能量。在停止射频脉冲后，氢原子核按特定频率发出射电信号，并将吸收的能量释放出来，在体外由接收器收录，经电子计算机处理得到图像，称为磁共振成像。目前技术已经成熟，广泛用于临床疾病的诊断，并且成为有些病变不可或缺的检查方法。

（二）主要应用

（1）参数多，信息量大，可多方位成像，直接作出横断面、矢状面、冠状面和各种斜面的体层图像，可多方位、多层面成像，不会产生 CT 检测中的伪影。以二维、三维方式显示人体的解剖结构和病变，不仅达到定位诊断，对定性诊断亦有重要的参考价值。

（2）直接反映人体内水分子中质子的周围环境状态和分子结构中的位置，提供分子水平的生化信息，对人体内水肿、感染、炎症、变性等在发生形态变化之前就进行早期诊断，或超早期诊断。

（3）对软组织的反差大，具有高分辨力，对确定炎症、水肿、肿瘤等病变范围十分明确，尤其是对外科确定手术范围提供了非常可靠的依据。

（4）不需注射造影剂，不会产生电离辐射，对人体没有任何放射性损害，可多部位、多次复查。

（5）对显示颅神经、颅底、颅颈交界区及脊髓疾病要优于 CT，对癫痫、脑梗死、脑出血等疾病的诊断也优于 CT；对软组织及肿瘤显像的清晰度及分辨率要优于 CT。

（三）缺点

（1）检查时间较长，平均需要 20～30 分钟。

（2）检查费用比较贵。

（3）带有心脏起搏器、体内带有金属制品不能检查，危重病人也不宜进行检查。

五、PET－CT

PET 是正电子发射计算机断层成像的英文首字母缩略语。它利用正电子核素标记葡萄糖等人体代谢物作为显像剂，通过病灶对显像剂的摄取来反映其基因、分子、代谢及功能状态变化。

PET－CT 是 PET 扫描仪和先进螺旋 CT 设备在功能和技术上的完美融合，PET－CT 的出现是医学影像技术发展的里程碑。

（一）技术特点

（1）PET 的代谢图像与 CT 的解剖图像融合，可以同时以图片形式显示代谢活性与解剖位置。

（2）一次显像可获得全身各方位的断层图像。

（二）主要应用

目前主要用于肿瘤的诊疗，也开始在心、脑疾病中使用。

1. 肿瘤早期诊断和鉴别诊断　病变早期瘤体还未成形时，癌细胞代谢活性就明显高于正常细胞。PET 如显示病灶代谢明显活跃，则提示为恶性；反之则良性病变可能性大。

2. 肿瘤确定分级和疗效评估　能一次全身断层显像,除发现原发病变,还可以发现全身各部位有无转移病变,有助于肿瘤分期,并提供穿刺或组织活检的准确部位,还可以观察治疗后病变的改变。

3. 放疗靶区的精确定位　PET 可以确定代谢活跃的病灶范围,为精准放疗,提供更合理、更准确的定位。

(三) 缺点

PET - CT 检查费用较高,我国同欧美国家相近,为 1 000 多美元(合人民币 7 000～9 000 元)。不适宜作为常规体检或检查项目。

(四) 在不同肿瘤有不同的应用价值

根据灵敏性、特异性和准确性,下面分别列出 PET - CT 应用价值不同的 3 类肿瘤。

1. 有很高应用价值　肺癌、淋巴瘤、结肠癌、食管癌、乳腺癌、子宫癌、卵巢癌、鼻咽癌。

2. 有较高应用价值　甲状腺癌、胃癌、胰腺癌、胆囊癌、肝转移癌、肾上腺转移癌、转移性骨肿瘤、多发性骨髓瘤。

3. 有一定应用价值　原发性肝癌、肾脏肿瘤、膀胱癌、脑肿瘤、肾上腺嗜铬细胞瘤。

(五) 有下列状况的病人,可以考虑做 PET - CT

(1) 虽然临床上高度怀疑肿瘤,但是找不到原发灶在哪里。

(2) 虽然已经确诊肿瘤原发病灶,但是不知道有没有其他转移灶。

(3) 虽然要放疗,但是不确定放疗的准确范围。

(4) 虽然做化疗,但是不清楚化疗的效果。

（六）检查之前的注意事项

PET－CT 检查前要注意的事情多一些，务必认真做到。

（1）糖尿病病人必须预先控制好血糖，不让血糖升高，以避免影响葡萄糖类显影剂的作用。

（2）前一天晚餐进食低碳水化合物，晚上 10 时后禁食，可饮水，但不能含糖。

（3）睡好觉，避免运动，检查前尽量放松，以免影响检查结果。

（4）注射后静待检查期间，要安静休息，多喝水，使示踪剂更好被病灶摄取。

（5）摘掉腰带、手机等金属物件，避免产生伪影。

六、5 项影像检查的安全性

影像检查对人体的可能危害主要来自放射性辐射。上面已经说过，超声波和磁共振没有辐射，所以只从安全性方面考虑，这两项检查有安全上的优越性。

（一）什么是辐射

辐射指一部分电磁能量以电磁波或粒子的形式向外扩散，向远处传播。人体内有较强的修复机制，可以减少辐射损害。

mSv 称作毫西弗，是辐射剂量的基本单位之一。

（二）各项影像检查受到多大辐射

以下是各种影像检查中人体受到的辐射量，仅供参考。不同的设备和不同的 CT 照射剂量可以使辐射量有所增减。

牙科全口 X 线摄片：0.01 mSv；

胸部 X 线摄片：0.02 mSv；

乳腺 X 线摄片:0.7 mSv;

头颅 CT 扫描:2 mSv;

胸部 CT 扫描:5 mSv(低剂量 1 mSv);

胃肠钡剂 X 线摄片:8 mSv;

心脏冠脉 CT 扫描:16 mSv;

全腹部增强 CT 扫描:35 mSv(低剂量 13 mSv);

PET - CT 全身扫描:14、25、32 mSv(取决于其中 CT 剂量的低、中、高)。

(三) 辐射量多大才能危害人体

地球上每人每年平均受到来自环境的辐射剂量约为 2 mSv。我国规定:一名医院放射科工作人员,连续 5 年的年平均有效剂量不能超过 20 mSv;任何一年中的有效剂量不能超过 50 mSv。

国际放射防护委员会从防护角度出发,将辐射的危害分为两种:第 1 种为远期效应,即使微小剂量也可能引起,只是发生的概率较小,如癌症和遗传效应的发生;第 2 种为近期效应,接受的剂量超过阈值才会发生,如白内障、皮肤辐射损伤等。辐射效应是累积的。儿童对辐射的敏感度是成人的 10 倍。

(1)一次剂量不超过 100 mSv 没有危害。

(2)一次剂量超过 100 mSv 开始出现细胞方面的伤害。

(3)一次剂量超过 500 mSv 开始出现放射病相关的症状,由轻到重。

(4)一次剂量达到 4 000 mSv 可能致死。

(四) 影像检查时如何保证安全性

按照上述那些资料和数据,在选择做不做,做什么影像检查时,可以考虑以下原则。

1. 把每年 10 mSv 当作较高安全线 没有必要做的尽量不做:

如常规体检,如没有任何有病的警报,如非严重病因可不做。

2. 把每年 20 mSv 当作一般安全线　有必要做的,在本线范围内还是可以考虑做的。

3. 把每年 50 mSv 当作临界安全线　患有严重疾病,或有证据表明可能患有严重疾病,在比较疾病的风险和检查的风险之后,在本线范围内选择性做,各检查累积的总辐射量不要超出 50 mSv。

4. 孕妇、儿童等特殊人群　提高安全线,可做可不做尽量不做。

5. 做检查时进行相应的防护　对甲状腺、性腺、眼睛等特殊部位要进行相应的防护,目前各医院对此类检查均有专门的保护措施。

(五)家人和陪护人员会不会受到辐射

做完 PET - CT 后的病人应限制接触孕妇和儿童,但不会给其他人带来任何风险。

七、5 项影像检查的一般选择

根据不同的病情,选择时大致有 4 个方向(表 3 - 2)。

1. 骨损伤　首先考虑 X 线摄片,进一步用 CT。

2. 心脏疾病　用心脏彩超比较有效,有时要用 CT 或磁共振。

3. 胸部疾病　初步检查用 X 线摄片,用 CT 更为清楚。

4. 腹部和盆腔疾病　一般超声波功效不错,含气多的脏器要用 CT、磁共振。

表 3 - 2　5 项影像检查的选择

	超声波	X 线摄片	CT	磁共振	PET - CT
四肢长骨		★	√		
颈椎腰椎			√	★	
关节、肌肉、脂肪组织				★	
胸部		★	√		

续　表

	超声波	X线摄片	CT	磁共振	PET-CT
肺癌可能			★		
腹部盆腔脏器(不包括中空胃肠)	★		√	√	
心脏:排除冠心病			★	√	
心脏功能	★			√	
颅脑损伤和急性脑血管病			★	√	
脑内结构病变			√	★	
已经诊断或高度怀疑肿瘤					√

注:优先选择:★;进一步检查:√。

前不久,北京举办全球首次脑部疾病影像检查的人机大赛。一方是有人工智能的 A 机器人;另一方是 15 名影像专业的资深医生,从数百家三甲医院选拔出来。在 20 分钟时间内完成对 200 多张 CT 图像的快速读片,并作出明显诊断。结果出人意料:机器人以 83%:63% 的大比例完胜医生组。得到启示如下。

(1)目前影像检查虽然已经成为医生作出临床诊断的重要依据,但是准确率不到 2/3。如果没有速度的限制,医生的准确率应当还可以高一些。

(2)这是三甲医院的水准,仍有出错,所以看病中不能完全迷信影像检查。

(3)今后影像检查需借助人工智能对大数据的深度学习和综合分析,在诊断准确率上还有很大的提升空间。

第三节　曲线记下警报：可作佐证（电活动检查）

人体维持正常的生命活动，需要在体内及与外环境不断进行物质交换、能量转化及信息传递，这些都离不开生物电活动。

由细胞组成的人体组织和器官，如脑、心脏、骨骼肌和平滑肌、视网膜等，在生命活动中细胞动作电位不断地发生和传播而形成电流回路和电场分布，在这些组织和器官所在部位的体表可以测量出一定的电位变化，为该组织和器官的生理和病理状况提供重要信息。

一、心电图

心脏收缩依靠心肌的电活动，用心电图机从体表记录下电活动变化图形，便是心电图。

（一）技术特点

（1）静息状态下，心脏各部位心肌细胞处于极化状态，没有电位差，描记的电位曲线平直，为体表心电图的等电位线。

心肌细胞活动时膜内电位由负变正（除极），描记的电位曲线即体表心电图上心房的 P 波和心室的 QRS 波。

细胞除极完成后（复极），描记出心室的复极波在体表心电图上表现为 T 波。整个心肌细胞全部复极后，再恢复极化状态，体表心电图记录回到等电位线。

（2）在人体表不同部位放置电极，以多方位记录和反应心脏的电活动。常规心电图检查时，通常安放 4 个肢体导联电极和 V1～V6 6 个胸前导联电极，记录常规 12 导联心电图。

（3）图纸记录下各段电活动，基本上可以反映心脏各个部分的实际活动。

1）P波：前半部代表右心房搏动，后半部代表左心房搏动。当心房扩大，两房间传导出现异常时，P波可表现为高尖或双峰的P波。

2）PR间期：激动传导到房室结，速度变慢，形成了心电图上的PR间期。当心房到心室的传导出现阻滞，则表现为PR间期的延长。

3）QRS波群：激动向下经左右束支同步传递到左右心室，形成QRS波群。当出现心脏左右束支的传导阻滞、心室扩大等情况时，QRS波群出现增宽、变形和延长。

4）ST段：心室肌全部除极完成，复极尚未开始的一段时间，ST段应处于等电位线上。当某部位心肌缺血或坏死，心室在除极完后仍存在电位差，ST段发生偏移。

5）T波：之后T波代表了心室的复极。心电图上T波的改变受多种因素的影响：如T波低平倒置发生在心肌缺血；如T波的高耸见于高血钾、急性心肌梗死等。

6）QT间期：代表心室从除极到复极的时间。QT间期延长常与恶性心律失常有关。

（二）主要应用

心电图由于简便、有效、价廉，应用范围广泛，已成为心脏疾病诊疗中最常用的检查项目。

（1）帮助诊断各类心律失常、心肌缺血、心肌梗死及其部位，以及心脏扩大和肥厚等。

（2）观察药物或电解质对心脏的影响。

（3）观察人工心脏起搏的情况等。

（三）缺点

普通心电图记录到的只是病人在安静平卧时短短几分钟左右的心电信号，所以对不定时发生的心脏状况和非发作期的心脏病容易漏诊。办法是用动态心电图和运动心电图予以补充，见下文。

二、动态心电图

（一）技术特点

做 24 小时动态心电图时，在胸前粘贴多个电极片，把电极片上的导线连接到一个记录盒，盒子背在身上，24 小时之后卸下电极板和记录盒，全天记录的心电图传入电脑进行整理。

做 24 小时动态心电图时，要注意保持正常生活，可有意适量活动一下，以便记录到异常心电图。不要不敢活动，否则有的异常情况可能不出现。

成套的心电监测自动化仪器设备对病人进行床边监测或者远处遥测，对心脏疾病的诊断和心脏功能的观察更为便捷有效。

（二）主要应用

动态心电图检查能长时间连续记录到被检者日间和夜间时段的心电活动情况，信息量大，不放过任何一次异常的心电波，从而弥补普通心电图的不足，大大提高了对不定时发生心脏问题的观察，甚至毫无感觉时（无症状）的异常心电波变化也能被找到。

（1）检出短暂的、特定情况下出现的隐匿性心律失常。

（2）监测快速性心律失常和观察缓慢性心律失常。

（3）协助判断不同类型异位节律或传导阻滞的临床意义并确定治疗方案。

（4）评估抗心律失常药物的疗效。

（5）发现猝死的潜在危险因素，如不稳定的室性心律失常、QT延长综合征、二尖瓣脱垂、肥厚性或心肌病等，能及时采取有力的治疗措施。

三、运动心电图

（一）技术特点

通过一定量的运动（如在活动平板上走步和小跑步），人为增加心脏负荷和心肌耗氧量，诱发心肌缺血，随后观察心电图变化。

（二）主要应用

对已知或怀疑患有心血管疾病，尤其对冠心病的诊断、病变程度和预后判断有重要价值。与冠状动脉造影相比，该试验有一定比例的假阳性与假阴性。但由于安全、简便、实用、价廉，所以在临床上应用广泛。

（1）协助确诊冠心病，并对有无隐性冠心病作筛选。

（2）测量冠心病病人心脏功能和评估其运动耐量。

（3）监测冠心病病人药物治疗或手术的效果。

（三）缺点

（1）假阳性发生率不低（10％以上），运动量过度、药物（如洋地黄、抗心律失常药物、噻嗪类利尿剂等）、电解质紊乱（如低钾）、过度换气、贫血、饱餐及注射葡萄糖后都可能引起假阳性。

（2）假阴性发生率更高（12％以上），运动量不足、药物（如抗心绞痛药等）、有陈旧性心梗可能导致假阴性。

（3）增加心脏负荷本身可能使得心脏病在现场发作，必须严格掌握禁忌证。

四、脑电图

脑电图是一种使用电生理指标记录大脑活动的方法。

(一) 技术特点

将两个电极置于头皮上,主要记录来自大脑皮质神经细胞的电位差。

脑电波是一些自发的有节律的神经电活动,按其频率变动范围,分为 4 个波段:δ(1～3 Hz)、θ(4～7 Hz)、α(8～13 Hz)、β(14～30 Hz)。

此外,在睡觉醒来并专注于某一事时,常可见一种频率更高的 γ 波(30～80 Hz),波幅范围不定。睡眠时还可出现另一些波形较为特殊的正常脑电波。

(二) 主要应用

(1) 诊断癫痫的必要依据。

(2) 对于各种颅内病变,如脑血管疾病、颅脑外伤、脑炎、脑瘤、代谢性脑病变等,有很大的诊断帮助。

(3) 智能障碍。

(4) 通过睡眠时脑波变化的监测,可以区分睡眠的不同时期。

五、长程脑电图

短程脑电图检查费时短,费用低,报告快。但是在短短的时间内有相当一部分癫痫病人的脑电图表现完全正常,异常率常不到 30%。

长程 24 小时动态脑电图检查,延长记录时间,有利于异常脑电波的发现,漏诊减少,还可以带着记录盒自由活动。

缺点是费用较高,脑电波易受干扰。

下列两种状况可以考虑做 24 小时动态脑电图。

(1)高度怀疑癫痫的病人,但是短程脑电图未记录到癫痫样波。

(2)癫痫治疗后作评估,确定能否停药。

六、视频脑电图

把脑电描记和摄像两种技术结合在一起,做脑电图同时进行同步录像,可以在观察脑电图的同时观看病人癫痫发作时的同步录像。这样就明显提高了观察和确认癫痫发作与脑电图异常的关系,也容易祛除误差,排除非癫痫发作。

七、肌电图

肌肉神经细胞在兴奋时会产生生物电活动的变化。肌电图是用肌电仪记录下来的肌肉生物电图形。

(一) 技术特点

肌肉收缩时会产生微弱电流,在皮肤的适当位置附着电极,来测定身体表面肌肉的电流,把电流强度随时间变化的曲线放大并记录下来。

除记录自发肌电活动之外,用电刺激肌肉运动单位也可以得到肌电图。

通过神经传导检测和针电极测定某部位肌肉,可区别神经源性损害和肌源性损害。

（二）主要应用

肌电图是临床神经生理学检查的重要方法之一，在神经、内科、骨科、职业病诊断和运动医学等方面有广泛作用。

（1）诊断脊髓前角急性和慢性损害、神经根及外周神经病变，可以协助确定神经损伤的部位、程度、范围和预后。

（2）对神经嵌压性病变、神经炎、遗传代谢障碍神经病、各种肌肉病也有诊断价值。

（3）还用于治疗过程中追踪疾病的恢复过程。

下列对象可以考虑做肌电图：外周神经系统疾病、脊髓疾病、神经根压迫症、神经肌肉接头疾病、肌原性疾病、锥体系及锥体外系疾病。

第四节　病因实证警报：找到真凶（病原体检查）

病原体主要指引起传染病的微生物，特别是细菌、病毒和寄生虫。如果泛指，为导致一些疾病的真正元凶（致病因子），范围就大一些，还有自身抗体、毒物等。如果在诊病过程中，通过某个手段能够找到致病的真凶，当然人心大快，坐实了疾病的诊断。

微生物实证检查常规使用以下 4 种方法，各有优缺点。

1. 直接检查　如血中找到疟原虫，直接找到，验明正身。

2. 培养方法　如细菌培养，特异性虽高，但是敏感性或检出率很低，而且耗时长，常常是远水救不得近火。

3. 抗原抗体测定　如肝炎病毒免疫测定，特异性和敏感性都高，也有一些影响因素。

4. 分子生物测定　精确、快速，但是实验室条件高，使用范围不广。

下面根据不同病因（或病原体）以及测定方法，介绍几组常规应用的项目。

一、寄生虫直接检测

（一）肠道：粪便

粪便中直接找虫卵或饱和盐水漂浮法找虫卵，还有找阿米巴包囊、绦虫和囊虫的节片等，都是用来诊断肠道寄生虫病的重要依据，还包括蛔虫、蛲虫、鞭虫、钩虫、阿米巴原虫（阿米巴痢疾）、绦虫、囊虫、血吸虫等。

凡在粪便检查中查到虫卵等，可以肯定有寄生虫肠道感染。

但粪便寄生虫检查阴性时,还不能否认有寄生虫感染,可能因为以下几种原因。

(1)因粪便取材不当或取样时间不当等未能查到虫卵。

(2)体内感染的虫体尚未排卵或排卵较少。

(3)体内感染为雄性虫体。

此时必须依据症状,再做其他检查进一步确诊。

(二)血液:涂片

1.涂片染色查疟原虫　还可鉴别疟原虫种类。骨髓涂片染色查疟原虫的阳性率较高。阴性结果不能否定诊断,需多次复查,或用基因诊断方法检查。

2.微丝蚴检查　为丝虫的原虫,外周血涂片检查是诊断的主要方法,阳性结果为诊断依据,阴性结果需多次复查。

3.回归热螺旋体检查　为回归热的病原体,阳性结果为诊断依据,阴性结果需多次复查。

4.弓形体检查　弓形虫病的病原体,阳性结果为诊断依据,阴性结果需多次复查,或用免疫学方法及基因诊断方法检查。

5.其他　还可以找到淋球菌、新型隐球菌、梅毒螺旋体、白喉棒状杆菌等病原体。

二、细菌和病毒培养

(一)阴道:分泌物

病原学培养和测定可以明确阴道炎的性质:细菌性、病毒性、真菌性和非特异性阴道炎。

分泌物取材要用清洁、消毒的吸管或棉拭。

(二) 泌尿道：尿液

清洁的中段尿菌数如果超过 10 万个/mL，可以诊断为尿路感染。培养、分离尿路感染病原菌，做细菌鉴定和药敏试验，其结果可指导临床用药。

(三) 血、骨髓、脑脊液、胸腔液、腹腔液等

在严重的败血症或脑部感染时对血、骨髓、脑脊液等，在胸膜炎、腹腔感染时对胸腔液、腹腔液做细菌培养、分离和药敏试验，很有必要。如果阳性则有诊断价值。

三、病毒性肝炎的免疫测定

病毒性肝炎有 7 类，分别由相关病毒引起：甲型（HAV）、乙型（HBV）、丙型（BCV）、丁型（HDV）、戊型（HEV）、庚型（HGV）和输血传播病毒（TTV）。

(一) 各型病毒性肝炎抗原（Ag）的检测

Ag 阳性表明有该型病毒感染，但不一定发病。不同型的肝炎病毒 Ag 出现的时间不尽相同，所以阴性也不能说没有感染。

(二) 各型病毒性肝炎抗体（Ab）的检测

Ab 阳性表明有过该型病毒感染，但 Ab 阳性持续时间长（有的终身），所以 Ab 阳性也不能肯定现时正在发病。

(三) 乙型病毒性肝炎的免疫检测（5 项）

见表 3 - 3。

表 3-3 乙型病毒性肝炎的免疫检测

	表面抗原	e 抗原	核心抗体	e 抗体	表面抗体
	HBsAg	HBeAg	抗 HBc	抗 HBe	抗 HBs
急性感染早期,病毒复制活跃	+	+	−	−	−
急性或慢性活动,病毒复制活跃	+	+	+	−	−
急性或慢性,病毒复制减弱	+	−	+	−	−
病毒复制停止	+	−	+	+	−
平静期	−	−	+	−	−
过去感染过或接种过疫苗	−	−	−	−	+

四、性病病原体测定

实验室检测是诊断性传播性疾病的主要依据,特别是特异性病原体检测可以作为确诊的依据。

(一) 艾滋病病原体检测

1. HIV-1 和 HIV-2 抗体的检测　诊断的依据。

2. HBV 病毒载量检测　早期诊断的依据。

3. p24 抗原检测　辅助诊断的依据。

4. HIV 分离培养　最精确的诊断方法,但是需要有一定量的感染细胞才能分离培养。

(二) 梅毒病原体检测

1. 显微镜下检测或涂片染色　是早期诊断的快速、可靠的方法。

2. 梅毒血清学试验　也是诊断的主要依据，特别对潜伏期病人。

(三) 淋病病原体检测

1. 直接涂片检查　急性男性病人阳性率高，女性或症状轻者阳性率不高。

2. 分离培养　为诊断的最主要依据。

(四) 非淋菌尿道炎、生殖器疱疹、尖锐湿疣、软下疳病原体检测

基本上使用以下 3 种方法来诊断，按先易后难来选择检测项目。

(1) 标本或涂片直接检查。

(2) 血清学试验。

(3) 分离培养。

五、自身抗体测定

自身抗体的测定是诊断自身免疫性疾病的重要依据。许多自身免疫性疾病可产生多种自身抗体，而同一种自身抗体可涉及多种自身免疫性疾病。下面介绍一些特异性较高的指标。

1. 抗胃壁细胞抗体（PCA）　慢性萎缩性胃炎、恶性贫血等。

2. 抗甲状腺球蛋白抗体（抗 TG）、抗甲状腺微粒体抗体（抗 TM）　桥本甲状腺炎等。

3. 抗平滑肌抗体（ASMA）　自身免疫性肝炎、自身免疫性胆汁性肝硬化、酒精性肝硬化等。

4. 抗肝肾微粒体抗体（LKM）　自身免疫性肝炎、慢性丙型肝炎、丁型肝炎等。

5. 抗心磷脂抗体（ACA） 系统性红斑狼疮、急性脑血管病、自发性流产、宫内死胎等。

6. 抗乙酰胆碱受体抗体（AchRA） 重症肌无力等。

7. 抗核抗体（ANA）及其可提取性核抗原抗体谱 系统性红斑狼疮、系统性硬皮病、混合性结缔组织病、干燥综合征等。

8. 类风湿因子（RF） 类风湿疾病等。

六、毒物及其相关物质测定

下列测定项目可以作为病因和诊断的依据。

1. 血中一氧化碳血红蛋白浓度（COHb） 急性一氧化碳（煤气）中毒。

2. 血胆碱酯酶活力（ChE） 有机磷农药和胆碱酯酶抑制剂中毒。

3. 高铁血红蛋白鉴定和尿亚硝酸盐定性 急性亚硝酸盐中毒。

4. 血清乙醇浓度 急性酒精中毒。

5. 血、尿、胃液中检测毒物、毒品和药物及其代谢产物 各毒物、毒品和药物中毒。

6. 蛇毒特异性抗原测定 伤口渗液、血清、脑脊液、尿液都可以作为测定标本。

七、分子生物测定病原体和病因

分子生物测定又称为基因诊断、分子诊断。通过检测病人体内遗传物质的结构或表达水平的变化而作出诊断，可以进行病原体的诊断、个体遗传病的诊断，也可以进行产前诊断。

分子诊断需要的技术和实验室条件很高，临床常用的检测方法多为核酸检测和蛋白检测。其常规技术包括：聚合酶链式反应（PCR）、DNA 测序、基因芯片技术等。目前以 PCR 为主。

PCR 灵敏度高、特异性强，可进行定性、定量检测，已经用于肝炎、性病、肺感染性疾病、优生优育、遗传病基因、肿瘤等，为早期诊断、早期治疗提供了有效的帮助，已经成为临床病原体诊断方法的优选。

基因芯片是分子生物学、微电子、计算机等多学科的结晶，综合多种高精尖技术，是当代医学检测发展的重要方向。但成本高、开发难、产品不多，目前主要用于科研和药物筛选等。

第五节　镜下验证警报:眼见为实(内镜检查)

内镜或称内窥镜,是医生增亮的眼和伸长的手。在现代科技的帮助下,硬管变成软管(纤维镜),再配上了电眼(电子镜),有的内镜还装上了超声波探头,就近进行超声波检查,大大提高了检出率。

现代化的内镜几乎无孔不入地通过人体很多管道和孔腔,深入人体内部多处,得以清清楚楚地一探真假,明明白白地眼见为实,镜下直接验证有病的警报。必要时留下照片、录像和超声波检查结果,对组织、生长物和肿块做活检,为疾病的诊断获取有力证据,对疾病的早发现、早诊断作出贡献。

同时,内镜下可以实施过去难以做到的不少无创伤治疗。内镜下手术使得外科治疗踏上新台阶,精准医疗走出新步伐。

一、鼻内镜检查

(一) 检查方法

鼻内镜系统配有冷光源、摄像机和显示器,深入鼻腔,从前到后观察各解剖部位,使鼻腔内病理改变清晰显示。

其亮度相当于无影灯的 20 倍,3.5 毫米的小孔可将病变组织放大 500 倍。亮度好,视野大,一目了然。已经被广泛应用于鼻腔、鼻窦疾病的诊断及治疗。

(二) 主要应用

(1) 寻找鼻内出血的确切部位,可在镜下予以止血。
(2) 发现脓性分泌物的来源,确定病变性质。

（3）检查早期鼻腔或鼻咽部肿瘤，作出定位，并可在直视下活检。

（4）配套相关器械，使鼻内手术更加精细和微创，并能达到传统手术无法涉及的区域。

（三）注意事项

1. 检查前　需用羟甲唑啉进行鼻腔黏膜收敛、1％丁卡因进行黏膜表面麻醉。

2. 检查中　采取坐位，鼻内镜从前鼻孔进入，观察。如有不适，请告知医生，切莫自行转头或推镜，以防镜头划伤鼻腔黏膜，导致鼻出血。

3. 检查后　一般稍作休息即可离开。在内镜下行活检术的病人要观察半小时，确认没有出血才能离开。

二、喉镜检查

喉部位置很深，结构复杂，无法直接观察。以前喉部检查常常使用间接喉镜。

（一）纤维喉镜检查方法

纤维喉镜又称为纤维鼻咽喉镜，是目前耳鼻咽喉科应用最广泛的内镜。它由镜体、冷光源和附件 3 个部分组成，经前鼻孔插入可以检查鼻咽、口咽、喉咽和喉部。

纤维喉镜管腔内，可以放入钳子进行活检及手术，利用管腔进行负压吸引，还可以通过管腔对喉部局部给药。

（二）电子喉镜检查方法

电子喉镜外形和纤维喉镜类似，也是软管纤维内镜。电子喉镜在内镜尖端配以 CCD 片,作为超小型摄像机,连接数字影像处理系统,可以获得更高清晰的图像。电子导像系统包括屏幕显示、录像装置等,与纤维内镜组装成一体,通过与电子喉镜连接的计算机对电子喉镜图像进行相关处理。

(三)主要应用

(1)必须做咽喉检查,但是用间接喉镜检查有困难(如咽部敏感、上切牙突出、舌过高等),或者用直接喉镜检查也有困难(如颈椎强直、牙关紧闭等)。

(2)对喉部比较隐蔽部位的病变或微小的早期病变进行检查。

(3)观察声带活动。

(4)对较小的声带息肉和结节进行手术治疗或活检。

(四)注意事项

(1)上呼吸道有急性炎症或心肺有严重病变者不宜做。

(2)检查前禁食禁水。

(3)检查后 2 小时内禁食禁水(麻醉反应易导致呛咳)。

(4)如果镜内手术,全麻手术术后禁食禁水 6 小时,防呕吐引起窒息;术后全部清醒 6 小时后,可用半流质饮食及取半坐卧位。

三、支气管镜检查

支气管镜全称纤维支气管镜,具有外径细、可弯曲、亮度大、视野清等优点,已广泛用于临床。

纤维支气管镜技术对肺部疾病的诊断和治疗起举足轻重的作用。

（一）检查方法

支气管镜检查经鼻腔，或经口腔，或经口气管套管插入，经过声门进入气管和支气管以及更远端，直接观察气管和支气管的病变，并根据病变进行相应的检查和治疗。

为了保证安全，无痛支气管镜检查让病人处于无痛麻醉状态进行气管插管，保证呼吸道的通畅，通过气管插管直接进镜。不过，超过 75 岁的高龄病人，有心脑血管疾病、肺功能差、有活动性咯血的病人，都不应该进行无痛麻醉。

（二）主要应用

使用纤维支气管镜让不少隐藏在气管、支气管及肺内深部难以发现的疾病，在没有体表创伤的情况下得以诊断及治疗。

1. 明确肺部肿块的性质　影像检查对肿块性质诊断较为困难。应用纤维支气管镜检查，结合活检和刷片检查技术，可明确肺部肿块性质，诊断阳性率显著提高。

2. 痰细胞学检查发现癌细胞，而影像检查无异常　临床上称为隐匿性肺癌，通过支气管镜检查和观察，能早期确诊、早期治疗。

3. 顽固性咳嗽　难以解释的咳嗽加重，治疗欠佳，可做纤维支气管镜检查以明确病因。

4. 不明原因的喘鸣　无慢性支气管炎、无支气管哮喘病史，但是喘鸣逐渐加重。

5. 咯血及痰中带血不止　查明原因，还可以吸出血块，注入药物止血。

6. 肺不张　探明病因后，经纤维支气管镜进行治疗。

7. 肺部严重感染性疾病　清除气管、支气管分泌物，取痰液做细菌培养，做支气管肺泡灌洗，局部注射抗生素。

8. 其他　协助肺癌术前分期及决定切除范围等。

(三) 注意事项

1. 检查前

(1) 术前 4～6 小时禁食禁水。

(2) 术前血常规检查、凝血功能检查、心电图检查等。

(3) 停用抗凝血药物(如阿司匹林、华法林等)3 天以上。

(4) 将义齿(假牙)取下,妥善保管。

2. 检查中　仰卧位,头部摆正,略向后仰,鼻孔朝上,肩略垫高,使肌肉放松,比较舒适,并可预防晕厥。镜在进入声门时,避免咳嗽。

3. 检查后

(1) 2 小时后先适量饮水,如无呛咳方可进食。

(2) 检查后可能出现鼻咽喉部不适、疼痛、声嘶、发热、痰中带血,会慢慢减轻。

(3) 尽量避免用力咳嗽,以免引起出血,如有咳血量多等不适,及时反映。

四、纤维胃镜检查

用一根细而软的管子伸入胃中,直接观察食管、胃和十二指肠的病变,特别是微小的病变。胃镜检查已经成为上消化道病变的首选检查方法。

(一) 检查方法

胃镜仅 1 厘米粗细,前端装有内视镜、光源器和摄像头。从嘴中伸入受检者的食管,慢慢进入胃和十二指肠。医护人员可以从电视屏上看到胃镜进入和活动的全貌。必要时,可由胃镜上的小洞伸入器械做活检和手术。全程检查时间约 10 分钟,若做切片检查,则需 20～30 分钟。

无痛胃镜检查采用一种麻醉的方法,让病人在短暂无意识状态下进行检查。

(二) 主要应用

(1) 有上消化道各种症状,还伴有体重下降、贫血等。

(2) 上消化道钡餐造影等检查不能确定的病变,或症状与钡餐检查结果不符合时。

(3) 确定上消化道出血病因和部位,急性出血可做急诊胃镜检查,镜下止血治疗。

(4) 已经确定为溃疡病、萎缩性胃炎、癌前病变、术后胃出现症状等,需要随访观察的。

(5) 食管癌和胃癌高危人群的普查。

(6) 需要在胃镜下做治疗,如胃内异物、胃息肉、食管贲门狭窄等。

(7) 需要在胃镜下做手术,如胆道手术等。

(三) 注意事项

1. 检查前
(1) 预做 HBsAg 等检查,避免交叉感染。
(2) 检查前至少 8 小时禁食禁水。
(3) 前 15～30 分钟注射阿托品及地西泮(安定),注射后喝去泡剂。
(4) 前 3 分钟在喉头喷麻醉剂。

2. 检查中
(1) 换宽松衣服,取出活动义齿(假牙),左侧卧位,双腿微曲。
(2) 当胃镜由受检者口中所含的塑胶器伸入时,全身放松,做吞咽动作,使胃镜顺利通过咽喉进入食管。

（3）当医生观察时，不做吞咽动作，由鼻子吸气，口中缓缓吐气。

（4）如感觉不适，向医护人员打个手势，千万别抓管子或发声音。

3. 检查后

（1）1～2小时内禁食禁水。

（2）此后，如咽喉无感觉不适，可先喝水，如无呛到，再进软食，避免粗糙食物。

（3）有时会有短暂的喉咙痛或异物感，一般1～2天可恢复。

五、胶囊内镜检查

胶囊内镜全称为磁控胶囊内镜系统，还被誉为胶囊内镜机器人。

（一）检查方法

病人随水吞下一粒重量不到4克的胶囊内镜，随消化道蠕动自食管到结肠运行。依靠体外磁场，精确控制进入人体内胶囊的活动和方向。胶囊内置的照相机自动快速拍摄，一系列照片被发送和留存到体外的记录仪和电脑，供分析。

不需插管和麻醉，轻松，快速，无痛苦，结果准确。不仅用于胃部疾病的诊断，也可用于小肠等其他消化道疾病的诊断。

（二）主要应用

（1）消化系统疾病的定期复查，如息肉、炎症、溃疡、出血等。

（2）有明显消化道症状需要确诊。

（3）上消化道肿瘤高危人群筛查。

（三）注意事项

（1）检查前一日无渣饮食，检查前一晚 8 时后禁食。

（2）检查前一晚服用泻药。

（3）吞服胶囊后可以自由活动。

（4）15 分钟左右便完成胃部检查，7 小时左右电耗尽后，全部检查终止。

（5）检查开始 4 小时内禁食，4 小时后可以简单饮食。

（6）约 24 小时后，胶囊机随大便排出体外。

六、结肠镜检查

是目前诊断大肠黏膜病变的最佳选择。

（一）检查方法

结肠镜是一支细长可弯曲的管子，直径大约 1 厘米。经肛门插入，到直肠、乙状结肠、降结肠、横结肠、升结肠和盲肠以及与大肠相连的一小段小肠（回盲末端）。通过安装于肠镜前端的电子摄像探头，将肠黏膜的图像传输至计算机处理，并显示在监视器屏幕上。医务人员可观察到大肠黏膜的微小变化，如癌、息肉、溃疡、糜烂、出血、色素沉着、血管曲张和扩张、充血、水肿等，图像清晰、逼真。

通过结肠镜还可对部分肠道病变进行治疗，如对大肠息肉等镜下直接摘除，对肠道出血进行镜下止血，对大肠内异物进行清除。

（二）主要应用

（1）原因不明的下消化道出血不止，包括显性出血和持续性隐性出血。

（2）有下消化道症状，如慢性腹泻、排便异常、腹痛、腹胀、腹块等，诊断不明确。

（3）钡剂灌肠造影阳性或有可疑病变，不能明确诊断。

（4）低位肠梗阻及腹块不能排除肠道疾病。

（5）大肠息肉和早期癌需在内镜下摘除或切除。

（6）大肠癌术后或息肉摘除后定期随访。

（三）注意事项

（1）预做 HBsAg 等检查，避免交叉感染。

（2）检查前一天不吃富含纤维的蔬果，检查前一晚禁食。

（3）按医嘱服泻药进行肠道准备，服药后要多饮水，必须做到最终排出大便为清水或淡黄色液体，无任何粪渣。

（4）如做无痛肠镜（在麻醉下），检查结束并清醒后，要卧床观察半小时才能离开。

（5）检查结束遵医嘱进食。

（6）取活检、息肉电切除术后注意休息，当日禁食，第 2 天无渣流质饮食宜温凉。3 天内勿剧烈运动。

（7）自己注意观察大便颜色，有没有便血，如有，或有腹痛、不适感、体温升高等状况，应及时告知医生。

七、小肠镜检查

胃镜用于胃、十二指肠病变的检查，结肠镜用于直肠到回肠末端病变的检查，两者中间有一段小肠，是人体中最长的消化管道，成年人全长 5～7 米。

小肠管腔长而游离、迂曲，距口和肛门又远，使内镜进镜和观察很难。过去小肠疾病的诊断主要依赖影像检查，但有其局限性，而且敏感性和准确性较低，无法满足临床诊断的要求。小肠镜检查填补了不足。

（一）检查方法

现在使用的双气囊电子小肠镜是在小肠镜外加上一个顶端带气囊的外套管，可避免小肠镜在胃内盘曲，有利于小肠镜插入空肠，通常可抵达回肠中下段，部分可达末端回肠，检查范围大大扩展。电子小肠镜视野广，图像清晰，可行内镜下活检及相关治疗。

双气囊小肠镜分为经口进入或者经肛进入两个方向，主要根据小肠可疑病变部位的不同来确定。通常情况下，经口进镜可抵达回肠中下段，经肛进镜可达空肠中上段。如果经口或经肛检查未发现病变，可在小肠镜到达的小肠部位做一个标记，再从另一侧进镜。将经口或经肛进镜的两种方式相结合，可以使整个小肠得到全面彻底的检查。

小肠镜还能在检查过程中进行活检、止血、息肉切除、注射等治疗。

与其他内镜检查相比，小肠镜在推进和牵拉中要重复充气、放气，技术操作上有一定难度。

小肠镜检查时间相对较长，为 90 分钟左右，检查过程相对比较痛苦，因此一般在麻醉下进行。病人的耐受性和安全性均良好。

（二）主要应用

随着胶囊内镜和双气囊电子小肠镜的问世，小肠检查有了突破性的进展，可以很方便地观察到全部小肠，极大提高了小肠疾病的检出率。两种检查方式有一定互补性：胶囊内镜适合作为初步检查手段，而双气囊小肠镜可进一步确认病变或进行治疗。小肠镜检查可以应用于下列情况。

（1）消化道出血，经胃镜和结肠镜检查未能发现病变，怀疑有小肠疾病。

（2）疑有不完全小肠梗阻。

（3）疑有小肠器质性病变,如小肠肿瘤、小肠吸收不良综合征、慢性腹痛及慢性腹泻等。

（4）多发性息肉需要做全消化道的评估。

（5）小肠造影或胶囊内镜发现小肠异常,但不能确诊。

（6）进行小肠疾病的内镜下治疗,如息肉的电切术、小肠出血的治疗及异物的取出术。

（三）注意事项

（1）检查前签署知情同意,明确小肠镜检查的目的、收益及有关风险。

（2）检查前需禁食 12 小时,并做碘过敏试验,以便需要时做造影检查。

（3）检查前的准备和检查后的注意事项基本上同胃镜和结肠镜检查。

（4）检查前认真完成肠道清洁十分重要,否则影响检查结果。

八、膀胱镜检查

膀胱镜检查是泌尿外科诊断疾病时不可替代的重要手段,纤维膀胱镜(软镜)的问世大大减轻了镜检时的痛苦。

（一）检查方法

（1）取截石位,即受检者仰卧于检查床上,臀部靠近床边,放到支腿架上,最大限度显露会阴部。

（2）彻底清洁,局部麻醉。

（3）导入膀胱镜,抽出闭孔器,估计尿残余量,观察其性状。

（4）插入内镜,边充水边检查,按程序检查膀胱内。

（5）做输尿管插管时,抽出内镜换插管镜,找到输尿管口,插入输尿管导管。

（6）检查完成后,放出膀胱内液体,插入闭孔器,退出膀胱镜。

（二）主要应用

1. 诊断　不明确的膀胱、输尿管、肾脏或后尿道疾病。

2. 观察　了解膀胱周围病变（如腹后壁肿瘤、盆腔肿瘤、直肠肿瘤等）对膀胱的侵犯程度。

3. 造影　需要进行输尿管插管,准备逆行肾盂造影或收集两侧肾盂尿做特殊检查。

4. 治疗　膀胱肿瘤、结石、异物、出血等治疗,以及前列腺切除或做输尿管插管。

（三）注意事项

（1）检查前停止使用抗凝药（如阿司匹林等）1周,女性经期不能进行检查。

（2）检查前自己认真清洁外阴部位。

（3）注射碘剂行造影术前,应先做碘过敏试验,并注意观察有无过敏反应。

（4）检查后卧床休息半天或一天,并鼓励多饮水。

（5）检查后可出现轻微血尿以及尿频、尿急、尿痛等症状,1～2天即可消失,若症状加重无缓解,需及时就医。

（6）如果检查后出现血尿加重、持续时间长,排尿困难,并出现发热、腹胀,请及时就医。

九、阴道镜检查

阴道镜是妇科内镜之一,已普遍用于下生殖系统疾病的诊断,尤其是下生殖道癌前病变、早期癌以及性病的早期诊断。

(一)检查方法

先使用窥阴器暴露阴道、宫颈和生殖器,于距离阴道口或生殖器大约 20 厘米部位,将阴道镜的镜头对准宫颈或生殖器上的表皮组织,调节焦距,屏幕显示放大的图像,电脑可以储存和回放这些图像。

阴道镜能将收集到的图像放大 10～60 倍,通过放大的图像进行观察,可以清楚地看到子宫颈表皮和生殖器表皮上肉眼不能发现的微小病灶,有助于提高判断宫颈、生殖器等病变的准确率,为疾病的早期诊断提供依据,大大提高治愈率。

(二)主要应用

在应用上,阴道镜有下列优点。

1. 诊断

(1)可以反复检查,无创伤性。

(2)协助鉴别生殖道病变的性质。

(3)能够及时发现癌前病变和早期癌。

(4)提高活检阳性率。

2. 治疗　提高治疗部位的精准,避免遗漏或过大治疗病变。

3. 随访　是动态观察病变发展和治疗后疗效评判等的简便而有效的手段。

4. 科研　可观察到肉眼看不到的细微变化,是研究临床与病理形态学之间关系的重要方法。

5. 筛查　对于已婚或未婚有性生活经历的妇女,特别是存在下列情况时,电子阴道镜检查作为可能早期发现宫颈癌的一种筛查方法,有肯定的价值。

(1) 宫颈糜烂,久治不愈。

(2) 有接触性出血史。

(3) 宫颈细胞检查阳性。

(4) 亚临床人乳头瘤病毒感染。

(三) 注意事项

(1) 根据病史、月经史,选择合适的检查时间。

(2) 检查前做常规滴虫、真菌、巴氏涂片检查。

(3) 如疑及感染,先做阴道分泌物培养,如果阳性,先对症治疗。

(4) 检查前 48 小时禁止阴道用药,以免影响检查和观察。

(5) 检查前 24 小时禁止做任何妇科阴道操作。

十、宫腔镜检查

宫腔镜检查是一项新的微创性妇科诊疗技术,用于子宫腔内检查和治疗。

(一) 检查方法

宫腔镜是一种纤维光源内镜,包括镜管系统、能源系统、光源系统、灌流系统和成像系统。子宫镜可分为诊断型及手术型。

利用镜体的前部进入子宫腔内,对观察的部位具有放大效应,直观、清楚、准确,成为妇科出血性疾病和宫内病变的首选检查方法。

（二）主要应用

宫腔镜检查和宫腔镜手术是两回事。宫腔镜检查的临床作用是诊断、观察宫颈和子宫有没有病变。在宫腔镜下手术，比检查要复杂，可能需住院进行。

宫腔镜检查或手术是在直视下进行，仅限于内膜功能层的操作，对内膜的影响远小于人工流产等手术，一般不会损伤内膜。

1. 诊断和检查

（1）月经过多、月经过频、经期过长、不规则子宫出血等。

（2）不孕症和反复自然流产。

（3）怀疑有子宫内膜癌或其癌前病变。

（4）宫腔内异物、宫腔粘连、宫内节育器等。

2. 治疗

（1）疏通输卵管开口。

（2）异物取出。

（3）注药治疗输卵管妊娠。

3. 手术

（1）子宫内膜息肉切除术。

（2）部分子宫肌瘤切除术。

（3）子宫纵隔切除术。

（4）宫腔粘连分离术。

（三）注意事项

1. 检查前

（1）预做肝炎免疫指标、肝功能、肾功能、心电图、血尿常规、凝血指标、白带常规等检查。

（2）一般在月经干净后 3～7 天进行检查或手术最佳。

（3）月经后或术前 3 天禁止性生活。

（4）检查前可适当练习憋尿,便于检查时或手术中B超监查。

2. 检查后

（1）禁止性生活和盆浴1个月。

（2）保持休息1周。

（3）适当服用抗生素。

（4）阴道出血多,随时就医治疗。

第六节　显微直证警报:确诊依据(病理检查)

一、显微直证的意义:一锤定音

我们想方设法,距离可能有病警报的发生地越来越近。警报发生地到底发生了什么? 警报传递的体内信号是真是假? 是实还是虚? 是对发生地进行实地观察和精细探查的时候了,但是我们的视力不济。

显微镜是人类 20 世纪最伟大的发明之一。显微镜把一个全新的微观世界展现在人类视野中,人们第 1 次惊喜地看到自己体内的组织和细胞,医学由此也大大地向前迈进了一步:从组织和细胞来观察和研究人体,从生理变化到病理变化。于是,诊断疾病最传统却最有力的检测手段——病理检查逐步问世。

为探讨器官、组织或细胞所发生的疾病过程,对血液、体液、骨髓、脏器、组织和各病变部位的涂片、穿刺、活检和切片等,做一定处理,采用病理形态学检查的方法,用显微镜观察病变,探讨病因,最后作出病理诊断。

在显微直证下,让我们一度迷惑的警报原形毕露,真相大白:一切尽在高倍镜或低倍镜下,一切都写在病理检查报告上。多少年来(直到现在),病理检查的结果成为确诊的依据,在疾病诊断中常常起到一锤定音的关键作用。

二、病理标本的采集

(一) 血液和骨髓

几乎所有的血液疾病(包括各型白血病)以及部分其他疾病或全身性疾病的临床诊断和病情、疗效观察,都离不开外周血和骨髓的形态学检查。有时必须进行骨穿刺收集骨髓,甚至活检,是不得已而为之,病家要理解和配合。

(二) 体液穿刺液

人体一些腔道里有各式各样的体液,生病时这些体液会增多,重要的是体液中还会出现病变的细胞或特殊的细胞。用穿刺的方式把它们吸取出来,再进行病理检查,是诊断疾病的重要手段。以下为一些常规穿刺收集的体液。

1. 腹腔穿刺　腹腔积液。
2. 心包穿刺　心包积液。
3. 腰椎穿刺　脑脊液。
4. 胸腔穿刺　胸腔积液。
5. 关节腔穿刺　关节腔积液。

(三) 脏器组织穿刺和活检

一些实质性脏器疾病有时不得不依靠病理检查以确诊,对这些脏器从体外进行穿刺和活检实属无奈之举。常见穿刺和活检有以下几项。

(1) 肾脏穿刺和活检。
(2) 肝脏穿刺和活检。
(3) 脾脏穿刺和活检。
(4) 前列腺穿刺和活检。
(5) 淋巴结、结节、肿块穿刺和活检。

(四) 病变组织活检

影像检查发现病变后,但是难辨性质。有时需要对某脏器内可疑的结节、肿块或囊肿的内容物进行直接穿刺活检,或在各种内镜下活检。

（五）手术后病理切片

术后病理检查从大体标本到组织和细胞形态，是手术后继工作的重要部分，价值非凡。

有时（比如乳腺癌手术）在手术进行过程中，把取下的组织放到冷冻机里面冻成硬块，快速制成冷冻切片，用于即时病理检查，可以快速作出判断，并指导下一步手术如何进行。

三、标本处理的方法

通过各种处理方式，尽可能多地表达出疾病的信息。

（1）直接涂片。

（2）传统染色。

（3）组织化学染色。

（4）细胞免疫标记。

四、病理检查的手段

（1）脱落细胞镜下形态学检查。

（2）活体组织切片镜下形态学检查。

（3）免疫组织化学检查。

（4）电子显微镜检查。

（5）流式细胞仪检查。

（6）图像分析技术：病理形态学观察基本上是定性的，缺乏更为客观的定量标准。图像分析技术弥补了这个缺陷。形态定量技术已从二维向三维空间发展。

第四章

治未病：治验有病无病的真假

——小心排除疾病

本章导读

本章导读

　　"治未病"源自《黄帝内经》。这里的"治",并非只是治疗,有治验、治理、查处的意思,是重视、关注、搞清楚的含义。

　　本章说的"未病"指目前不能确认有病还是无病的一种身体状态:

　　会不会误解了某些非病理性的身体变化,虚惊一场?

　　会不会只是处于高危的亚健康状态?

　　会不会已经有病潜伏(即开始了病理过程)而不显露?

　　会不会已经发生某种疾病(早期或前期)而自己还没有感受到异常的警报?

　　会不会已经做了某项医学检查,但是得到的结果还不足以诊断某病,抑或还无法区分有病还是无病?

　　对于这样一些所谓的"未病"状况,病人容易产生两种倾向:其一,不以为然,不当一回事,不愿意进医院门,错误认为"病是看出来和查出来的,不看不查就没病";其二,胆战心惊,杯弓蛇影,对一些模棱两可的不适感觉或难下结论的检查结果反应过度,看病过频,甚至武断地自认患有重病,未病已被击倒。

　　"未病"状况从认识到应对,确有不少盲点。治验"未病",重视"未病",查处"未病",也是看病的一个另类部分。这是一个搞清楚的过程,不仅搞清楚真病还是假病,有病还是无病,小疾还是大病,也是使读者搞清楚一些"未病"带来的认识上的困惑和做法上的迷茫。

　　本章以搞清楚为主线,说说治验"未病"中经常遇到的3件事:

　　第1,体检(第一节和第二节):是在没有预警下去看病和做医疗检查。

　　第2,待查(第三节和第四节):则是在有身体警报后和(或)做相关检查后却结果不明了,报告很含糊。

　　第3,所谓的"小疾"(第五节):不认为病,不予重视,不以为然,其实小疾不小,小洞不补,大洞吃苦。

　　治验"未病"的目的在于搞清楚查明白有没有病:如有,不管大小,早发现、早诊断、早处理为要;如没有,小心排除,心安理得,防患于未然。

第一节　为什么体检？——问答六则

体检就是在没有预警下去看病和做医疗检查。

为什么没有预警却要去看病？什么时候合适去做体检？最好到哪里去体检？这是本节要回答的前 3 个问题,属于体检前的事情。

体检后的 3 个问题是:怎样看体检报告？"有问题"怎么办？"正常"又怎么办？

至于体检中的问题——怎样体检？将在本章第二节中阐述。

一、为什么做体检

人体从生、老、病、死,经历量变到质变的过程。绝大多数人的不生病(或生病前)时期(平时)要远远长于生病时期(病时)。

这个平时,大致可以分为 3 个时段或者 4 个时段。

1. 健康期　没有疾病。

2. 亚健康期　外环境(如危险因子或致病因子的影响等)和内环境(如失衡、衰老、变异等)合力,使得身体状态发生变化,但还没有到质变,还没有生病。

3. 疾病前期　病原体侵入的潜伏期,病变只是在分子和细胞水平,但是自己还感觉不到(没有症状,没有预警)。

4. 其他　已经在疾病早期,因为症状较轻而感受不到,或者忙于其他而没有关注于此。

以上没有预警或所谓没有预警的情况中,用体检的方法替代看病,既对自己的健康负责,又不为所谓的疾病所困,不失为明智之举。

体检,能从所谓"健康"的鸡蛋里挑出生病的骨头,已经被事实所证明,是我们维护健康的手段之一。

二、什么时候需要体检

出现以下 3 类 12 种情况时,去做体检没商量。

(一) 出现下列机会,及时体检

(1) 如果公司和单位提供定期体检,抓住机会,千万不要缺席。

(2) 如果有 5 年或以上"没有进过医院",最好尽快安排做一次体检。

(3) 如果接近退休或刚退休,最好做个体检。

(4) 婚前和准备生育前,要做体检。

(二) 处于下列状况,勤做体检

(1) 处于恶劣的工作环境(如高温、酷寒、有害气体和物质等)里。

(2) 处于较大的心理压力和思想困惑(如事业挫折、家庭变故等)中。

(3) 处于一些可能有遗传倾向疾病(如高血压、糖尿病、肿瘤等)的家族内。

(4) 处于严重的危险因子影响下(如长期吸烟、酗酒、肥胖等)。

(三) 发生下列异常,快做体检

(1) 家人中有人患有可能传播的疾病。

(2) 确定接触到某个可能致病的病原体或致病因子。

(3) 感觉到某些不适,但是不明显,或弄不清哪个部位或哪个系统有问题。

（4）平时正常的生活、习惯、爱好或规律忽然发生了某种不可控的明显改变。

三、哪里去体检

建议多考虑去正规医院的体检部门做体检。有些广告大、门面大的专职体检机构，把钱放在大广告和大门面上，虽然有名，但华而不实。

（1）体检主持者当然是有实际临床经验的医院医生为好，有的专职体检机构也会请几位医院的医生来，但是毕竟大多外雇或外派人员。

（2）体检时实验室、仪器设备和医技人员的临床经验很重要，专职体检机构（大量接触正常人）难以与临床医院（每天处理大量病人）相比。

（3）体检结果汇总要由临床医生进行全面分析和提出建议，有可能还要做后继性检查，或定向的进一步诊断。毫无疑问，正规医院占有优势。

（4）出现问题，或发生纠纷时，正规医院的处理能力和流程也为上乘。

四、怎样看体检报告

现在的体检报告越来越厚了，不要因为忙而没有耐心阅读。先仔细看《总检报告》《主检报告》《结果及建议》。

（1）这是体检报告的精华和小结，大多在体检报告开头 2 页。读懂它就对这一次体检的结果了如指掌。

（2）首先列出主要阳性结果，包括医生体检和检查内容。可以以这几项"阳性结果"为纲要，翻页到后面各项检查中，再细细看一下这几项有关检查的详细叙述。

（3）把这几项检查的"阳性结果"与上一次体检报告做——对照（如果上次在同一处体检，体检报告最后会把本次检查结果同上次作对比），评估一下，有没有不同，是变好还是变坏。

（4）一般浏览体检报告并写下《总检报告》的人是负责体检职位最高的临床内科医生，至少应是副高职称。认真阅读他或她的建议，十分受益。

五、体检"有问题"怎么办

（1）按照《总检报告》的医生建议去做。

（2）结果和建议中有 3 种不同的轻重缓急情况。

1）红色警报：发现严重疾病的信号（比如肺部结节要排除肺癌，心肌缺血须确诊心脏病等），必须立即进一步就诊。

2）黄色警报：有病，但是不大（比如乳房良性结节、脂肪肝等），需要择期检查，但是不要不当一回事而不查。

3）蓝色警报：与以前的检查报告相比，没有改变，或者有变化但不明显（比如血压偏高、血糖在正常范围内偏高），需要自己继续关注，定期复查。

（3）有时间仔细看一下全部检查结果，使用在第三章学到的一些知识，作出自我评估。

（4）有问题不但要去医院看病复查，还要注意改变日常生活方式。有时医生会在建议中提及，不可轻视。

六、体检"正常"怎么办

1. 体检正常不是保单 鉴于体检项目有限的选择和各项检查的局限性，一次体检正常并非表示身体肯定没有任何问题。

2. 体检正常更不是永久保单　体检并不能一劳永逸,今天的体检正常不能为以后的健康打保票,也不代表未来永远正常。因此,只有每年至少进行一次常规体检,才能防患于未然。

3. 体检正常不能替代"从我做起"　学好练就看病求医基本功,一如既往地关注自己身体。

第二节　怎样体检？——精准体检

不同的体检部门有不同的套餐,如何选择适合自己的项目,尽量做到有的放矢? 精准体检在于选择体检项目的个体化。在这里,我们从第二、第三章学习到的那些知识,有了用武之地。

一、怎么选择体检项目

(一) 根据套餐和警报

体检部门有一些价格不同的套餐供选择:可以根据第二章识警报和第三章知检查中有关知识作出选择。还要结合自身状况的需要,增加下列相关项目。

(二) 根据生活和习惯

(1) 酗酒者应定期检查口咽部、肝脏。

(2) 经常吸烟者定期做胸部 X 线或 CT 筛查。

(3) 肥胖者定期检查肝脏和颈动脉 B 超。

(4) 乙型肝炎病毒携带者应定期检查肝炎免疫指标和血清甲胎蛋白。

(三) 根据年龄和性别

20 岁女性:每年做一次宫颈细胞学检查。

30 岁后女性:要特别注意乳腺检查。

40 岁后中年人(尤其吸烟者):每年做一次胸部 X 线或 CT 筛查,还有胃蛋白酶检查、幽门螺杆菌检查。

40 岁以上女性:每 1~2 年做一次乳腺超声波、X 线摄片和妇科检查。

40 岁以上男性和女性：每年都应做一次肛门指检。

50 岁以上男性：每年应做前列腺特异性抗原检查和 B 超检查。

二、早期发现肿瘤的体检项目

（一）肿瘤标记物的检测

尽管特异性不大，临床价值待分析，但是方便简单，可广泛用于无症状人群的肿瘤普查和早期筛查。如：甲胎蛋白（AFP）、癌胚抗原（CEA）、前列腺特异性抗原（PSA）、糖类抗原 125（CA125）等（见第三章第一节）。

（二）各脏器超声波检查

超声波检查价廉物美，无创伤，无辐射，必要时还可以用内镜送入体内，就近检查，检出率更高，可以广泛用于肿瘤普查人群（见第三章第二节）。

在做上述肿瘤标记物和各脏器超声波检查的基础上，再根据实际状况，选做下列各项特殊检查。

（三）低剂量螺旋 CT 薄层肺部扫描

（1）有长期多量吸烟，尤其是年龄大于 50 岁的男性。

（2）直系亲属有肺癌者。

（3）工作或生活环境中存在致癌因素者。

（4）肺部反复感染、肺结核等。

（四）食管镜或胃镜检查

（1）食管癌和胃癌高发区（如河南、河北、东北、广东等地区）。

（2）长期幽门螺杆菌感染并有胃部症状。

（五）纤维结肠镜检查

（1）肥胖、习惯性便秘、有家族性息肉的高危人群，要定期检查。

（2）如果以前发现大肠息肉，特别是多发性大肠息肉，更要注意。

（六）乳腺钼靶 X 线摄影检查

这是目前最成熟的筛查早期乳腺癌的方法，建议 40 岁以上的女性都应定期做此项检查。

（七）宫颈脱落细胞学检查

是筛查宫颈癌以及癌前病变的最简单办法，而且操作简单、无痛。同时做盆腔 B 超检查、相关肿瘤标记物检查等，这些方法结合起来，对妇科肿瘤早期发现具有价值。

（八）鼻咽喉或妇科内镜检查

根据相关症状和需要，选择使用（见第三章第五节）。

（九）腹部 CT 和 PET－CT

因为价格高，有一定辐射，一般在体检中不选择。除非高度怀疑腹部和其他部位肿瘤，再予以考虑（见第三章第二节）。

三、老年人的体检项目

在常规体检的基础上可以根据自己实际情况选择下列项目。

（一）肿瘤标记物测定

老年人肿瘤发生率升高，必须警惕。虽然肿瘤标记物结果没有确诊的价值，但是如果发现异常，有利于进一步定向检查（见第三章第一节）。

（二）三高指标(高糖、高脂、高尿酸)测定

老年人好发高血压、糖尿病、高脂血症等慢性病，三高指标要选得多一些、细一些（见第三章第一节）。

（三）甲状腺功能指标测定

近年来，老年人甲状腺疾病的发生出现上升趋势，在血液检查中加查甲状腺功能很有必要。

（四）血钙、血磷、碱性磷酸酶和血甲状旁腺激素测定

老年人因为骨质疏松而容易骨折，测定这些指标，有助于判断有没有骨质疏松。

（五）骨密度检查

40岁之后骨质便随年龄的增长逐渐流失，造成骨骼结构脆弱，骨质疏松症。骨密度对判断实际骨骼年龄有重要意义。除了营养因素，在一定程度上可以反映人体整体的衰老情况。

（六）眼底检查

人的血管包括动脉、静脉和毛细血管，无法用肉眼直接并集中观察到。只有眼底例外。眼底检查不只是查玻璃体、视网膜、脉络膜和视神经有无异常，还在于检查眼底的血管。可以说，眼底是观察体内小血管的一个小窗口。很多疾病往往首先通过眼底检查才

被及时发现,如高血压、糖尿病、高脂血症、肾病、某些血液病、中枢神经系统疾病等。老年人很有必要通过这个窗口看看自己血管的真实状况。

(七)颈部血管超声检查

可以从颈部检查为脑部供血的颈动脉和椎动脉。检查最常见的疾病为颈部血管的动脉粥样硬化,包括斑块形成,严重时造成血管狭窄甚至闭塞。比如无症状的颈动脉狭窄在70%以上,或者有症状的颈动脉狭窄在50%以上,需要考虑手术或介入支架治疗。老年人多发脑血管病,体检中增加本项目很有意义。

(八)冠脉 CT 检查

老年人冠心病高发。无症状的隐性冠心病不容易诊断;做运动心电图,老年人又力不胜任。冠脉 CT 检查可以早期发现冠心病,并观察冠状动脉的阻塞情况,要比冠状动脉造影检查安全。缺点是特异性不高,有可能把正常人误判为冠心病,所以在评估检查结果时要加以注意。

(九)脑部 CT 检查

老年人有一些早期脑梗和一过性脑缺血,症状不典型、不明显,还有一些先天性脑血管畸形像定时炸弹一样埋藏在脑里。脑部 CT 检查可以一探究竟。但是不要把一些衰老引起的老年性脑部改变误解为脑部疾病,而忧心忡忡。

第三节　什么是待查？——搞清楚弄明白

待查是有待调查的意思，也就是要把未明了的事搞清楚弄明白。

一、待查的迷思：病是看出来的

第一章在"医源性疾病"中我们懂得，有些疾病发生的原因确实来自诊疗某个环节出错，在看病过程中出了问题，也可以说"医源性疾病是医出来的"。为此，精准医疗和诊疗个体化越来越引起国内外广泛重视，付之大量的临床工作，并予以步步实现。

有人以"我从来不进医院"为荣，进而把"无病"归因于"不医"，这是对求医的误解。也有人把生病完全归结于现代医疗的责任，说"病是医出来的"。如此以偏概全的一隅之见，一个倾向掩盖了另一个倾向，更是本末倒置了医学发展的真正事实。

从前面几章中我们已经知道，大部分疾病是悄悄发生、慢慢进展的。在早期、前期，因为无症状你没有察觉，或者因为病症微小而掉以轻心，那时的"无病"或"未病"只是一种表象和感觉。医学是看病求医的科学，病的确是看出来的，但是有一个前提：原来体内有病。看病的高境界——疾病早发现早诊断，正是依靠在所谓"无病"时的早求医早检查而达成的。

因此，所谓"无病"，与看病并不对立。

本节说的"待查"正是处于有病与无病之间的一种暂时状态。

二、待查的原因：无病有病，难以搞清

看病时，在病历本上或者某项检查报告单上会出现"×××待

查"的字,很让人头痛。

待查,是有待调查,或者无法下结论的意思,在医疗上(包括病历卡上或检查报告单上)表示下列两种状况。

（一）表示检查正在进行之中

第1次看病时,根据病人主诉、病史和医生查体,医生无法明确诊断,或者不认为有什么病(但不放心),于是开出一些单子,做一些检查,等检查结果出来后再复诊时就清楚了。

（二）表示问题正在观察之中

医生有倾向性意见,但是依据还不够,或者无法确定某种疾病或病理变化,写上"×××待查"(可能是某病待查,可能是某症状待查,也可能是某项检查),需要一定时间观察其变化,也就是说,过一段时间之后再进行复查。

三、待查的思路:大胆怀疑,小心求证

大部分待查基于下列3个方面的思路。

1. 目前的病症或病理变化还不足以作出明确诊断或判断　比如肝功能生化指标略升高,但是没有发现其他病症和异常检查。

2. 目前的病症或病理变化只是暂时的,待以时日有可能向好坏两个方向发展　比如结肠镜检查发现结肠有多发性息肉,病人被要求过一段时间再复查,担心息肉癌变。

3. 目前的病症或病理变化不需要处理,或无法治疗　如发现较小的良性肝脏囊肿,目前不需要手术或治疗,观察其变化,必要时再做处理。

医学是一个至今仍在不断发展中的学科,不少病症和疾病尚未完全搞清楚,所以医生在病历上难下诊断,于是写了"×××待

查"。由于内外两方面因素,某些病理变化发展的方向是多元的,所以医技人员在检查报告单上也难下结论,于是写了"×××待查",或者给了一个不甚明了或似是而非的意见,没有写"待查"。

不管是医生还是检查者,都是带着"大胆怀疑小心求证"的思路,对病人出现的状况先怀疑,后求证,最后作出确定的结论。所以说,待查是看病中的必由之路,表示医方对诊断的思路和责任,不必大惊小怪。

四、待查的应对:不要害怕,慢慢去查

对于上文 3 种状况,我们面对的诀窍如下。

(1) 当作是看病中的一个正常过程,并非结果,目前还是处于"无病"状态,不必紧张,不要恐惧。

(2) 即便是一种怀疑,也不能掉以轻心,慢慢去查,必要时换家医院再查。

(3) 记住待查对你的要求,按时复诊,重复检查。

第四节　待查怎么查？——待查解惑 11 例

看病过程中发生的一些待查,有时让人心烦,特别担心发生癌症和一些危重病。下面简单介绍看病时容易遇到的 11 种待查,搞清楚弄明白它们的来龙去脉后,可以减少困惑,懂得如何应对。

一、待查解惑之一:乳房肿块 ≠ 乳腺癌

乳房肿块是乳房疾病的常见体征,自体检查和医生检查都会摸到。鉴于乳腺癌对女性的重大威胁,触及乳房肿块带来困惑是难免的。

（一）可能不是肿块

女性的乳房本身就是凹凸不平的,许多妇女自己发现的“肿块”只不过是正常乳腺凸起的区域,在月经来潮之前,这些肿块会变得更加明显、更容易触及。

（二）5 种肿块属于良性

1. 产后哺乳期妇女肿块　特别是初产妇,乳房局限肿块,边界不清,表面不光滑,活动性差,触之疼痛,肿块表面红肿、发热,急性乳腺炎可能性大。

2. 哺乳期发生的肿块　边界尚清,无触痛的肿块,边界较清楚,多属乳房积乳囊肿。

3. 周期性月经前期乳房胀痛　乳房摸到多个结节状或肿块,界限不明,可推动,月经后明显缓解,肿块消失,可能为生理性乳腺增生。

4. 乳腺无痛性肿块　卵圆或椭圆形，形态规则，表面光滑，活动度好，与周围组织分界清楚，质韧，多为单发，也可多发，乳腺纤维腺瘤可能性大。

5. 肥大的乳房中发现肿块　肿块表面光滑，质软，边界清楚，触之不痛，可能是乳房脂肪瘤。

（三）不痛不痒更要注意

不少女性通常认为乳房肿块如果疼痛，则问题很大，如果不痛不痒，就不当回事。其实越是不痛的乳房肿块，越不能够掉以轻心，更要引起重视，因为无痛的乳房肿块恰恰是早期乳腺癌的特征之一。

（四）40岁以上女性关注要点

单发性小肿块，无痛，质硬，表面不光滑，与周围组织界限不清，不易被推动，乳腺恶性肿瘤可能性大。

如果乳头有单孔溢液，鲜红血性溢液或淡清浆液性溢液，乳晕下方或周围摸到肿块，轻压肿块乳头即有溢液，必须进一步检查。

（五）摸不到肿块也不能排除乳腺癌

简单而言：触及乳腺肿块多数不是乳腺癌；摸不到肿块，也不是不可能患乳腺癌。

二、待查解惑之二：肾脏肿块≠肾癌

据调查，在体检中发现肾脏肿块的人越来越多。发现肾脏肿块后的反应分为两极：要么不当一回事；要么认为生癌，急于手术。

肾癌是一个不声不响的冷面杀手，早期几乎没有什么症状，一旦发现血尿等，疾病已经发展到一定程度，所以90％以上的肾癌病人都是在检查中无意发现。超声波对肾癌的检出率很高,可以发现 1 厘米左右的肿块。增强 CT 检查可以发现 0.5 厘米的肿块。

必须知道,发现肾脏肿块不一定是癌症,举例如下。

（一）单纯性肾囊肿

是最常见的肾脏良性病理改变,多见于老年人。可单发或多发,一般只在一侧肾脏。影像检查可以清楚看到囊性、中空或有液体。

（二）肾脏错构瘤

是一种良性瘤,属于血管、平滑肌、脂肪瘤。3 厘米以下的肾脏错构瘤一般不必手术。

（三）肾炎性肿块

要与肾癌相鉴别。

总而言之,虽然发现肾脏肿块,不一定是肾癌,但还是应当警惕。40 岁以上每年做一次肾脏超声波,实属必要。如果有怀疑,进一步做其他影像检查。

三、待查解惑之三:肺部结节 ≠ 肺癌

肺结节指影像检查中发现小于 3 厘米的肺部点状阴影,有时一颗,有时几颗,常常在体检时无意间发现,通常并没有任何症状。

一听到有肺结节,大众最担心的是:肺癌?

肺结节大多可能是良性肺肿瘤、感染(如结核分枝杆菌、真菌、细菌),或过去肺部发炎后的局部纤维化。

是良性还是恶性肿瘤?除了考虑有抽烟习惯或肺癌家族病史外,还可根据以下 3 方面形态上的特点和变化进行判断。

（一）结节大小

（1）结节愈大，风险愈高。资料显示，<0.5 厘米、0.5～1 厘米、>2 厘米肺结节中，恶性肿瘤发生率分别为 0%～1%、6%～28%、64%～82%。

（2）一般建议<0.5 厘米的肺结节先追踪观察，<1 厘米者则在 3～6 个月后再做一次 CT 检查观察结节的变化。

>3.1 厘米的结节建议进一步检查，通地切片确认诊断，或直接手术切除，再做病理检验确认。

（二）影像特征

恶性肿瘤的边缘形状大多较不规则。有些肺结节看起来雾雾的、淡淡的，像棉絮状，医学上称为磨玻璃状病变（见下文），恶性的可能性比较高。

（三）追踪期间的变化

恶性肿瘤在追踪期间会发现结节变大，或是影像比以前更"充实"了。

四、待查解惑之四：肺部磨玻璃影病变≠肺癌

肺磨玻璃影（GGO）在胸部 CT 表现为密度轻度增高的云雾状淡薄影，或圆形结节，像磨砂玻璃，所以称为磨玻璃影。

（一）GGO 可以弥漫性生长，也可以聚集在局部

一般而言，前者多是良性病变，后者有恶性可能。

（二）定期动态 CT 观察，鉴别 GGO 良性或恶性

（1）伴明显分叶、空泡、胸膜凹陷征或明显实性成分，提示恶性病变。

（2）在随访中病灶消散或明显缩小，考虑炎症反应可能。

（3）在随访中，病灶增大，密度变实，提示恶性病变。

（三）局灶性 GGO 变成肺癌很慢

（1）惰性表现，生长缓慢。

（2）需要随访至少 3 年。

（3）如果病灶变大、变实，多数是早期肺癌，微创手术能够根治。

五、待查解惑之五：肠上皮化生≠胃癌

收到胃镜活检的病理报告为慢性萎缩性胃炎、腺体中度肠上皮化生，常常会令人紧张，因为有人认为这是癌前病变。

（一）肠上皮化生是一个病理学名词

其实 10% 以上胃镜检查中均可见肠上皮化生，各种各样的慢性胃病都可以出现肠上皮化生的病理改变。肠上皮化生是一个病理学名词，并不是一种疾病，是胃萎缩性胃炎自我修复的结果。

（二）肠上皮化生过渡到胃癌十分漫长

从肠上皮化生过渡到胃癌是十分漫长的渐进过程：正常胃黏膜→慢性浅表性胃炎→慢性萎缩性胃炎→不完全小肠型肠化→不完全大肠型肠化→异型增生→早期胃癌→进展期胃癌。

（三）及早识别和干预

统计显示,肠上皮化生发生癌变的概率为 5％。在持续多年的癌前变化过程中,如能及早识别、及早干预,就能防止胃癌的发生。

（四）治好萎缩性胃炎

肠上皮化生和萎缩性胃炎相伴而行,治疗好萎缩性胃炎,肠上皮化生也会减少。因此,积极治疗萎缩性胃炎等于治疗肠上皮化生,也就阻断了胃癌发生。

六、待查解惑之六:结肠息肉≠结肠癌

（一）肠息肉是良性病变

肠息肉是肠黏膜表面隆起的良性病变,不是癌症。

（二）结肠癌由息肉恶变而来

80％的结肠癌由息肉恶变而来,息肉生长到一定程度变成腺瘤,腺瘤继续发展可能成为大肠癌。但是这个过程长达 10 年以上。

（三）息肉多且大,则癌变可能大

结肠息肉大于 2 厘米,呈多发性,呈扁平或者分叶状,则癌变可能性较大。

（四）老年人要警惕

年龄越大,肠息肉的发生率越高,70 岁以上老年人约有五成会出现肠息肉,其中有 10％的息肉会恶变成癌,所以老年人更要警惕。

（五）结肠镜是最好的检查手段

结肠镜成为发现和治疗结肠息肉的最好手段，进而预防结肠癌的发生。定期结肠镜检查十分重要。

七、待查解惑之七：占位性病变≠癌症

占位性病变是医学影像诊断学中的专用名词，一旦出现在"待查"的检查报告上，令受检人心跳加快，所以搞明白很重要。

（一）占位性病变不是恶性肿瘤的代名词

占位是被查部位发现一个多出来的东西，使得周围组织受压、移位。占位性病变属于泛指的形态变化，不涉及疾病的病因和性质，更不是恶性肿瘤的代名词。

（二）分为恶性和良性

占位性病变根据性质不同，可分为恶性和良性占位性病变。恶性主要包括癌、肉瘤等，良性主要包括血管瘤、细胞腺瘤、局灶性结节性增生等。

（三）对人体的危害

占位性病变（恶性或良性）对人体的危害除了取决于其性质外，还与发生部位和大小（对脏器造成压迫）有关。如颅内占位性病变导致颅内压增高，肝、胰占位引起阻塞性黄疸。

（四）定性和定位诊断

对于占位性病变的待查，首先要定性诊断，即弄清良性还是恶性；其次要定位诊断，即弄清大小、压迫部位。最常用的手段是

CT、磁共振、B超，必要时应用动脉血管造影或手术探查。

八、待查解惑之八：血管斑块≠脑梗、心梗

(一) 斑块形成

脂质代谢障碍引起动脉粥样硬化过程中，动脉管壁上沉积了一层层蜡样的脂类，使动脉弹性减低，管腔变窄，称为动脉粥样硬化斑块。斑块发展有以下两个方向。

（1）斑块慢慢向血管壁内突入，引起动脉内狭窄，像下水管中积存油垢，时间久了导致水管堵塞。

（2）如果有诱发因素，动脉斑块的某个部分破裂，掉下来，导致系列变化，形成血栓或整个血管被血栓堵塞。

(二) 过程漫长

通常开始于人的青春期，中年时变得明显。而在60岁左右，如果查遍动脉，绝大多数人都会发现有动脉硬化斑块。

(三) 阻塞血管

在动脉粥样硬化斑块长期的发展过程中，常常没有什么症状；但是发展到阻塞重要脏器的动脉腔时，可导致相关器官或肢体（如心、脑、四肢等）缺血，甚至坏死。这时会出现有关症状（如心绞痛、头晕、头痛、肢体痛等）；再进一步就会诱发一些严重的甚至可能致命的疾病（如冠心病、心肌梗死、脑血管意外、下肢动脉栓塞等）。

(四) 隐形杀手

一个部位发现有斑块或斑块阻塞，不仅只是这个部位有问题。血管遍布全身，意味着其他部位的血管也可能有问题，只是还没有

堵塞得很严重。血管斑块是人体内的隐形杀手,一旦发现,需高度警惕。必须懂得:斑块可能引起疾病,但是斑块不等于疾病。

(五)危险评估

当我们在检查报告上看到有血管斑块,也不必紧张。对于斑块的危险性评估,取决于下列诸多因素。

1. 发生斑块的血管所在部位　上文已经谈及。

2. 发生斑块的血管形状　血管转弯、分叉的部位容易沉积斑块和造成阻塞,颈动脉、冠状动脉、脑血管就有不少这样的部位。

3. 造成血管狭窄的程度　如果仅有斑块,没有狭窄,不是很严重;斑块生长导致血管狭窄超过 50％时,就会影响血流,要采取积极措施。

4. 斑块稳定程度

(1)稳定斑块:不易破裂,不过如果危险因素没有改善或控制,那么斑块会变大,导致血管腔变窄。

(2)不稳定斑块(又称易损斑块):如果表面包膜很薄,内部的脂质很多,形状不规则,容易破裂,继发血栓形成及局部动脉血管痉挛,引发急性缺血和心脑血管意外。

(3)情绪激动、剧烈运动、酗酒、寒冷等因素,都可能成为不稳定斑块破裂的诱因,像炸弹的引线。

九、待查解惑之九:心脏早搏≠心脏病

(一)早搏

期前收缩,简称早搏。是一种有规律性正常心脏搏动之外提早发生的异位心搏。按起源部位分为窦性、房性、房室交接处性和室性 4 种,其中室性最为多见。早搏会使人感到心跳、心慌、胸部不适。

(二) 早搏不一定由器质性心脏病引起

可发生于正常人或心脏神经官能症。情绪激动,神经紧张,疲劳,消化不良,过度吸烟、饮酒或喝浓茶等都可能引起。如果对正常人做 24 小时连续观察,约有 60% 的人可以发现早搏。

(三) 有人把早搏-年龄-心脏病绑在一起,缺乏科学性

有人把年轻人与儿童的早搏归因于心肌炎或其后遗症,把老年人的早搏归因于冠心病。这种凭经验臆测病因,缺乏科学性,并且使得不少良性早搏的正常人长期进行错误的治疗,不能正常工作和生活。

(四) 自我判别良性和恶性

早搏往往在自己把脉(见第二章第三节)和做普通心电图(见第三章第三节)时被发现,但是难以分清是良性功能性(不是心脏病引起)还是恶性器质性(心脏病引起)。患有早搏时,让我们先作一次自我初步判别。

1. 良性早搏　每分钟 5 次或以下,为偶发早搏,除了心跳、心慌外,自我感觉良好,对健康影响不大。

2. 恶性早搏　每分钟 6 次或以上,为频发早搏,症状较多,自我感觉较差,甚至出现心、脑、肾等重要脏器供血不足的表现。

(五) 如果非良性

如果自我判别可能不是良性早搏,则要步步深入,认真检查。

1. 24 小时动态心电图监测　能够动态地长程观察早跳的数量和特点。

2. 在医生全面考虑下选择进行的检查　以明确病因,对因治疗。

（1）彩色多普勒超声心动图：观察心脏结构和功能。

（2）活动平板运动试验：观察运动过程中早搏发生情况，以判明早搏与运动的关系。

（3）胸部 X 线摄片：观察心脏和大血管在形态上的变化。

（4）甲状腺功能检查：如检测游离 T3、T4 和 TG、TM、TSH，以及甲状腺 B 超等。

（5）血生化检查：心肌酶学的测定，观察有否存在心肌损伤。

十、待查解惑之十：心脏束支传导阻滞≠心脏病

体检时心电图检查报告可能被写上"右束支不完全性传导阻滞"，但医生往往没说什么，我们自己也没有感觉到什么，是不是患心脏病了？

（一）心脏传导系统

心脏有自己独立的传导系统，把窦房结发放的冲动传导到心脏各部，使心房和心室按一定节律性收缩。主要传导途径：窦房结→房室交界→房室束→左右束支→浦肯野纤维→心室肌。左右束支和浦肯野纤维好比心脏内分布的电路线。

（二）右束支和左束支

右束支比左束支细，左束支前上分支又比后下分支细，因此右束支和左束支的前上分支容易受损，发生传导阻滞，而左束支的主干和后下分支不容易受损和阻滞。

（三）右束支传导阻滞

右束支传导阻滞可因心脏疾病引发，也常见于无心脏病的正常人。左束支传导阻滞时极少见于正常心脏，而且通常显示患有

严重心脏病。

（四）正确看待右束支传导阻滞

出现在常规心电图检查报告上右束支传导阻滞比左束支传导阻滞多得多。当右束支发生完全性传导阻滞时,心室的激动完全依靠左束支下传。

正确看待右束支传导阻滞,必须根据病史、症状、体征进行具体分析。

（1）如果一向健康,目前出现单纯的右束支传导阻滞(不完全性或完全性),或者经常出现单纯的右束支传导阻滞,一般并不表示心脏有病。

（2）如果近期曾经做过心电图没有右束支传导阻滞,现在突然出现右束支传导阻滞,或者过去是不完全性右束支传导阻滞,现在变成了完全性右束支传导阻滞,就可能表示心脏有病,应进一步检查确诊,不能忽视。

十一、待查解惑之十一:ST 段和 T 波改变≠心脏病

心电图检查报告写上一段有关 ST 段和 T 波的内容,虽然没有作出结论,但也让敏感的受检者一下子绷紧神经:心脏有病了?

（一）心电图上的 ST 段和 T 波

分别表示心室肌全部除极完成和心室的复极(见第三章第三节),大致反映心肌的状态。根据长期积累的经验,把心电图上 ST 段和 T 波的一些改变认为是心肌缺血的表现,进而推断受检者患有心脏病。

（二）心肌缺血诊断的重要依据

目前，临床上以 ST 段水平型和斜下型压低＞0.5 毫米或（和）T 波呈对称性倒置、高耸，作为冠心病心肌缺血诊断的重要依据。但在实际中，冠心病病人休息状态下心电图常常没有典型的 ST 段和 T 波改变。可见，ST 段和 T 波改变也不能作为冠心病诊断的唯一证据。

（三）心电图与心脏病可能不一致

心电图正常不能说病人心脏一定没有病。相反，心电图有 ST 段和 T 波改变也不能说心脏就一定有病。有不少人的 ST 段和 T 波改变属于功能性的，没有发现心脏的形态、结构及功能的改变，常见于青少年、女性，需要结合其他手段综合分析判断。

（四）常见的功能性 ST 段和 T 波改变

可以见于下列情况，但是需要通过心脏超声排除心肌病，也需要多次复查心电图，观察 ST 段和 T 波变化，才能确定下来。

1. 心脏自主神经功能紊乱　又称为心脏神经官能症、紧张焦虑症、过度换气综合征，是最常见的一种原因。

2. 生理性变异　自觉没有任何症状，常在体检时发现，其他心脏系列检查也没有发现异常。在动态跟踪心电图中，ST 段和 T 波始终没有明显改变。

3. 其他　新近发现一种青少年先天性变异，表现为功能性 ST 段和 T 波改变，无任何不适。

第五节　小疾是病吗？——小洞不补　大洞吃苦

有些人对看病不以为然，认为有的"小疾"算不上病，不看也无妨。这是应对"未病"的又一个令人困惑的误区。

一、小信号预告大疾病：关注疾病先兆

疾病过程一开始，机体内形态结构、代谢和功能都可能发生一系列病态变化，进而引起病人感觉系统对这些变化的异常感觉，医学上称为症状。其实这是人体发出的异常信号，也可说是发病之初感觉系统接收到的有病警报，再说得通俗些，就是疾病的先兆（见本书第二章）。

关于疾病先兆必须懂得下面 4 个道理，其中所举病例多为笔者医治过的病人。

（一）由于疾病早期，先兆往往都比较微小，不典型，容易轻忽

例 1，胰腺癌的先兆　早期征兆只是食欲不振，有些恶心、呕吐等，都是一般消化系统疾病可以出现的非特异性症状，不引人注意。所以早期容易漏诊。

例 2，肺癌转移的先兆　曾遇到一位老年病人短期内消瘦明显待查，没有其他不适。最后通过仔细体检，在背部皮下触摸到一颗黄豆大小的可疑淋巴结，活检做病理检查找到癌细胞，最后诊断为肺癌。癌症转移的先兆都如此微小。

（二）由于结构分布，有的病变发生在 A 处，先兆却出现在 B 处

例 1，急性心肌梗死的先兆　典型的早期症状是剧烈而持久的

压榨性疼痛，发作在胸骨后或心前区。有个病人却因牙痛不止先去看了牙科，后来心电图发现呈心肌梗死早期变化，经及时治疗，才转危为安。心脏上分布着交感神经和副交感神经，这些神经同人体各部位之间存在复杂的联系。当心肌某部位发生梗死时，疼痛反射到躯体不同部位，出现放射痛。比如，下壁心肌梗死就经常表现为上腹痛或腰腿痛，前壁心肌梗死则会出现放射性牙痛。

例2，咯血的先兆　有个病人出现黑便，检查消化道，却找不到出血的部位。偶尔发现咳嗽，痰中多鲜血，进而诊断肺结核咯血。原来这位病人习惯把咯血咽入消化道，而不咳出，结果导致黑便，这样的先兆误导了诊断。

(三) 由于病变在变，有时先兆也会变

例1，急性阑尾炎的先兆　典型的急性阑尾炎初期有中上腹或脐周疼痛，不过这样的先兆没有什么特别，数小时内腹痛转移并固定于右下腹。这个变化了的症状通常成为诊断早期阑尾炎的一个重要指征。早期阶段为一种内脏神经反射性疼痛，故中上腹和脐周疼痛范围较弥散，常不能确切定位。当炎症波及腹膜时，疼痛即固定于右下腹，原中上腹或脐周痛即减轻或消失。不过有些病人没有典型的转移性右下腹疼痛，也不能除外急性阑尾炎。

例2，脑血管瘤破裂的先兆　先兆症状应是颅内突然出血，突发剧烈头痛，伴恶心、呕吐等。一次病房值夜班时，有位因糖尿病而住院的病人诉说"头胀不适"，十来分钟后突然晕倒。紧急检查，发现脑血管瘤破裂。急诊手术，救回生命。这位病人血管瘤开始出血的速度不快，使得剧烈头痛的先兆变成不典型的头胀。

(四) 由于人体差异，有时同病不同症，或者同症不同病

例1，青光眼的先兆　发作时应有剧烈眼胀、眼痛、畏光、流泪、视力锐减等先兆症状；但是有的病人出现剧烈头痛的先兆，同时有

恶心、呕吐等症状,他们往往先去神经科就诊,被怀疑为急性脑血管病或颅内肿瘤。

例2,癔症的先兆 笔者曾在急诊室处理几个以意识丧失为首症的病人,后来分别诊断为脑卒中(中风)、安眠药中毒、糖尿病酮症酸中毒等。一次又诊视一位浅昏迷女病人,难下诊断。忽然从家人处了解到她在意识丧失之前有过争执并大口透气等先兆,进一步检查终于诊断癔症,对症治疗后很快恢复。

据上可知,对于疾病的小信号如果认真关注,加以重视,积极应对,看病检查,就能早期诊断、早期治疗,所谓"小疾"不会酿成大祸。医生如此,病人更应如此。

如果反其道而行之,即便收到警报,只是因为"小疾"不当一回事,可能一失足成千古恨。

二、疾病潜伏期:此时无声胜有声

潜伏期是指病原体或致病因子侵入人体至最早出现临床症状的这段时间。不同疾病的潜伏期长短不同,有的疾病短至几十分钟,有的则长达数年。但同一种传染病有固定的潜伏期。

潜伏期虽然没有病症,却是疾病在体内酝酿、发酵或预热的阶段。此时无声胜有声,是疾病即将发生的关键,也是积极应对的先机。把握传染病的潜伏期是治"未病"的一个难得机会:对于病人,能不能早知道早处置,可以减轻、延缓甚至阻止发病;对于可能的被传播的人,也是一个切断传播途径的极好时机(见第一章第一节)。

下面列举一些不同的疾病,按照潜伏期长短分成3类,讨论合理的应对措施。

(一) 潜伏期不定,病情危急:争分夺秒

1. 毒蛇咬伤中毒潜伏期30分钟至数小时 抗蛇毒血清是中

和蛇毒的解毒药,在潜伏期应尽早使用,越早越好,30分钟内使用更好。假如可以确定何种毒蛇咬伤,选用单价抗蛇毒血清;假如不能确定,则用多价抗蛇毒血清。抗蛇毒血清先做皮内试验,一般用静脉注射。

2. 狂犬病潜伏期30～90天 狂犬病病毒导致急性传染病,因被病兽咬伤而感染。狂犬病病毒潜伏期长短不一,多数在3个月内,少数超过半年。一旦发病,病死率几乎100%。所以一旦被咬,在可能的潜伏期内接种狂犬病病疫苗:如果没有感染,作为预防;如果感染,作为治疗。争分夺秒,至为重要!

(二) 潜伏期较短:沉着应对

下面是部分传染病的潜伏期:

流行性感冒潜伏期几小时～4天。

细菌性痢疾潜伏期几小时～7天。

流行性脑膜炎潜伏期1～7天。

手足口病潜伏期2～7天。

流行性乙型脑炎潜伏期6～21天。

麻疹潜伏期6～21天。

水痘潜伏期10～21天。

流行性腮腺炎潜伏期8～30天。

病毒性甲型肝炎潜伏期15～40天。

病毒性乙型肝炎潜伏期2～6个月。

在这段还没有发病的时期,根据潜伏期长短,可以做不少事情。

(1) 判断病人受感染的时间,以进一步追查传染源,确定传播途径。

(2) 确定接触者的检疫或医学观察期,一般以平均潜伏期加1～2天,危害严重的传染病按最长潜伏期予以留验或检疫。

（3）确定完成免疫接种。

（4）评估预防措施的效果。

（三）潜伏期较长，条件致病：积极处置

1. **带状疱疹潜伏期不定**　由水痘-带状疱疹病毒引起的急性感染性皮肤病，无免疫力的儿童被感染后，发生水痘。部分人被感染后成为带病毒者而不发生症状。病毒长期潜伏于脊髓神经后根神经节，当抵抗力低下或劳累、感染、感冒时，病毒可再次生长繁殖，并沿神经纤维移至皮肤，发生强烈的炎症。积极的措施是针对上述致病条件，反其道而行之。

2. **乙型传染性肝炎和乙型肝炎表面抗原（HBsAg）**　HBsAg阳性是体内存在乙型肝炎病毒感染的标志之一，有下列3种可能状况，应采取相应措施。

（1）乙型肝炎潜伏期：人体感染乙型肝炎病毒后，血清最早出现HBsAg阳性，一般在发病前2～3周已阳性，80％的感染者在发病后4周消失。

（2）无症状的乙型肝炎病毒携带者：体检或验血偶然发现HBsAg阳性。也可能感染后因症状轻而没有及时诊治，发现时肝功能已恢复正常，但HBsAg仍阳性。如果血清转氨酶一直正常，无需特殊治疗。

（3）慢性乙型肝炎：有症状和体征，不仅HBsAg阳性，同时有乙型肝炎e抗原（HBeAg）阳性，且血清转氨酶又经常升高。

3. **艾滋病潜伏期0.5～20年**　人体感染人类免疫缺陷病毒后平均7～10年才能发展到艾滋病。潜伏期长短取决于感染病毒的数量、型别、感染途径、机体免疫状况，以及营养、生活习惯等因素。在很漫长的可能潜伏期内（无症状HIV感染），仍可保持正常的工作和生活。应根据具体病情进行抗病毒治疗，提升机体免疫能力，并密切监测病情的变化。未发病者有的可长期甚至终身隐匿，只是艾滋病病毒携带者。

三、慢性病前期或早期：四两拨千斤

慢性病发生的病因或危险因子往往众多而不单一，复杂而交叉；在流行上总体发生率和死亡率最高；在进展上却是慢慢发生，慢慢发展，又慢慢加重；在治疗上难以逆转，可减慢发展但无法彻底治愈（见第一章第三节）。

慢性病的发病因子和危险因子多如蚂蚁。慢性病发生、发展长达数十年后，最终千里之堤，溃于蚁穴。所以只有在前期和早期采取积极措施，才能避免"小疾"成大病，才是四两拨千斤的明智之举。

四、眼耳鼻喉口皮各病：小科并非小病

有人视眼科、耳鼻喉科、口腔科和皮肤科为小科，同样有一些人把这几个系统的疾病当作"小疾"，不予重视。

随着医学的进步，临床医疗的专业化程度越来越高，这是医学发展和精准医疗的需要。眼科、耳鼻喉科、口腔科和皮肤科是最早被专业化的临床科室，还在进一步专业化之中。与大外科和大内科相比，规模较小，俗称小科。实际上，如今因专业化而成立的专业科室比它们还要小。

实际上，在这些所谓的"小科"中要诊断和治疗的不少疾病还真不是什么小病，下面举几个病例。

（一）眼科

1. 角膜溃疡　严重可致失明。
2. 白内障　困惑老年人的常见眼病，现在手术治疗简便有效。

3. 青光眼 急性时处理不及可能导致失明。

4. 黄斑变性 可能导致失明。

5. 视网膜剥离 可能导致失明。

(二) 耳鼻喉科

1. 耳聋 不管出生后发生,或老年时发生,都极大地影响人生。

2. 鼻咽癌 一种多发的癌症,治疗效果不错。

3. 鼻炎、鼻窦炎 迁延,难治,严重影响生活。

4. 鼻出血 有时可以十分严重而危及生命。

(三) 口腔科

1. 牙痛 其实牙痛真是病,龋齿、牙髓炎、根尖周围炎和牙本质过敏等都能引起牙痛,全身性疾病也会发生牙痛。

2. 口腔溃疡 想必不少人经历过这样的痛苦。

3. 口腔肿瘤 口腔颌面部的恶性肿瘤以癌为多,包括舌癌、口底癌、腭癌、上颌窦癌等。

4. 缺失牙 因病、因伤、因老而缺失牙成为常事,快速发展的牙科修复技术,使得补牙、换牙、植牙得到高水准的处置,让老年人的生活质量得以提高。

(四) 皮肤科

轻到痤疮、香港脚、酒渣鼻,重到红斑狼疮、黑素瘤、上皮细胞癌。

第五章

做选择：预做就诊最佳的准备
——从容面对疾病

本章导读

要积极、主动地去看病,在就诊前预先做好方方面面的准备是先决条件。好比球赛前的沙盘演习,好比即将进入看病这个大舞台之前的整装待发。准备工作做得好或坏直接影响就诊过程和结果。

第一章懂疾病、第二章识警报和第三章知检查都是有关就诊的基本功课,我们已经有了初步知识、观察方法、认知思路上的准备。本章进而谈及在面临就诊看病之前,通过选择,完成另外 4 项重要的准备。不是细枝末节的事,有务虚也有务实,必须预先做好,力求最佳选择,才能保证看病就诊的顺利进行。

本章有 4 节,是就诊之前 3 方面的选择。

第一,在信息上求真(见本章第一节):识别假的、错的、偏的信息,力求所选择并得到的有关健康、疾病、医疗等信息正确无误,力争在看病走出第一步时方向对头。

第二,在思绪上务虚(见本章第二节):祛除看病时可能出现的一些不利于医疗的心病,避免在就诊时使出那些蒙上阴影的心术,而严重影响看病。只有心无旁骛、放正心态,才能从从容容去就诊。

第三,在选择医院和医生上做实(见本章第三节和本章第四节):值得花大工夫下大力气去选择去做好。从医院、专科、医生,根据一些重要的标准,步步选择,佳中挑佳,选对头,选合适,便是看病成功的开始。

做好这些选择和准备,面对就诊,就底气十足,胸有成竹,从容不迫了。

第一节　信息的选择:正确无误

获取有关看病的信息,是求医前必定要做的第一件大事。医疗信息化的发展提供了巨大的机会,有关医疗的信息从手指点划之间如潮涌来。不过,其中不乏假的、错的、偏的,甚至有变相广告、商业目的、骗人陷阱。自以为加入了看病的知情者队伍,却可能不知真情,或知其一而不知其二,更不知其三。隐藏着误导不说,多赔了钱不说,医疗的信息失真使得诊病治病迷失方向,其危害尤巨,有时可能致命等。

一、假信息害人命

假信息1　2016 年,一种尚未确定疗效的细胞疗法经有名搜索网站推崇,并为某三甲医院外包科室的医生夸大为"美国研发、合作,有效率达到百分之八九十""保二十年没问题"。最终导致患有肿瘤的魏则西死亡。

假信息2　2009～2010 年在出书和做客某卫视节目后,某人的"绿豆治百病大法"迅速蹿红,社会上以"喝绿豆汤、吃活泥鳅"治病大行其道,甚至引发市场绿豆涨价。其后这种食疗理念遭到专家质疑,某人被揭学历造假(下岗工人被包装为中医大师),非法行医(300 元的门诊号已经挂到几年后了)。

假信息3　出书《无毒一身轻》,来自台湾地区的某人曾经风靡两岸,被称为"排毒教父"。他宣扬放弃正规治疗,吃"排毒餐"可以除病;还用"一根筷子测量法"治病。他假造美国大学学历,无行医资格,坑骗病人多名,其中 3 人死亡。2008 年在台湾被判刑。

假信息4　20 世纪 60 年代中国流行一种鸡血疗法,抽出新鲜的鸡血(最好小公鸡),注射到人体中,可以治疗和预防多种慢性病,如高血压、偏瘫、不孕症、牛皮癣、脚气、脱肛、痔疮、咳嗽等,据说出自一个治病秘方。流行多年后,因出现多例严重不良反应和死亡,而停止使用。

假信息5 近代最大的健康骗局莫过于20世纪30~40年代前苏联的长寿骗局。一医学教授提出了离奇的说法:"可以创造能够活到150岁高寿的共产主义新人"。他的做法是打血清和苏打水灌肠。他越来越火,获得斯大林勋章。全民打血清、灌肠,简直着了魔。1946年他去世(仅65岁)。后来又发现健在的所谓"百岁老人"大多伪造了出生日期。一个医学假信息的大肥皂泡终于吹破了。

二、新媒体和自媒体失真

如今网上传文和手机微博传递中,有关健康和疾病的信息高居首位。大众获得看病信息的来源中,新媒体和自媒体也在前列。网络、手机传播的信息又快又多又方便,无疑是传播方面革命性的进步,博得大众的喜好和广泛使用。但也存在不少问题,最主要的是:失真。

(一) 缺监督的黑土壤

滋养着各种谣言和不实资讯的野草毒花,一茬接一茬,防不胜防,常常淹没了青草和鲜花。与纸质媒体和电视电台等媒体相比,监督的难度大、力度小、处罚轻。

(二) 不真实的放大镜

为博得大众眼球,博得点击量,而夸大失真、哗众取宠,屡见不鲜。微信透露:每天接到大量涉及不实和谣言的投诉,其中虚假的健康医疗信息占多。

（三）被封闭的小天地

微信是一种定向传播，拥有共同背景和共同思维方式的人往往聚集在同一个群里，传递和分享着有共同情绪和共同喜好的信息。如果没有思考和讨论，如果没有反面意见，也不与外界信息比较，往往偏向性较大，准确性却不大。

（四）高分贝的扩音器

辐射性信息扩散，让信息在短时间内波及更多人。不良的、不实的信息也如此。

三、传统媒体有优越性

尽管读者渐少，但报纸、期刊、电视、电台等传统媒体的优越性仍不容小觑。它们提供的看病和健康信息基本上坚持了"三性"。

（一）正确性

信息来源、作者及其专业背景公开透明，如有夸大、过分、传谣，很容易受到批评和监督。得到的看病信息比较权威、负责、真实。

（二）科学性

传播信息有科学道理，文出有据，文必说理。有不同意见，有批评交流，有据理争论。

（三）实用性

看病的信息和健康的理念立足于实际应用，更多普及有应用价值的医学、卫生知识,而非专业性或理论性的内容。立足于化专为普,深入浅出,有利于大众了解和分辨。

四、慧眼辨真第1招——识过分夸大

获取看病信息涉及方方面面:机构(医院、科室等)、人员(医生、医技人员等)、物质(仪器、设备等)、方法(诊断手段、治疗方法等),等等。获取看病信息也来自方方面面:传统媒体、网传、微信、广告等。

如此海量的看病信息中,怎样识得真真假假?

(一) 我们必须懂得这个道理

医学(不管中医还是现代医学)不是神学,是科学;医生(不管中医、西医还是基层医务人员)不是神,是人。医学步步发展,医生步步提升,他们(它们)不可能也做不到在一个短短的时间点创造出惊天动地的某个神话。

(二) 我们已经懂得的道理

在第一章中我们知道大部分疾病(除了急性传染病和意外伤害)都有一个较为长期的发生、发展过程,同样对这些疾病也需要一个长期的治疗过程。一蹴而就,立竿见影,不可能也做不到。

这样,慧眼识假有了一个现成和简单的武器:号称无所不能、无病不知、无病不治,可能就是假的。言过其实的广告、起死回生的秘方、天方夜谭的网传、违背常理的神话,等等。越是"玄"的、"神"的,越是"惊天动地"和"全球第一"的,越是可以各科通吃的,打包票治好每个病的,越可能是假的诈的,至少失真,不可信。这是经验之谈,病人,特别老年病人更要小心辨别。

五、慧眼辨真第 2 招——识唯利与否

医疗产业中有很大利益,但是医疗决不能唯利是图。如果看病信息直接或间接关联到某机构的生产项目或某公司的推销产品,如果那个医疗机构的网站和广告明显露出来清楚的商业目的,如果医疗的额外收费高于国家规定,或者其中有猫腻……表明有关的看病信息与商业利益相关。经验证实:与利益相关的程度越深,信息越不可信。

六、慧眼辨真第 3 招——识信息渠道

上文提及的两个新的信息渠道——网上传文和手机短信、微博(新二篇)真实性令人质疑。从哪些可靠的渠道才能获取真实性高、含金量高的看病信息,从而使求医看病有个良好开端?

1. 信息来源　根据经验,推荐下面 3 个信息渠道(老三篇)。

(1) 合法的保健报刊和正式出版的相关书籍。

(2) 政府和医学卫生权威部门编写的保健资料和书籍。

(3) 权威人士(医生和专家)正式的文章、公开的讲课、透明的媒体上发布的信息。

姜是老的辣,"老三篇"在可信度(有权威)、责任心(有监督)和合理性(有前因后果、有来龙去脉)上的优势是显而易见的。

近来发现,冒充某权威某医生发布假的文章、假的讲课,或者掺入私货,屡有所见。它们只是在发布的信息前加上了"正式的""公开的"和"透明的"。

2. 辨别信息　大众不是专业人士,但是必须学会识别看病信息真假的基本能力。以下 3 步可以初步测试一下信息的可靠性:

(1) 来自"新二篇"还是"老三篇":后者可信度大。

（2）不具名作者的传言，或是具名作者但是没有出处（时间、地点、场合），或是具名作者又有具体出处：后者可信度大。

（3）非权威机构主办、许诺种种利益邀你参加的健康讲座，还是权威机构主办、由你自主参加的健康讲座：后者可信度大。

识过分夸大，识唯利与否，识信息渠道，慧眼辨真这3招简而言之：科学不夸大，科学不为钱，信息有渠道。在即将走入求医看病之途前，我们必须相信科学，科学辨真。

第二节　心态的选择:祛除心病

求医时,有些病人常会犯几种心病,因为带着心病,在求医时对医生使了心术,导致看病难上加难。

这也是走入看病流程之前,第 2 件准备工作:务虚,摆正心态。

下面列举一些病人在看病时 14 种心病的表现,源于 4 种负能量的看病心态。

应当梳理和反省一下自己,对于求医,有没有下列那些疏漏和迷思,有没有犯哪几处心病和使哪一门心术?

弄清它们的来龙去脉。更重要的是,在看病前就能够想明白,弄清楚,并予以纠正。要知道,不先摆正自己的心态,看病就会迷路错道,甚至碰一鼻子灰。不先祛除这一些心病,看病就会事倍功半,甚至无功而返。

一、在钱孔中看病

向钱看的孪生兄弟是从钱看。商业社会,金钱世界中在孔方中看人、看事的倾向,在看病时表露无遗。

(一) 什么都为钱

把医生、护士、药房、化验室,乃至整个医院都看成以看病来谋财的商业链。看病是来按物论价,讨价还价的,医生的一举一动多被疑为挣钱。这样如何看得好病?

(二) 有钱鬼推磨

花钱看特许门诊,住高级病房,也无可非议。看病时还要显摆钱,对医护指手画脚,呼来喝去。自以为有钱能使鬼推磨,对医嘱、会诊、医疗决策不以为然,随意更改。这样如何看得好病?

（三）高价买服务

医生通过检查和分析作出的诊疗方案被认为"怕花钱不肯开好的检查,不肯开好的药""我有钱,重新开",要做一些不必要的检查和吃不必要的药。这样如何看得好病?

（四）药贵才有效

用处方价格的高低来评说药物的好坏。把医生为治疗开药,当作商场挑选商品。价高才质优的心病下,甚至对所谓价低的"差药"扔着不用。这样如何看得好病?

二、在自我中看病

看病是医与患的互动。有的病人以自我为中心,常常弄巧成拙。

（一）自说自话

门诊时间本来就短,他说话多,又没有主次重轻,一大堆病症,一大堆要求,医生无所适从,无话可说,也无病可看。这样如何看得好病?

（二）试试医生

与上相反,难开金口,不愿多说病史,不愿出示以前的检查结果。他本意是试一试医生的本事,让医生猜一猜、辨一辨医生的医术,结果反而让看病多走不少弯路,耽误了治疗的时机。这样如何看得好病?

（三）比比医生

同样的病症四处看不同医院同专业的医生，重复看病，重复检查，重复开药。本意为了比比医生高低，找一个好医生，结果自己被自己搞得晕头转向，比不出高低，反多花了金钱，多花了时间，多费了精力。这样如何看得好病？

三、在轻信中看病

有的病人看病前没有修炼基本功，也没有正确查找信息，心中无底，胸中无物，加上耳根软，无主见，总是爱听别人说。

（一）道听途说

相信老友、远亲、近邻说的"某病人用了某疗法治好某病"，于是对医生坚持自己也要使用这种疗法。在第七章第三节中懂得医疗决策中按序有 5 项医疗证据之后，我们当然理解，这样道听途说的疗法医生是断断不可能采用的。这样如何看得好病？

（二）偏听偏信

轻信言过其实的广告、起死回生的"秘方"、天方夜谭的网传、违背常理的神话等。在用科学看病的医生那里当然得不到那些假的、骗的、过头的东西，便大失所望，反而认为医生没有本事。这样如何看得好病？

（三）张冠李戴

有这样的病人，在诊室或病房里外听说人家的病症、病友的治疗，对照自己，张冠李戴，人云亦云，自以为这也对，那也合，要求甚至责怪医生不给他做这么好的检查，开这么好的药。这样如何看得好病？

四、在迷茫中看病

（一）重话轻术

应对病人，说什么话，如何表达，确实是医生沟通的本领。不过更重要的是医术。对医生好差的感觉应当取决于医术和态度两个方面，但是有的病人往往偏重于后者。这样如何看得好病？

（二）唯唯诺诺

看病短短几分钟，你孤言寡语，一问三不知，或者都说是，没有问和答，少有交流和沟通。医生不是神仙，看病也不只是用眼看的。这样如何看得好病？

（三）医生唬人

医生会告诉你这项检查有什么风险或者那个治疗方法可能出现什么不良反应，会提醒你疾病发展不乐观或可能有并发症的先兆，你都当作耳边风。住院时让你签的《告知书》《同意书》等，你大笔一挥，只签字不细读，认为医生总唬人，把什么事情都往坏里想，是怕担责任。这样如何看得好病？

（四）立竿见影

认为病总是治得好的，药到病除，一刀完事，立竿见影。不懂得大部分疾病，包括常见病多发病，甚至肿瘤，是慢慢发展而来，也需要长期治疗。急于求成，心急吃不了热粥，更何况有些病是治不好的。这样如何看得好病？

第三节　医院的选择：根据病情的需要

就诊先选医院，是看病前必须准备好的一大实事。对于病人来说，选医院不仅仅在于选医院的名气和规模，最好的医院就是最适合看病实际的医院。什么是看病实际？——病情的需要。

就诊前要充分了解、评估，最终选定一个医院，唯一的标准就是：根据自己病情的需要。可以分以下两步走。

一、哪一级医院

为什么去看病，大致的病情自己有数：小病轻症还是大病危重？慢性迁延还是急性发作？疑难复杂，久诊不明，还是简单初诊，做个检查，等等。

2007 年起我国根据《综合医院分级管理标准》将医院分为 3 级，并再划分为甲等、乙等、丙等。下面在介绍医院等级的同时，做一些病情上的对号入座。

（一）一级医院

指社区、乡镇级别的基层医院，主要为附近居民提供一般的医疗服务。不过，小有小的优点。

1. 优美

（1）离家不远，就近看病，挂号、排队、等诊快捷，一般看个病 1 小时左右足够了。

（2）医护人员了解所在地人口特点，并了解当地的常见病、多发病，据此提供治疗、康复等快速便宜的基本医疗保健服务，在常见病的治疗上不一定比专家差。

263

（3）通过升级和改革，各科室和技术力量已经较为齐全；有些检查项目与上级医院合作，可以保证基本的诊断手段及其质量；有些社区医院与大医院之间有绿色转诊通道，也为疑难危重病人在向上转诊的过程中免去不少麻烦。

（4）不少基层医院推广家庭医生制度，对本地区的慢性病人和老人开设家庭病床，提供一对一的服务，以及设立家庭病床，上门服务。

（5）负责管理本地区流行病和传染病的预防和管理工作。

2. **具体疾病**　如果病情属于下列 5 种状况，可以选择当地一级医院，不必到百里千里之外拥挤的大医院劳顿。

（1）病情较轻的小伤小病。

（2）病情不急的常见病和慢性病。

（3）一些诊断已明，病情稳定，处于恢复阶段，需要长期随访，包括开药治疗和化验检查。

（4）老年人或行动不便的病人。

（5）疑及一般传染病，如痢疾、流感等。

（二）二级医院

指县级和小城市的医院、大城市的区医院、工矿企业的职工医院、地方部队的医院等。覆盖的人口多而广，学科配置较全，医生水准较高。常与上级医院有不同形式的技术合作关系，有时也有三级医院派驻医生定期指导或坐堂。

1. **优美**　二级医院的好处如下。

（1）离开病人的居住地不算很远。

（2）有一些医术不差的专家，医疗设备和检查手段较全。

（3）看病，挂号、就诊和特殊检查需要等待的时间也不长，一般当天可以解决。

（4）设立急诊，24 小时处理危重病人。

2. **具体疾病**　下列 4 种病情可以考虑去二级医院。

（1）在一级医院无法解决的疾病和病人。

（2）急性疾病和慢性病发作的就近紧急救护。

（3）大部分常见病、多发病的检查、诊断和治疗,创伤急救或术后恢复等。

（4）部分疑难杂症的深入检查和诊疗。

(三) 三级医院

1. 优点　级别最高的医院,承担着治疗、科研、教学任务,是多种学科的综合性医院。多集中于大中城市。

（1）毫无疑问,三级医院,特别三级甲等医院专家云集,高精尖仪器设备齐全,有些医院的硬件已经不亚于欧美发达国家的医院。

（2）大量病人带来丰富的临床经验,科研推动下技术不断提升,具有在疾病诊治方面的突出的专业性的医术,为重大疾病的诊疗提供坚强的技术保障。

（3）多专科的综合性技术能力和合作能力,使得疑难杂症的检出率较高。

2. 难处　三级医院大有大的难处,具体如下。

（1）树大招风,病人有目的或无目的地拥到三甲医院,力没有使在刀口上,造成医疗资源浪费。自找医院而不是按级推荐,价格上的差距不大,以及下级医院怕承担责任而推诿、异地医保等原因,加剧了三级医院的人满为患现象。

（2）因为太忙,门、急诊看病的流程尽可能缩减,"约诊几周前,等诊一整天,看病几分钟"似乎成了常态。检查、病床、手术都要等,再等。

（3）医院把更多的人力投向门、急诊,缺少提升医术和临床科技的时间,医生水准会受到影响。

3. 具体疾病　有下列 4 种情况时病人可以考虑选择三级医院。

（1）患有重大病症，诊疗不明时，是首选，其中有资历的三甲医院则是更优选择。

（2）通常在一级、二级医院查不出来、确诊不了、治疗无效的疾病。

（3）疾病诊断或治疗需要某项特殊性手段，但是下级医院没有这样的设备和技术能力。

（4）诊断已明确，但是在治疗上没有手段，或者处理上有不同意见，难以确定。

二、哪一家医院

病人是来看病的，不是来旅游、参观的，选择医院，要轻表面（级别、门面、名气、规模大小、床位多少等），重内核（能够解决自己特定病情的专业技术能力），这才是重中之重。

事实上，就诊前充分了解、观察、评估，最终选定一个医院的过程中，最先接触、最早知道的却是这个医院表面的东西。如何由表及里、从浅到深，摸清医院的专业技术能力？能不能完成诊疗自己特定病情的目标？

下面以一位有特殊病情需要，要去上级医院就诊的病人为例，来看看如何摸清医院的技术能力，最终选定一家医院就诊的步骤。其实，类似的特殊病情需要的病人，在大城市的三甲医院就诊队伍中占了大多数。

病人王老太由儿子陪伴，不远千里来某大城市就医。她因发作性头痛数月，在当地医院（二级医院）就诊，检查发现脑部占位性病变，当地会诊后病变性质难定，所以要到上级医院确定诊断，并作治疗。

（一）医院名气

早在家乡时熟人为王老太和儿子推荐了某大城市 3 家三甲医院：有名气的综合性医院 A、医学院附属的 B 医院、脑科专科医院 C。

有技术能力的医院会在病人中留下好的印象，也就是口碑较好。就诊之前，通过下列方法，初步了解一下这几家医院的情况。

（1）上网搜索。

（2）向熟人打听，有去过该医院病人的介绍更好。

（3）同行（医护人员）评价。

（二）医院性质

同是三甲医院，医学院校的附属医院实力雄厚一些。

（1）有医学院校做后盾，有良好的师承。

（2）作为实习医生的基地，医疗工作更为规范，知识更新较快。

（3）临床科技能力较强，对一些疑难杂病的治疗经验也相对较丰富。

为此，王老太和儿子准备选择 B 医院。

（三）综合医院的专业性和专科医院

三甲综合医院好，但不可能每个专科都好，一般一家综合性三甲医院最多只有二三个专科是强项。所以为了应对你的病情，并非每个综合性三甲医院都适合你。你要选的不仅仅是哪家医院，而是哪家医院有你病情需要的强项专科。

专科医院指在某个专业领域综合实力比较强大的医院，如传染病医院、肿瘤医院、口腔医院、妇产科医院、儿童医院、精神病医院等。

（1）专科医院的好处是病人集聚，复杂病例见得多，诊疗经验丰富；对专业研究多，技术设备齐全，能为该类疾病的病人提供更合适的治疗方法。

（2）相对于综合医院来说，专科医院的科室设置比较单纯，如果病情复杂，涉及多专业会诊或合作，就会力不从心。

所以如果在综合性医院中有一个既是强项又适合你病情所需的专科，当然不错，就不一定选择相关的专业医院。

王老太和儿子也倾向去 C 医院（脑专科），但是在 B 和 C 之间举棋不定，因为 B 医院也有不错的神经科。

（四）民营医院和公立医院

有的民营医院，为了参与市场竞争，技术力量雄厚，服务质量不错，但是花费较贵。不过近年来不少民营医院纳入医保，在收费方面依据公立医院标准。民营医院大多是规模不大的专科医院，也有一部分借用外院技术力量。病人在选择此类医院时要通过各个渠道多多了解，最好实地考察一下。

对于民营医院的了解，如有下列 3 个表象值得注意，如有发现，对这家医院应予减分。

（1）广告满天飞，医托活动地，但病人很少，门可罗雀。

（2）价目不透明，不公开，你要问清楚，他却顾左右而言他。

（3）没有自己的医疗团队，没有一个老中青医生都有、医学职称形成梯队的专科。好像临时凑起来，除了返聘的老医生、退休医生，就是刚进临床的青年医生。

上述那家脑科医院 C 是一家民营专科医院，与某公立三甲医院的神经专科有合作关系，已经成为实习医生的培训基地。

了解到 B 医院神经科某医生对这一类疾病诊治有专长，王老太和儿子终于选择去 B 医院。但是网上挂他专家号要等待数周。后来王老太的儿子又得知那位医生因"多点执业"，每周也在脑科医院 C 门诊一次，病人较少。

最后，他们在医院 C 的这位医生专家门诊中搞清了脑部疾病的诊断，并开始了相关治疗。

第四节　选择医生：医德与医术并重

选定了医院和专科之后，下一步，也是最关键的一步，就是选择一位有专业技术能力，可以处置好特定病情的好医生。实力较强的医院，实力较强的专业，最终要落实到一位实力较强的医生身上。

心仪的医生当然是认真负责的医生。医生责任心的支撑有两个不可动摇的基石：医德和医术，缺一不可。

关于医德，难以打分，必须在看病过程中接触互动，假以时日，才能了解。本节较多说医术。

一、选择医术较高的医生

（一）看职称

我国的职称指专业机构对相关专业人员的专业技术水平和能力的评价，是反映技术人员的技术水平、工作能力的标志和准绳。医院里医生的职称分低、中、副高、正高四大级，分别是住院医师（医学院附属医院或兼助教）、主治医师（或兼讲师）、副主任医师（或兼副教授）和主任医师（或兼教授）。

（1）职称是专业能力的水准，职位（职务）指工作的岗位，不一样。专业科的主任可以是主任医师，也可以副主任医师担任，主任医师与主任不是同一个概念，不要混淆。

（2）医学院附属医院的医生可以有两种状况：只有医疗职称，没有教学职称（不担负教学工作）。一般来说，在同一个级别职称中，兼有医学、教学职称的医生要比只有医学职称的医生技术水准略高。

（3）从理论上说,不同医院的相同职称的医生应当专业水准相同或相近。但是实际上级别较高的医院中同样职称的医生,技术能力往往更胜一筹。

（4）在职称评定时有名额比例,还涉及人事关系、发展需要、人才引进等多种影响因素,所以有的医生实际专业水准和技术能力与其职称不一定匹配,常有发生。不应当让职称高低而一叶障目,选错医生。

（5）特别在上级医院,副高和高级职称评定时名额限制,使得有的医生实际专业水准和技术能力高于职称。

（二）看学位

1. 有临床医学硕士或博士等高学历　说明在本专业的一个方向,有更深入的造诣和能力。如果与你病情的需要合拍,当然更好。

2. 有国外留学或培训经历　有本专业更宽广的国际视野。医疗是实践的科学,所以在看学位和有无留学背景时一定要看有没有临床工作经验,还是仅仅写了一篇论文而已。

（三）看经验

医术来自多个方面,其中临床经验很重要。医生的临床经验怎么来的?

1. 长期积累,水滴石穿　一般年长医生临床经验比较丰富。有人说,医生越做越胆小。其实是他在长期从医中看到了太多的意外、另类和事故。

2. 病人众多,百炼成钢　医学是一门实践性很强的学科,病人多,锻炼的机会多。在诊疗病人中通过正反两方面的实际,从中增加了经验,提升了医术。

所以,有时要看经验的多少,要看医生进入这个专业、这项技术的时间和工作量，而不单单看年资高低。

（四）看年龄

一般情况下，小病选择具有中级（主治医师）职称的中青年医生即可。这些医生年富力强，有较丰富的临床经验，反应快，对新的医药信息比较了解，一般疾病都能胜任。

比较难诊和难治的病，则选择40岁以上的医生，一般有副高以上职称。

如需手术，选择40~50岁的医生，他们临床经验丰富，精力充沛，处于外科医生的黄金时期。

二、选择合适需要的医生

（一）专业背景细细查

要弄清一位医生的医术能力是不是同你病情的需要接轨，可以从多方面仔细查清他可靠的专业背景，需要花点时间，做做功课。

（1）首先通过该医院网站找到比较正确的有关信息。比如从就医指导中的《专家介绍》，可以看到医生本人的专业专长；比如从医院《学科介绍》网页中可以知道本专科在国内和国际上的先进地位和技术特长，以及医生团队的构成以及各人的专长；比如从《医院新闻》和《科室动态》描述的专业活动、学术动态、授奖表彰中可以了解医生的更多专业信息。

（2）从省、市、国家医学专业学术团体的会刊、资料上找到该医生担任的相关职务和介绍，以及他的专长是不是与你病情的需要一致。

（3）从他发表的专业论文或科普文章中，了解他的专业学识和水平。

271

（4）如果是名家,在百度上也能搜索到他的相关信息和资料。

（二）不拘一格找专家

这里再次强调,只是要找个最合适你病情需要的医生,不必拘泥于他的职称、职务、学位、年龄等。实际上,有些兼任较高行政职务,或担任不少社会兼职,或经常在公众场合、报纸媒体和微信博文上抛头露脸,尽管有名有脸有粉丝,但在大量时间耗在非专业工作之后,有多少时间用来提升专业医术呢? 当然也有不少专业、行政都做得非常出色的专家。

（三）蜂拥而上无必要

从众随大流,常常是人性上的一种惯性。看病也会出现对某知名医生一拥而上,抢号看病,花费长长的时间,结果并不符合自己病情的需要。有位专家在胃镜下行胆道手术有独创的技术,结果胃和肠有其他病症的病人把号一抢而空,就诊和做镜下诊治都要等数周。而在胃镜、肠镜方面确有技术优势的另外一些专家的病人不多。

（四）能入口的才是肉

在选择医生时,我们必须正视资源的"可获得性"。全国首屈一指的医院、科室,或大医、名家固然好,但是病人得不到,或者很难获得,这些资源对病人来说就没有意义了。

名医实在太忙,即使等待长久后得以谋面,遗憾的是几分钟后又开始新的等待,实在是远水救不得近火。与其对着吃不到的肉垂涎欲滴,不如选择另外的美味食品,及时果腹。

虽然人们更乐于仰望星空,但是此生此世恐怕无缘上去。不如脚踏实地选择和寻找可以获得的合适的医生,不把大量的精力浪费在舟车劳顿和排长队上。

（五）"认得"医生须谨慎

中国社会离不开人情，如果有熟人在这个医院工作，如果有人"认得"医生，是不是看病就一路顺风，病也治得好了？

（1）熟人与你多熟？会不会是业余的医托？你自以为送出的"红包"成了托手费？专业医托受到打击后转入地下，业余医托上位。冒充熟人而设骗局诈人钱财的事也有发生，必须有所警惕。

（2）现在实名预约、电脑轮次、网上开单等一系列措施，看病过程透明化，受到病人全程监督。无号看病已成过去，越前就诊也难做到。熟人领着看病的开后门老模式受到诸多遏止。

（3）"带着找医生，看好了理所当然，达不到要求还换来一堆怨言。真的是劳力又劳心，两面不讨好！""把熟人当私人顾问，不光天天打电话问这问那，就连他亲戚朋友也是，甚至没事也要问三分！"这是"认得医生"的熟人受托后的怨气话。

（4）手术找亲戚熟人做，反而出意外，可能心理压力太大下不了手？确有所闻。

（六）老毛病靠"老医生"

慢性病病人长期随访，看病选择同一位医生，久病成友。这样的"老医生"有不少好处。

（1）熟悉病情，病历记录完整。

（2）医患感情融洽，相互沟通。

（3）容易发现潜在病和并发症。

（4）不会重复检查，熟悉用药状况。

三、选择富含爱心的医生

"白衣天使"这个称号对医生来说太高。但是在我从医的经历中,遇到富有爱心的医生真不少。他们的医德包括行医中的品行和对病人的高度责任心,令我钦佩,为我师表。据我观察,他们的医术与医德一般都相辅相成。医德成为提高医术、拯救病患的原动力,医术奏效显示爱心落到实处。

所以在选择医生或者接触医生过程中,如果看到和发现医生有下列爱心的表现,原则上可以推断这位医生认真负责,值得信赖,有能力治病救人。

(1)对于年老、幼小、体衰或身心缺陷的病人,关怀备至。

(2)对于不善言语,文化较低,诊病时表达不清的病人,耐心、关心,不责、不躁。

(3)对于诊断的不定和治疗的多选,不采取模棱两可、不担责任的圆滑做法,也不推诿,不装糊,而是实话实说,认真说明,积极推荐。

几十年前我轮转到五官科。有天晚上,跟随庄主任在急诊室抢救一个气道异物阻塞的农村小童。他脸色青紫,呼吸促浅,经胸腹部挤压无效,庄主任提出气道切开使用器械取异物。小童父母不能接受,认为切开气管等于"杀了他"。于是放弃救治,把小童抱到车上,准备回去"死到家里"。庄主任送到车旁,喃喃自语:"假如他是我儿子……"眼中泪光闪闪。突然,孩子妈跪在她面前大声说:"你是她妈,你是她妈,快快救他!"接下来我目睹了插管和取异时庄主任坚定沉稳的目光,以及病童呼吸平稳脱离险境时她灿烂如花的目光,以及小童恢复出院叫她"妈妈"时她再次泪水朦胧的目光。

读者,当你问诊就医时倘若见到有这样目光的医生时,你要庆幸:遇到了可以托付的爱心天使了!

第六章

求良医：求索优良医疗的诀窍
——合力制服疾病

本章导读

求医已经进入实施阶段。求良医，要求优良的医疗，当然是看病的主旋律。要知道，优良的医疗不是天上自动掉下来的，要自己去争取、去求索。本章从大众和病人求医的视角，介绍这几个关键时间节点的主要门道和诀窍。

医疗过程中七大实事：门诊、复诊、急诊、用药、输液输血、手术、住院，环环相连，步步为营，每步都有诀窍，每步不能走错门道。

本章七节中所谓学会诀窍、走对门道，并不拘泥于求医过程中的繁枝细节，而在每件实事中理出主要的思路和容易忽略的做法，用科普的医学知识予以回答。立足于求医的进程中如何从根本上求索优良医疗。

病人或家属不管学会多少诀窍，走了多少门道，为的是看好病求良医。求医的道理，不必去盘算"送多少红包"，也不必指望"威逼医生就范"。

求良医，成功求医，其前提是自己先练好各项基本功。务必记住：医患融合，共处一线，合力抗病，才是求良医的最好诀窍和最大门道，也是看病过程的最高境界和最佳结果。

在求医七大实事的每一件中都有这样的诀窍。认真学习，好好去做，患医合力制服疾病，就指日可待了。

第一节　门诊的诀窍:顺应诊病常规套路

一、门诊求医的 3 种状况

门诊是求医的第一站,门诊医生的诊病过程大致有下列 3 种状况。

(1) 如果诊断基本成立或确定,医生开出药物处方和(或)使用门诊方法,给予病人治疗。

(2) 如果病情疑难复杂,还要耗时数日做深入检查,或请其他科室合作会诊,待后再作定论。

(3) 如果病情较重较急,则将病人收入住院病房,做进一步检查,并尽快采取药物、手术治疗。

进了门诊的门,诊病的路可短可长,可易可难。求索良医的诀窍是:弄清并顺应医生诊断疾病的流程和套路,尽一己之力做出配合,与医生合力。

二、医生诊病的 3 步流程

诊断疾病的流程是现代医学在上百年看病实际中总结出来的成熟方法和思路,已经成为"诊断学"的经典理论。长期以来,疾病诊断有 3 步流程,也是门诊医生的工作准则。

(1) 收集资料。

(2) 分析综合。

(3) 诊断,或重新诊断。

三、收集资料的3个套路

其中流程第一步收集资料，与病人密切相关。后两步主要是医生的事。

收集资料，也就是收集疾病诊断所需要的确实证据，即收集发病的信号、病情的警报，并对信号和警报做进一步的调查和核实。从易到难，由表及里，有3个常规套路。

（一）病史采集

疾病的发生和演变的信息，主要来源于医生对病人仔细而有针对性的问询，医学上叫问诊。问诊的对象是病人和家人，问诊的内容便是病人自觉的症状，包括一般症状和特殊症状。

（二）体格检查

医生对病人进行全面的身体检查，用眼望，用手触，用指叩，用听诊器听。望、触、叩、听是医生练就的看家本领，从中得到的结果称作体征。记得几十年前笔者去农村巡回医疗时，不少疾病的诊断都依赖病史和体征而作出。

由于时间有限，在门诊，体格检查采取重点检查，与病史所得有关联的部位做体格检查。

（三）实验室与辅助检查

实验室检查通过对化验室送检的一些体液和物质（如血、尿、粪便等）进行物理或化学检查。辅助检查或特殊检查通过医学设备对身体进行检查。目的都在于放大和确认疾病的信号、警报。随着医学的进步和技术的飞跃，实验室检查与辅助检查越来越多。

四、门诊病人的 3 项配合

了解门诊医生收集资料的三大套路后，我们发现这些事情绝非医生单方面可以胜任的，每一项都必须密切依赖病人的配合。在门诊的诊病中病人大有可为。

（一）病史采集

本书第二章识警报（见第二章第一节和第二章第二节），懂得和关注身体内各种异常的信号，识别一般的警报（一般症状）和特殊的警报（特殊症状），其实也是收集资料的第一个套路（病史采集）的自我采集过程。学过第二章，对于症状和病史的梳理和采集已经胸有成竹了。

（二）体格检查

第二章中生命体征（见第二章第三节）、身体自查（见第二章第四节）和泄物自查（见第二章第五节），其实是病人或家人自己对自己做的简单易行的体格检查，对医生在收集资料中第二个套路（重点体格检查）无疑是极好的补充，甚至可以说更早，而且是原汁原味的第一手的"体格检查"。

（三）实验室与辅助检查

在第三章中，从病人实用的视角，把一些常常使用的实验室和辅助检查分为六大类，读者已经有了粗略了解。

不管在这次门诊前已经做过检查，还是这次门诊医生要你做检查，有关检查的问题，病人自己要思索的也不少。

（1）为什么做（意义和临床价值）？

（2）有必要做吗（敏感性、特异性、准确性、付费成本）？

(3) 什么时候做(时机和等候时间)?

(4) 对身体有没有影响(安全性)?

(5) 做前和做时要注意什么(准备工作)?

五、门诊看病的 3 张小抄

看来,门诊时病人也不能闲着,要主动、积极,才能求到良医。建议预开 3 张清单,作为看病时小抄,带去门诊,受益良多,可以提升诊病的质量。

知名的医生极忙,半天专家门诊看几十位病人是常事,每个人门诊时间最多就几分钟。因此,叙述一定要有准备,有重点,简明扼要。

(一) 小抄一:过去发生的病情

(1) 这一次看病主要的原因,即主诉,以一句话说清楚。

(2) 自己不适感觉和有病警报,原原本本的过程,即症状、病史,简缩在 10 句话内讲清,但必须说清楚发生时间、持续时间、自身感觉、演变过程、轻重缓急等。

(3) 过去看过病的,原来的检查和诊断是什么,包括相关报告和资料。

(4) 门诊前用过什么药物,做过什么治疗。

(5) 自己家族中有没有同样的病症。

(二) 小抄二:现在说明的问题

(1) 如果过去曾看过病、做过检查,要明确说明这一次看病的目的和想要解决的问题。

(2) 如果过去曾为这个疾病做过治疗,要明确说明想要改变或改善的原因和要求。

(3) 如果来上级医院为了做一项特有的检查,或者接受一种特有的治疗(或手术),也要明确说明,开门见山。

(三) 小抄三:以后要做的事情

结束看病前,务必弄清楚以下几个重要问题。

(1) 得了什么病? 病因是什么?

(2) 为什么做这个特殊检查,要等多久? 怎么准备?

(3) 为什么要吃这种药? 怎样才能知道有没有效? 要注意什么? 有不良反应吗? 要吃多久? 吃完后怎么办?

(4) 今后应该注意什么? 下次看病什么时间?

六、门诊就诊的 3 个困惑

(一) 粗分与细分怎么懂

肾脏内科、普外科、眼科……,传统的门诊科室不陌生。但是现在分科越来越细,特别在一些综合性三甲医院。有的以某病为门诊,如肝癌门诊、类风湿关节炎门诊;有的以某症状为门诊,如疼痛门诊、腹泻门诊;有的以某一种检查手段为门诊,如内镜门诊、超声波门诊;还有药学门诊、营养门诊等。

这些细分的门诊适合哪些病人? 又有什么特殊的注意事项? 病人走错路、进错门,常会出现。每个医院都有导医台和预检室。然而,问两句就抬手一指式的导医服务,无法与越来越细分的门诊相适应。

1. 门诊粗分、细分优缺点

过去分科粗,优点是:把人体作为一个整体,有大局观、整体性;缺点是:多考虑共性,对个性顾及不足,医疗资源分散,技术难以提升。

现在分科细,优点是:诊疗更专业、更有个性化、更具针对性;

缺点是：技术过于精细，会对其他疾病产生盲区，看病难免先入为主、一病障目，同时患有多种疾病的人，会面临要去几个专科的现实。

2. 门诊细分，病人须知　专业技术实力强的上级医院进行门诊细分，是医学发展的产物，利大于弊。要适应细分，病人需要做以下两件事。

（1）适应：提升医商，对疾病（见第一章）、症状（见第二章）和检查（见第三章）的基本知识有一个全貌的了解。

（2）使用：学会通过细分的门诊求索良医。

3. 门诊细分，病人利用　现在大医院的门诊细分大致有 4 个方向，我们都可以善加利用，以提升看病的质量和效果。

（1）以单个症状或一组症状细分的门诊：对疑难杂症，对诊断不明的病人有益。

（2）以单一疾病细分的门诊：对已经明显诊断，但是治疗不理想或难以治疗的病人比较合适。

（3）以单一检查的需求细分的门诊（即辅助科室的门诊）：对下列病人意义较大。

1）看门诊为了做某个特殊检查。

2）已经做过特殊检查，对门诊医生由这个检查而确定的意见或诊断不理解、不相信。

3）已经做过特殊检查，但是问题复杂无法确诊，或者检查报告模棱两可，或者临床判断与检查结果分歧很大。

我们要知道，辅助科室（放射科、超声波室、同位素室、病理科等）有两套人员：一套是技术人员（负责操作、设备等），另一套是医生（负责医疗判断和打报告）。当然有时分工交叉，不那么明确。来看门诊的是后一种医生。关于读片、看检查报告，辅助科室医生的能力肯定比临床医生强。

（4）以某一疾病为主多专业合作的门诊：集检查、诊断、治疗、手术等相关各科为一体,有关各专科和辅科联合一起办的细分门诊。比如乳腺癌诊疗中心、肺癌诊疗中心等。一篮子解决问题,高效率高水准,最受大众欢迎。

(二) 普科与专科怎么选

记得年轻时,老师对我们的教导:先做一个好的普科(大内科、大外科)医生,才能做好一个专科医生。

在医学生教学中,实习医生大半时间必须先在普科(内、外、急)实习。

在医生执业中,青年医生也不分专科。

看重普科是医疗工作的必然。同破案一样,任何征兆开始并不清楚是某个系统的疾病,都始于大范围、粗线条。通过3步流程,调查、分析、综合、推理,才慢慢缩小范围,集中在某个疾病上,诊断才能明确。没有普科,专科如无根之木。

看病思路与诊病一样,也是从普到专。先看内、外、急,有了方向和线索,再转向专科。

现在医院又多了两个普科——老年科和全科,对于普和专怎么选,带来了新的困惑。

1. 老年科门诊 老年病科是干部科转型而来,现在成为老年人看病的窗口,为老年人看病起到筛查和分诊的作用。把它当作老年人的普内科比较合适。下列几种情况去老年科门诊。

(1)合并有多种内科病症,多系统疾病。

(2)慢性病诊断已明,稳定下来,需要随访、观察、长期治疗和调理。

(3)本地、近距离的老年病人。

注意:在老年科门诊诊治的病人,一旦出现急危重症、慢性病急性发作、外科病症或新发生的不明病症,最好还是去相关专科门诊或急诊。

2. 全科门诊　不要从名称上误认为这是一个各科通吃、无所不包的综合性门诊。

全科医学是一个面向社区与家庭,整合临床医学、预防医学、康复医学以及人文社会学科于一体的综合性医学专业。全科医生也称家庭医生。国家正在大力推进全科医生与城乡居民建立契约服务关系。

全科医生和其他医生的服务宗旨、责任不同:他们负责健康时期、疾病早期乃至经专科诊疗后无法治愈的各种病患的长期照顾,其关注的中心是人而不是病。

(三) 初查与复核怎么分

三甲大医院摩肩接踵,拥挤不堪,特别是那些著名专家的门诊更是人满为患。门诊怎样看病,特别是在不同的状况下,不一窝而上,动动脑筋,想想诀窍。

(1) 初查先去一个中年主治医师的门诊,把需要的检查做了,把必要的资料备了;再去看你心仪的专家门诊,请他复核,并分析、诊断,提出治疗方案。

(2) 小病不去大医院,大病、重症才去。

(3) 为了得到一项别处无法得到的检查,或为了得到一种别处无法得到的治疗(或手术)才去大医院。

(4) 选择大医院进行各项检查,作出确定诊断,制订治疗方案;选择小医院进行随访观察,开药治疗。

第二节　复诊的诀窍：学会自己写"病历"

一些常见的慢性病通过门诊确定诊断后，将经历长期的随访和观察，即复诊，包括定期检查、定期开药等。

一、不让复诊变成开药

间隔一段时间后，医生在一次又一次为时不长的复诊中对你进行观察，这样的观察慢慢走过场。医生看到熟悉的病人，诊断明确，治疗已定，二三句话后，处方已经开好。久而久之，复诊变成了跑龙套式常规开药。

本书第一章中说到慢性病治疗的关键在于阻断恶性循环，避免并发症发生（见第一章第三节）。积极治疗慢性病本身，让慢性病不加重或不恶化，是推迟或避免相关并发症发生的必由之路。所以慢性病的复诊远非开药、吃药这么简单和轻松。

如何提升复诊的质量？责任不仅仅是医生。作为病人，做些什么，能够在复诊时求索优良医疗？

二、自己写复诊"病历"

医生写病历简繁不一，门诊病历不及住院病历，复诊病历不及初诊病历。最简单的复诊病历有时只有两个字："同上"。

提升复诊质量的关键是做好病情观察。试想：短短几分钟复诊时间怎么观察得了？即便观察了，也难免不仔细、不客观。而病人日常生活的大把大把时间才是观察的主要时段。

求良医，要落实到医患双方合力制服疾病上。所以，病人自己在日常生活中做长期自我观察,才是病情观察的主要方式。

三、动态记录价值不菲

在修炼了基本功之后,学会观察慢性病的一些常规指标(如血压、血糖等)并不困难。平时观察的频度每天一次或数次,把它们记录下来,成为病情的动态观察。从几个点(每隔一段时间测定一次)的定期观察,变成一条线(连续测定)的动态观察,至少有下列实际价值。

(1) 从指标的动态变化中可以评估病情稳定还是恶化。

(2) 可以评估治疗药物的效果。

(3) 成为治疗方案或者药物剂量调整的依据。

复诊时把动态记录交给医生,成为随访观察的第一手依据和复诊病历最有意义的补充,同时从侧面推动了复诊医生对你病情观察的重视,把原本可能走过场的复诊提升了一个质量台阶。

四、做好动态记录

笔者见过一些病人的动态记录。它们自行设计,形式多样,各有特色。这里,提几条建议。

(一) 形式

见到 3 种形式:纸张记录、本子记录或电子记录。比较推荐后两种。

1. **本子记录**　①携带方便;②给医生看了以后,可以取回;③便于保存,不易丢失。

2. **电子记录**　①书写方便,传递方便;②内容和项目在电脑上随时可以修改;③复诊时需要带给医生看,可以打印其中一部分；④保存安全。

(二) 项目

下面以糖尿病病人自测血糖的动态观察为例，列出观察项目。

测定日时　仪器型号　测定方法　血糖数值　进食状况和时间　用药状况和时间　意外状况　复诊状况　复诊检查结果

(三) 记录要点

（1）自我观察的时间必须写清，因为不同时间的血糖会有一定波动。

（2）仪器、方法要注明，不同型号仪器、不同方法测定，都可能带来不同的结果。

（3）血糖测定数值与进食量和时间有关。

（4）降糖药物使用和剂量是重要信息。

（5）与糖尿病有关的意外状况，包括跌倒、晕倒等，还有其他疾病发生等。

（6）复诊时的医嘱、检查结果。

第三节　急诊的诀窍：保命-对症-祛因

急诊室是医院中重症病人最集中、病种最多、临床任务最重的科室。急诊行使医院紧急救治和抢救的重任，保证人们在突发疾病、意外伤害时，能在最快时间内得到专业、科学的救治。它 24 小时开放。

急诊病人有以下急、危、重 3 种表现。

1. 急，指急迫　如急性炎症、高热、急性腹痛等。

2. 危，指危险　如心脑血管疾病发作导致突然失去意识、突发较重外伤等。

3. 重，指加重　如有些慢性病病人由于并发症发生、服药不规律、天气变化等，导致原来疾病和并发症的病情加重或发作。

一、保命黄金 6 分钟

当意外发生时，我们并不单单是等待，而应在掌握准确的急救知识和技术的情况下，于最紧急的时候挽救自己或他人的生命。

保命黄金 6 分钟，并非急危重症都如此，只是强调现场抢救和快速送诊的重要性。如果错过了急诊抢救的黄金时间，将面临预后差，甚至失去生命的危险。下列急危重症抢救的黄金时间可供参考。

(一) 心脏骤停

4～6 分钟，如在 4 分钟内进行心肺复苏，救治成功率可达到 50%。

(二) 严重创伤

伤后 1 小时内得到有效救治，死亡率可控制在 10％。

(三) 急性心肌梗死

黄金抢救时间 2 小时。如果在 1 小时之内开通堵塞的动脉血管，死亡率只有 3.5％，超过 2 小时则上升到 5.6％，超过 4 小时则死亡率上升到 10.3％。

(四) 急性脑卒中

黄金抢救时间 4.5 小时。缺血性脑卒中若能在发病后 4.5 小时内及时接受溶栓治疗，则可显著降低残疾的风险。

对生死线上的病人、伤者来说，黄金抢救时间很短，这时第一目击者的作用往往比赶来的救护车上医生和急诊室医生更加关键。

社会急救如此重要，但不敢救、不会救成为其强烈制约的因素。学习相关抢救知识和技能是当务之急。本书第一章有部分相关的知识介绍。

二、呼叫救护 120

为急危重病人呼叫 120 时和之后，要懂得和注意下列事情。

(一) 提供信息准确、简明

(1) 提供准确地址。

(2) 扼要说明病人情况，特别说清危重之处。

(3) 保持呼叫救护车的手机线路通畅，保持联系。

（二）来的救护车不一定是你呼叫的医院的

120 指挥中心会根据呼救者所在地址调派救护车前往救治,如果你选择医院的救护车正在执行任务时,会调派其他救护车前往救治。

（三）救护车不送到要求的医院

120 救护车一般将病人转送至附近区域的挂钩医院。当病人选择的医疗机构与急救现场的路程距离很远(超过 10 公里)时,急救人员可拒绝。

三、轻重缓急4级分

急诊病人不是先到先得,按号排序的。病情的严重程度决定病人就诊及处置的优先次序。急诊病人病情分级不仅仅是给病人排序,而且要分流病人,使病人在合适的时间去合适的区域获得合适的诊疗。

急诊护士会根据病情急缓把病人粗分为:紧急处理、优先处理和一般处理。根据急诊室当时就诊人数及医院实际情况安排就诊。

根据轻重缓急,依照卫生管理部门规定,急诊病人被分成4级。

（一）病情1级:濒危病人

1级病人应立即送入急诊抢救室,进行抢救。

指病情可能随时危及生命,需立即采取挽救生命的干预措施。如需要气管插管的病人、无呼吸或无脉搏的病人、急性意识障碍的病人,以及其他需要采取挽救生命干预措施的病人。

（二）病情2级：危重病人

尽快安排接诊，并尽快给予病人相应处置及治疗。

（1）来诊时呼吸、循环状况尚稳定，但其症状的严重性需要引起重视，病人有可能发展为1级，或可能导致严重致残。如急性意识模糊或定向力障碍、复合伤、严重心绞痛等。

（2）严重影响病人自身舒适感的主诉，如严重头痛、严重腹痛、严重胸痛等。

（三）病情3级：急症病人

病情较急、重，但是目前明确没有在短时间内危及生命或严重致残的征象，病情进展为严重疾病和出现严重并发症的可能性很低，也无严重影响病人舒适性的不适，如高热、腹痛、一般外伤等。

应在一定的时间段内安排病人就诊，需要急诊处理以缓解病人症状。

留观和候诊过程中出现生命体征异常者，病情分级应考虑上调一级。

（四）病情4级：非急症病人

指病人目前没有急性发病症状，没有或很少有不适主诉。

急诊是有限资源，应该用在抢救病人上。要避免大量非急诊病人到急诊就诊，造成"急诊不急"、医疗资源被过度占用和浪费现象。

四、病重病危两通知

在急诊室或在观察室、病房诊疗的危重病人通常会收到《病危通知》或《病危通知》，这是医方对于重危病人的常规做法。不必惊慌失措,但须了解清楚来龙去脉。

（一）病重通知

基本上为病情 2 级,指病情重,在诊疗期间有进展为病危的风险,但尚未需要立即采取抢救措施。

提醒患方,如果收到《病重通知》,要当即向医护问清:目前病况如何? 怎么治疗? 进一步发展和风险的可能是什么?

（二）病危通知

基本上为病情 1 级,指病人生命指征不平稳,直接威胁病人生命,需立即采取抢救措施。

提醒患方,如果收到《病危通知》要做以下事情。

（1）当即向医护问清:什么生命体征不稳? 生命受到多大威胁? 目前采取什么抢救措施?

（2）赶快召集所有家人,告知病危,选出代表,与医方保持密切沟通。

五、急诊专科 5 主力

科室细分专分也发生在急诊。大部分三甲医院急诊常设的专科有:急诊内科、急诊外科、急诊五官科眼科、急诊儿科、急诊妇产科五大主力。

急诊室有一批专职的急诊医生和有处理急诊的专业护士,他们是急诊室的中坚力量,担当第一线的工作。当需要进行专科诊治,急诊医生会根据病人病情轻重缓急,或邀请专科医生急会诊,或为病人做紧急处理后建议病人到专科门诊进一步检查及治疗。

六、重症监护 4 问答

重症监护室又称重症加强护理病房（ICU）。收治各类危重病人，运用各种先进的医疗技术、现代化的监护和抢救设备，对其实施集中的加强治疗和护理，以最大限度地确保病人的生存及随后的生命质量。

（一）是急诊的观察室吗

不，它是医院中危重病人抢救中心，是大医院中一个临床医疗科室，独立于急诊室。

急诊观察室是急诊室下属部门。急诊诊治的病人中不符合住院条件，但根据病情尚须急诊观察者，可留观察室进行观察。急诊观察室的值班医生早午晚要查床数次，观察病人病情变化，随时床边看视。

（二）怎样收治病人

病人主要由急诊、病房、手术室，以及内外科和各专科转来。危重病情好转后，又转回各科普通病房。

（三）收治对象是谁

（1）严重创伤、大手术后及必须对生命指标进行连续严密监测和支持者。

（2）需要心肺复苏的病人，或心肺复苏成功后需要后续处理。

（3）脏器（包括心、脑、肺、肝、肾）衰竭或多脏器衰竭者。

（4）重症休克、败血症及中毒病人。

（5）脏器移植前后需监护和加强治疗者。

重症监护病房的收治对象原则上是各种危重的急性的可逆性

疾病。所谓可逆性,指有望救活和恢复。原则上对于已明确脑死亡但仍有心跳者,或全身衰竭的晚期癌症或各种重症传染病人,都不考虑收入重症监护病房。

(四)救治的条件怎么样

配有专业的医生和专职特别护理的护士。家人不能入内,每天可以定时探望一次。

设有中心监护站,直接观察所有监护的病床。床位间用玻璃或布帘相隔。配有床边监护仪、中心监护仪、多功能呼吸治疗机、麻醉机、心电图机、除颤仪、起搏器、输液泵、微量注射器、备用状态的吸氧装置、气管插管及气管切开所需急救器材等。

七、急救措施 3 步走,保命第一

医院急诊科虽然是 24 小时开放,但 CT、X 线片、血管造影等检查科室对外开放时间是有限的,特别是当病人夜间到急诊救治时,往往难以明确诊断。

对于病情 1 级和 2 级的濒危病人和危重病人,急诊室抢救和即时紧急处理的措施有别于门诊和普通病房的常规顺序和套路。

务必清楚,保命是急诊病人最重要的事:急诊医护人员所有的首要措施都是针对病人出现的生命体征;诊断和其他治疗(对症对因)是其次的。我们一定要顺应和配合医生这样的急诊套路。

(一)保命措施第一

恢复呼吸和心跳,止血,救治休克……,首先为了保存生命。

（二）对症处理第二

针对出现的症状和状况,采取相应措施,减轻病症,防止伤势恶化,如补液、纠正酸碱平衡、处理伤口、固定骨折部。

（三）祛因治疗第三

一时难以明确诊断,或一时无法解决病因,可以放晚一些。必要时采取维持、保守、中性的治疗方法,这也是迫不得已的办法。

八、急诊高峰 6 时段

急诊室不是一般看病的地方,可去可不去,尽量不去,更不能把它当作夜间门诊。老幼去急诊室看病,更要小心受到细菌、病毒等的感染。

下列 6 个时段,是急诊室忙碌之时,可避则避。

1. 急性传染病流行期间　大批传染病病人或可疑传染病病人集中地。

2. 恶劣气候　突冷突热,风雨、冰雪或高温酷热。

3. 季节转换　冬春交接、秋冬交接之时,气候有变。

4. 节假日　没有假日门诊的医院,急诊会忙一些。

5. 暑假和寒假　父母带孩童看病明显增加,包括急诊。

6. 晚饭后　门诊结束,下班的儿女陪伴父母看急诊。

第四节　用药的诀窍：5个误解　5项准则

诊断疾病后治疗疾病，用药是治疗的核心。

有5类药物的名称常常会让我们产生认识上的误解。应学点有关药物的知识，从中懂得一些用药的诀窍。

一、非处方药≠效差的药

我们都知道，处方药必须由执业医生开出处方，在医生指导下使用。而非处方药不必有处方，在药房可以买到，自己看着办。

药物为什么分成处方、非处方呢？误解是：受到控制，不易得到的处方药，必定是药效高的良药；不受控制，容易得到的非处方药，药效较差。

两类药的区分及其差别见表6-1。用处方药还是非处方药关键还是依据病症需要。

表6-1　处方药与非处方药的区分

	安全性	毒性和不良反应	获药的途径	适合的病症
处方药	低	多	医生开处方	较重的
非处方药	高	少	自己去药房买	较轻的

二、贵药≠优质的药

以药价评说药物，药贵一定优质，是病人的一种误解。千百种药治疗千百种疾病，合适的药才是优质的药。几毛几元钱的低价药治好病，比比皆是。如多用途的阿司匹林，治疗甲状腺功能减退症的甲状腺素(优甲乐)，治疗腹泻的小檗碱(黄连素)等，都是很便宜的优质药。

有些药物价格不菲，可能取决于原料的成本、制作的功艺、专利的代价、产量的多少等，并不是越贵越好。

当人们疑惑医生的处方开得太便宜了，当人们责难医院"向钱看"时，也应提醒病人不要总是从钱眼里看病看药。当有人以高药价向你推荐某种所谓的"优质药"时，要擦亮眼睛，提高警惕。

三、新药≠最好的药

新药是研究的最新成果，科技含量高。一个新药从研发到上市，经历临床前研究、临床试验审批、临床试验(0 期、Ⅰ 期、Ⅱ 期、Ⅲ 期)、上市审批、上市后研究(Ⅳ 期)、上市后再审批。

上面的过程和药学的经验告诉我们要注意以下几方面。

（1）新药实际疗效、毒性和不良反应等必须经历前后 4 期临床试验，才能初步确认。

（2）新药漫长时间的考验，千辛万难，长达 10 多年，近 20 年。

（3）新药即便上市后仍继续临床试验，表明临床上市应用后仍可能有问题。

（4）有的新药在上市 10～20 年后还会发现新的毒性和不良反应，因而不得不停用。

因此，新药是最不了解的药，最不明白的药。因为白纸一张，是不是好药，必须通过更久的时间和考验来书写。

同样药理作用的老药，有时反倒安全、可靠。因为它们使用了几十年，治疗对象多达千千万。所以在用药中喜新厌旧，有时反倒丢失了最爱。

四、中药≠无害的药

有一种误解:中药是绿色植物、天然产物,当然是无害的。为此,有的病人不循医嘱,自己随意服中药;有的病人病急乱投药,被冒牌假中医骗了钱,还耽搁了病。

《周礼·天官》记载:"医师掌医之政,聚毒药以供医事"。其实与西药一样,中药,包括草药、成药也有用药的准则,也有毒性和不良反应。

汇集了古代文献与现代研究的重要信息,《中华人民共和国药典》共收载有毒中药72种,其中包括:大毒的中药10种,有毒的中药38种,小毒的中药24种。

关于中药有害、无害的问题我们应当有下列认识。

(一) 辨证论治,合理使用

中医是一门凝聚了我们祖先几千年经验的科学,中医看病的依据和方法是辨证论治,即通过对疾病全过程的辨证,再根据病人整体和特殊的状况进行论治。

这样开出的中医处方,虽然由多味中药组成,但其种类、剂量和搭配是科学的,有益于应对病证和适合该病人的身体状况。反之,不仅治不好病,反而带来危害。

(二) 用"中药"骗人害人的原委

中医和中药被有些假冒的"名中医"用来骗钱坑人,多于西医西药。除了主观意图外,还有一些客观的原因,被钻了空子。

(1)辨证论治过程不简单,也不像西医诊病那样规范化、透明化,病人不易识别。

(2)中医坐堂、独诊较多,不像西医是流程作业,团队工作;社会上单独执业的中医远远多过西医，这样就让个别骗子可以混杂于所谓的"执业中医"之中行骗。

（3）中医确有不少为数不多的祖传大师，集前辈和自身的经验为一；西医的教学源于同一教材和规范教学。假冒"祖传秘方"，宣扬"御医后代"的人就有机可乘了。

（4）有些重病难病，经西医多方治疗，不见好转，病急乱投医，转向寻找传统外的另类治疗，很容易上当。

记住：选一位有经验的执照中医师，辨证论治，合理使用中药，是避免中药有害的首要。

（三）有毒也不一定有害

根据长期的经验，中药在使用前有一个规范的严格的加工炮制过程。有毒的中药通过加工成为可以服用的无毒或小毒的药材。即便有毒，使用剂量小，就无害了。而且有的小毒，正是在治疗中需要的药理作用。

（四）服中成药并非高枕无忧

中成药在药店的非处方药中占了很大比例，销售额也不低。因为方便，为人们常用，但使用时也要注意以下一些问题。

（1）根据说明书，明确药品的用法用量、用药时间和间隔等。对特殊剂型，如栓剂、滴眼液、贴膏剂等，需特别弄清楚使用方法。

（2）必须知道中成药的使用禁忌、毒性和不良反应。很遗憾，有些说明书上写得不明不白。

（3）避免几种中成药并用，或者中成药与西药并用，这样会使你难以控制毒性和不良反应的发生。如果中成药与西药必须一起使用，应相隔半小时左右分别服用。

（4）有的中成药有特殊的储存要求。

(5) 对特殊人群,如过敏体质、妊娠妇女等,如非医嘱,最好不用。

五、进口药≠救命的药

进口药是我国目前还不能制造的药,大多疗效较好,但并非十全十美。主要原因是:国外的新药从研发到上市同样经历漫长的临床试验过程,但是试验的对象是当地的外国人。它的适应证、剂量、毒性和不良反应等,都会因为人种、地域、病种、体质等差异而不相同。所以对外国人有效的药,不一定对中国人也有效。

如果通过不合法途径进来的,或者通过中间商转售的,药物的可靠性和安全性方面的问题更多,要三思!

从对药物的误解中走出来后,为了更合适地用药,求索优良医疗,我们还应当了解下列有关药物的知识。

六、准则一:凡药三分毒

已经知道,不管西药还是中药,凡药三分毒,是不争的事实。懂得这个道理后在下列 3 个方面有实用价值。

(一) 药物的剂量:因人而异,因病而异

药物的有效剂量是指既发生了药效又没有引起毒性和不良反应这个范围的剂量,这里又有 3 个问题值得考虑。

(1) 因为个体差异,各人的剂量范围并不完全相同。上面说到使用外来药或进口药时,中国人与外国人的剂量范围也有差异。

(2) 不同病症使用同一种药物时,使用的剂量也可能不同。最好的例子是阿司匹林:作为解热镇痛药时用量 0.5 克,用于抗血小板时用量仅仅 100 毫克或以下。

（3）同一种药物的有效剂量与中毒剂量相差大小,因药有异,因人而异。比如强心药物洋地黄,对于有的人其有效量与中毒量很接近,在用药时必须十分小心。

（二）药物的合用:善用协同作用,避免配伍禁忌

不少药物都有协同作用和配伍禁忌的问题,这也是药物学的一门学问。合理的合用可以减少药物的使用剂量,减少药物的毒性和不良反应。更要注意的是药物合用时带来的问题。

1. **药物之间有拮抗作用**　两种药物作用相互抵消,药效降低,比如扩血管药物与缩血管药物一起用。

2. **西药与西药间有配伍禁忌**　比如头孢类抗生素与呋塞米(速尿)合用,可能发生肾损害。

3. **西药与中药之间也有同样问题**　比如中成药冠心苏合丸与抗心绞痛西药亚硝酸异戊酯合用,可能产生含汞有毒物;中药山楂、五味子与西药磺胺类药合用,可能导致血尿和尿闭。

如果有这些方面的疑惑,可以去看大医院细分的药物门诊。

（三）用药的多少:越少越好

用药的一个重要原则是:能少则少,越少越好。用药必须分主要和次要,忌头痛医头,脚痛医脚。

以前的老师教导我们:治病的本事,不比用药多,而是比用药少,比用药是不是合适、合理,以最少种类的药治好疾病,那就是好医生;他还说,尽量不要让治疗方案中用药超过 5 种。这些都是金玉良言。

七、准则二:疗程不可违

所有的用药不管长短,不管并用数药,都有其疗程,即使用一定的剂量,用一定的时间,来治疗一定的疾病。这是经过科学评估后得出的医疗方案和治疗医嘱。

病人有时会犯规,大多表现在下列两方面。

(一) 自觉疗效不明,自行加大药物剂量或延长疗程

怎么知道和确定"疗效不明"?加大剂量或延长疗程是一件十分危险而出格的事,即便懂得一些知识,也不能不问医生而自行其是,切忌!

(二) 自觉疗效明显,自行减去药物剂量或缩短疗程

发现有了效果,急于减量,甚至停药。这样做的人更多。高血压病病人久治不愈,经调查,病人自行其是,急于减药是一大原因。还有些疾病的治疗是终身性的,随意减量或停用会造成不良后果。如糖尿病病病人不慎停用胰岛素,导致酮症酸中毒,如自身免疫性甲状腺功能减退症病人减量优甲乐,使得甲状腺发生弥漫性病变。

八、准则二:小心用两素

医生在临床用药时对抗生素和激素最为小心,其实病人在用药时也应如此。

(一) 不合理使用抗生素

(1)造成病原体耐药性。
(2)导致体内有益的正常菌群失调,引起二重感染。

(二) 不合理使用激素

糖皮质激素有抗炎、抗毒、抗休克、抗过敏等多种作用,对有些疾病有很好的治疗作用,但是不良反应多,并发症严重。以下病症可用可不用,尽量不用。

（1）不当作退热药来使用。

（2）不当作抑痒药来使用。

（3）不当作止痛药来使用。

（4）不在传染病使用抗生素时使用。

使用糖皮质激素要懂知识,听医嘱。除非疾病需要,尽量避免长期、大剂量使用。如果长期使用了,要慢慢减量,不能突然停药。

九、准则四：注意慎、忌、禁

关注药物外包装和说明书上 3 个重要的词——填用、忌用、禁用,不要视而不见。

（一）慎用

可以使用,用药时谨慎、小心,用药后注意有没有不良反应,如有,则停药。

（二）忌用

能不用就不用,不良反应明显,且发生不良反应可能性大。

（三）禁用

警示病人,必须禁止使用。

禁忌证的意思是:这些人不能使用该药物。禁忌用药的人常常包括下列 4 类。

1. 肝、肾功能障碍者　药物大部分从肝脏解毒,由肾脏排出。

2. 老年人　肝、肾功能有减退。

3. 妊娠或哺乳期妇女　略。

4. 过敏体质者　略。

所以,上述 4 类人在用药时要加倍小心。

十、准则五:用药有限期

药物都有使用的限期。在药物的外包装或说明书上有下列 3 种表达形式。

(一) 有效期

使用日到这一天为止。

(二) 失效期

使用日到这一天的前一天为止。

(三) 生产日期和有效年限

使用限期是生产日期加上有效年限。有时生产日期从药物批号上可以看到。

上述的使用限期基于很好的保存,不好好保存,会缩短药物的使用限期。如何妥善地保存药物,包括管理好自家的家庭药箱,也是用药中应当关注的事。

1. 标记清楚　家中药物最好集中一起放,安放在有盖的小瓶中。但必须要注明标记,明显、醒目、用不同颜色区分。

2. 品种不多　家庭药箱药主次分明,需要随时淘汰老药、过期药、长期不用药、变质药。

3. 位置恰当　避免孩童可以拿到,远离水、火和阳光照射的地方。

4. 贮存妥善　阴凉处,必须放冰箱低温保存;防湿(必要时加防湿剂);防光照(必要时用避光玻璃瓶)。

第五节　输液输血的诀窍：救命之术　利弊兼有

治病时，特别救治危重病，难免需要输液和输血。作为救命之术，了解他们的利和弊，妥善使用输液和输血，我们在求良医的前行中又迈进了一步。

一、吃药打针的利和弊

用药的目标是让药物进入体内，运行到病变的部位，发挥药理作用，达到治疗的目的。

怎样进入体内？取决于药物的输入方式和药物的剂型。有时一种药物可有几种剂型和几种输入方式。

（一）口服

有片剂、胶囊剂、粉剂、液剂、糖浆剂等。

（二）外用

有擦剂、喷雾剂、涂膜剂等。

（三）局部用

有吸入剂、口含片剂、肠溶片剂、滴眼剂、滴耳剂等。

（四）注射用

有皮内、皮下、肌内、静脉等。

用药究竟采取哪种剂型，哪种输入方式？原则上是根据病变部位的需要。吃药和打针都是全身性的用药，不同的是：吃药通过消化道；打针通过皮肤、肌内、静脉进入循环血液。下面对 3 种药物输入方式作比较(表 6-2)。

表 6-2 3 种药物输入方式的比较

进入方式	途经组织	运行过程	病变部位	开始作用时间
口服	1. 胃肠道	胃肠道	胃肠道	30 分钟后
	2. 胃肠道→血管	循环血液→	全身某部位	几小时后
肌内注射	肌肉→血管	循环血液→	全身某部位	30 分钟后
静脉注射	血管	循环血液→	全身某部位	几分钟后

从上表可见,根据输入方式的各自特点,可以明白 3 种用药方式的实际应用。

1. 口服　适合胃肠道疾病的治疗,以及一般疾病和全身慢性病的用药。

2. 肌内注射　适合较重的全身性疾病和急性病的治疗。

3. 静脉注射　适合很严重的全身性疾病和急性病的治疗。

二、静脉输液的利和弊

静脉输液是一种较为紧急的药物输入方式,一般用于:急救病人、重症病人和不能进食的病人。

近年来,我国输液用量突飞猛进,年均增长率近 20%,年均每人输液 10 瓶以上,远远高于国际上 2～3 瓶的水平。门诊、急诊、病房中时常有非危重病人盯着医生要输液,为了息事宁人,医生只能频频开出输液。为什么?

(一) 病家对输液的误解

(1) 效果好,见效快,不仅大病需要,小病也可快些恢复健康,特别孩童生病。

（2）定期输液，用一些维生素，或丹参，可以强身防病。

（3）医生只是开点口服药，治不好；输液才是重视我的病。

（二）输液的实际好处

（1）很快使药物达到有效浓度，并持续维持治疗需要的恒定浓度。

（2）危重疾病急救时，需要随时加入不同的药物，快速进入血中。

（3）对口服、肌内、皮下组织有刺激的药物，可以通过静脉给药。

（4）身体丧失较多液体或血液，可以快速补充。

（5）无法经口服或肠内给予的必需营养，通过输液补充。

（三）输液的诸多弊病

（1）输液直接穿透皮肤屏障，把药液输入血液。如果处理不当，容易发生全身性或局部性的感染。一旦病原体随血液扩散全身，引起败血症，有生命危险。

（2）输液滴注过快，容易造成药物过量。一旦出现不良反应，抢救难度大。药物不良反应的调查发现，注射剂所致不良反应远远多于口服剂。

（3）持续性输注容易过量，会造成心血管循环负荷过重，或电解质失衡。

（4）任何注射剂都达不到理想的"零微粒"标准。输液的药物中很多微粒会进入人体血管，容易聚在最小的毛细血管，长期如此，会导致肉芽肿或血栓性静脉炎等。

（四）合理选择静脉输液给药

给药途径主要包括口服、肌内和静脉注射等，如何正确选择静脉给药？

1. 临床抢救和住院重症病人需要　液体直接进入静脉，药效快，利用率高；容易控制液体和药物的输入速度和剂量；随时可以快速增加另外药物。

2. 结合临床病症选择给药途径　如氢化可的松用于严重中毒性感染时，应大剂量静脉滴注；用于垂体前叶功能减退时，应小剂量口服。庆大霉素用于铜绿假单胞菌（绿脓杆菌）引起的全身感染应注射给药；用于肠道感染应口服给药。

3. 根据药物的理化性质　对理化性质不稳定的药物可以考虑注射给药。

4. 针对不同个体及疾病情况

（1）老年人心肾功能减退，药物代谢慢，用药应适当减量，补液不能太多，输液应当小心。

（2）不少老年人青睐的中药注射剂静脉输液，弊大于利。

（3）儿童对于药物反应较敏感，长期采用抗生素静脉滴注，易造成抗生素耐药，破坏儿童体内正常菌群，引起二重感染，还会引起肝肾损害，影响造血功能。因此，儿童轻中度感冒咳嗽应首选口服药，而不是静脉输液给药。

不适当地使用静脉输液治疗是医院内安全注射的一大隐患，合理使用静脉输液需完善医患间的协作。

三、输血的利和弊

输血是一项重要的抢救和治疗措施。如果健康人一次失血不超过全血量10%（400毫升），所失的血浆和无机盐可在1～2小时内得以补充；如果一次失血超过全血量 15％～20％（600～800 毫升）时，机体无法维持血压在正常水平，导致机体活动障碍，此时就需要输血。

（一）输血与血型

（1）输血以输同型血为原则，即 A 型血的人输 A 型血，B 型血的人输 B 型血。

（2）紧急情况下，AB 血型的人可以接受任何血型，O 型血可以输给任何血型的人，但是也会引起一定的输血反应，所以不能较大量接受。目前一般医院输血都输同型血。

（3）Rh 是另外一种血型。我国 99.7％的人 Rh 血型阳性，但有 0.3％人 Rh 血型阴性。他们都属健康人群，但是 Rh 阴性者不能接受 RH 阳性者血液。基于 Rh 血型阴性的人极少，早一点知道自己为 Rh 血型阴性，早一点预作防备，很有必要。

（二）输血与配血

交叉配血实验是把献血者的红细胞与受血者的血清进行血型配合实验，再把受血者的红细胞和献血者的血清也进行血型配合实验。只有两种血型配合都没有凝集反应，才是配血相配，可以输血。

考虑到人血型种类较多，为了慎重，即使在 ABO 血型相同的人之间进行输血，也应进行交叉配血实验。

（三）输血与风险

多个因素使得输血具有不小风险，具体如下。

（1）即便对献血者预先进行了可能通过血行性传播疾病的筛查，但是通过输血传播血源性疾病的可能还是存在。

（2）定期的无偿献血者传播疾病的风险低，有偿的献血或家属/互助献血者传播疾病发病率高。

（3）血型鉴定、相容性检测及成分血制备的质量问题。

（4）血液储存和运输中的有效性。

（四）输血的不良反应

（1）溶血性输血反应。

（2）非溶血性发热反应。

（3）过敏反应。

（4）输血相关低血压。

（5）输血相关急性肺损伤。

（五）可不输血就不输

输血伴随着受血者的潜在风险，有发生不良反应的可能。因此，应该只在没有其他有效治疗方法的前提下才考虑输血。

（1）治疗贫血及其他引起贫血的状况时，低血红蛋白水平常可以通过补充铁剂和维生素来提高，避免输血或将输血量减少，只有在慢性贫血严重到需要迅速提高血红蛋白水平时才需要输注红细胞。

（2）手术前提高病人血红蛋白水平，在术前通过补充铁剂纠正贫血，输血往往不必要。

（3）急性失血时输注一般的生理盐水或其他血液替代液，有时可以替代输注全血。

（六）成分输血

用理化方法将全血分离制备成纯度高、容量小的几种血液成分，然后再根据病情的需要分别输给病人。成分输血是现代输血学的进步。医生根据病情有针对性地开展成分输血，可以提高血液的利用率和疗效。

（1）给大面积烧伤病人输血，最好输入血浆，因为这种病人丢失的主要是血浆。

（2）给严重贫血病人输血，最好输浓缩的红细胞悬液，因为这种病人主要是红细胞数量过少或血红蛋白浓度过低，但总血量并不减少。

（3）某些出血性疾病病人需输浓缩的血小板悬液或含凝血物质的血浆，以增强血小板聚集和血液凝固的能力，促进止血。

记住：能吃药不打针，能打针不输液，能输液不输血，能少输不多输！

第六节　手术的诀窍:知-判-谈-备

　　外科是临床医疗中内、外两大支柱之一。它原词由两个希腊词合成而来:"手"和"工作"。手的工作,又称手术,即用切除、修补为主要治疗手段的一门学科。

　　当看病时医生提出"手术"的建议后,怎样求得良好的医疗呢?要开刀,"羔羊"待宰,心里茫茫,脑中空空,毕竟是动刀的事呀!

　　手术前的事还真不少:多知一些有关手术的常规知识,对是不是手术做一个初步的自我判断,与医生好好谈一谈有关手术的医疗决策,做好手术前种种准备工作。知、判、谈、备,四样事,一样不能少。

　　不做无所作为的"待宰羔羊",成为提升手术水准的积极推手。

一、手术前:好好知

　　多知一些有关手术的常规知识,晓得这把刀怎么下来,把自己将要做的手术对照一下,心中有数有底,可能这把刀很小,或者根本不用刀。当然,对自己那个手术做一番较为详细的专业性浏览,也很有必要。

　　(一) 哪一类型手术

　　1. 急缓

　　(1)择期手术:非急需手术,在不涉及性命的情况下,病人可视需求决定的手术。

　　(2)急诊手术:紧急需要,为保存性命、四肢或器官功能而必须立即施行的手术。

2．目的

（1）探知手术：为了探知病灶而施行，因医学影像的发展，已很少施行探知手术。

（2）治疗手术：为了治疗已知病变而施行的手术，大多数手术属于此类。

（3）边探边治手术：随着手术方式的精密，有的手术可以根据探知所得，即刻进行治疗，内镜方式。

3．种类

（1）切除手术：切除全部或部分组织、器官。

（2）整形手术：改变或恢复组织的形状与功能。

（3）截肢手术：切除部分或全部肢端或肢体。

（4）接回手术：接回被截肢组织。

（5）重建手术：重建或修补组织，使其恢复形状与功能。

（6）移植手术：从自体或从异体中移植部分或全部组织、器官。

（二）哪一方式手术

1．一般手术　剖开身体某部位施行手术。

2．微创手术　将切口极小化，以减少失血，避免伤害正常组织，加速愈合。

3．激光手术　使用激光手术刀或气化激光施行手术。

4．显微手术　使用手术显微镜，协助施行手术。

5．内镜手术　使用内镜进入体内，协助施行手术。

6．机器人手术　使用人工智能的技术做部分手术（如骨科手术），已经成为可能。我国已经成功制造骨科手术机器人。

（三）哪一级别手术

根据手术易难、简复，分 4 个级别。不同级别的手术由不同级别的医生主刀。一般来说，高级别的医生不会降级来施行低一级的手术,这是分工的原因。但是一旦做较低级别手术时遇到困难,上级医生有责任伸出援手。经验告诉我们:有时低一级的医生做低一级的手术,反而胜过高一级医生。因为手术是技术活,越做多,手越巧。

1. 一级手术 手术过程简单,手术技术难度低的普通常见小手术,如第 1 次单纯疝修补术。

2. 二级手术 手术过程不复杂,手术技术难度不大的各种中等手术,如乳腺单纯切除术。

3. 三级手术 手术过程复杂,手术技术有一定难度的各种重大手术,如经阴道全子宫切除术。

4. 四级手术 手术过程较复杂,手术技术难度大的各种手术,如胰腺癌根治术及扩大胰头十二指肠切除术。

二、手术前:好好判

在医学发展进程中,手术治疗的观念不断更新。选择最有利的方法,主要依据两条:通过治疗获益最大;治疗中创伤最小。当然还有费用和经济能力的考量。然而,判断手术不手术时,具体的问题也不少,大致分为以下 5 种状况。

(一) 倾向手术

1. 疾病早期 通过手术可以彻底或最大程度治愈,如早期胃癌。

2. 疾病发展到瓶颈 通过手术可以解除警报,缓解疾病。如果不手术,疾病发展会进入危重阶段,甚至有生命危险,如胆管完全性梗阻。

3. 癌症转移病灶压迫被转移脏器的要害部位 发生或将发生严重的功能性障碍,对转移灶进行手术可望得到改善,如肺癌脑转移。

（二）倾向不手术

（1）恶性疾病有其他治疗方法，手术不一定奏效，如淋巴瘤。

（2）恶性疾病中晚期，手术虽有暂时缓解可能，但难以治愈，如胰头癌晚期。

（3）有上述"倾向手术"的 3 种情况，但是年老体弱，或主要脏器有病、功能障碍，无法手术。

（三）手术还是不手术两难

（1）手术对某次要病症有改善效果，但是手术并非必需，如近视眼激光手术。

（2）手术治疗很大可能救回病人一命，否则只能等死，但手术风险也大，有生命危险。

（3）恶性疾病并非早期，可以手术，也可以试用其他疗法。

两难的选择往往是或此或彼，顾此失彼。这样的选择是痛苦的，见仁见智，必须由你自己来抉择，没有回旋的余地。

（四）全切还是部分切

以子宫肌瘤手术为例。如果是单一的子宫肌瘤，而且有生育要求，考虑通过腹腔镜的肌瘤剥离手术治疗；如果属于多发性的，并无生育要求，考虑子宫全切较好，可以避免术后复发。

（五）开放手术还是微创手术

世间万物很少有十全十美的，手术技术的提升也如此，先进的微创手术等也有其短板。

1. 优点　微创手术创伤小，疼痛轻，出血少，恢复快，住院时间短。

2. 缺点　器械依赖性高，手术时间长，考验医生医术，费用高。

三、手术前：好好谈

手术前有一次医患之间正式谈话——签《手术同意书》。风险大的手术还要做录音或录像。好好谈，好好把握，至关重要！

(一)《同意书》的必要

手术等特殊医疗行为与一般的医疗行为相比，会给病人的身体(生命和健康)造成侵害，即有人身或财产的风险性。手术风险性是术前签字《同意书》的决定性因素，也是《同意书》要解决的主要问题。

签《同意书》表明：病人同意手术出于治疗疾病的需要，授权医生在自己的身体上实施手术，并愿承担手术风险。

《同意书》不是生死状，也不是护身符，是医生在病人身体上实施手术，而病人同意承担手术风险的依据，是医患双方权利和义务在医疗中的具体表现形式。

(二)《同意书》的本质

可以理解两层含意：

(1) 是医患之间约定，由病人授权医生实施手术，病人自愿承担手术风险。

(2) 实际上是医患双方对手术的方式共同作出的一次医疗决策(见第七章第三节)。

(三)《同意书》的医方目的

将手术治疗的方案、手术风险等问题制成法律文件，医方向病人或家属告知，在患方充分知情的情况下作出选择，同时也是获得患方授权实施手术的法律文字材料。

（四）《同意书》的病人目的

要把这个过程当成医疗决策的过程，有完整的时间与医生面对面谈手术，要把握这个难得的机会，为手术的成功助力一把。

（五）签《同意书》要好好谈

（1）把医方的目的（说风险，告责任）往患方的目的倾移（说手术，求提升）。

（2）态度和缓，不要过分纠缠于风险上的责任问题。鉴于医患矛盾的尖锐，医方对此十分敏感。有的医生勇于做某种难度大（风险也大）的手术，但是在患方害怕风险和要求保证100％成功的态度下，选择放弃手术。最终谁吃亏？

（3）主要精力放在问清、搞清手术有关问题上。谈话时医生会把手术部位的器官、病灶画出来，用红笔标出手术范围和方式。通过医生的叙述和你的发问，对下列问题尽量做到心中有数。

1）手术进行的主要方式、运用手段和设备，以及大致经过。

2）根据循证医学思路，说明选择这样手术的主要证据。

3）还有什么其他可供选择的处理方式，作两种或多种方式之间利和弊的比较。

4）主刀手术的医生和职称，如有困难或意外，可以助力的后继上级医生。

5）手术中可能出现的意外状况，以及紧急处理的预案。

好好谈，争取达到3个效果：重要问题明明白白，医患双方心情舒畅，签字《同意书》后双方全力以赴。

四、手术前：好好备

住院等待手术，便是"待宰"的那几天，有不少需要准备和注意的事,也不能闲着。

(一)及时报告病情

手术前感到不适的话,要及时告诉医生,以免发生一些意外。关注医生、护士有关手术的嘱咐,不掉以轻心。

(二)配合术前检查

手术前要完成不少检查,以了解病情和身体基本情况,这些都与手术有关。

(三)麻醉访视

在手术前一天,麻醉医生会过来,对病人基本情况做一次了解。要积极配合,把自己担心的和自己基本情况详细同麻醉医生交流,同时可以咨询以下问题。

(1)做哪一种麻醉,优缺点。

(2)麻醉的过程和可能的意外。

(3)配合麻醉要做的事。

尽力做到基本了解麻醉的风险,基本能承担风险,作出合理的抉择,并同意签字,不是走过场。

(四)自练床上功夫

预先练习在床上大小便及深呼吸。因为有些手术后需要在床上解决大小便,而有效的深呼吸可减少咳嗽,对术后恢复有益。

(五)安心静养吃好

不可做一些剧烈的运动,不管手术大小,一定要安心静养。术前一天晚上保证睡眠,如无法安睡,在医生的同意下服用安定类药物帮助睡眠,充足的睡眠有助于身体对手术的耐受。饮食要保证营养,以清淡为宜。

(六) 禁食禁水清肠

手术前 8～12 小时禁食、禁水,为了防止麻醉时胃内食物反流吸入肺。胃肠道手术等还需进行灌肠以清洁肠道。

(七) 衣物准备

如果可以,在手术的前一天洗个澡,把首饰物品全部卸掉,这样就不会影响第二天的手术了。

五、手术中:好好挨

终于要手术了,没有什么可怕的。好好挨过去,船到桥头自会直。

(一) 麻醉前用药

在进入手术室之前可能已经接受注射或口服剂,为麻醉和手术预做准备。如果感到嗜睡、头昏目眩,可能是药物作用,应一直待在病床上,不离开病床走动。

(二) 手术室

按手术有菌或无菌的程度,手术室不一样。

1. 一类手术间　用于颅脑、心脏和器官移植等手术,为无菌净化手术室。

2. 二类手术间　主要接纳眼内手术、闭合性骨科手术等,为无菌手术间。

3. 三类手术间　用于肺、胃、肠、肝、胆等手术,为有菌手术间。此外,还有感染手术室,接受带有病菌的手术。

（三）术前准备

进入手术室后,首先接装上血压监测和心电监护设备,同时护士还为你建立静脉通道。较重病人,在病房已经连上静脉通道。根据需要还可能接上其他设备。

（四）冷暖自知,心平气和

在手术室如果感觉冷,向护士提出。如果使用区域神经阻滞术(局麻)或蛛网膜下隙麻醉(腰麻),因为有意识,可以听到看到手术一些情况,不必紧张,心平气和为要。不去关注手术,最好自行进入睡眠前期,或者回忆一段美好的过去。

（五）麻醉

（1）如果手指或牙科等小手术,使用局麻。麻醉药从局部皮下、肌内注入。

（2）如果腹部或四肢较大手术,使用腰麻或硬膜外麻醉。麻醉药从腰部注入。

（3）如果特殊部位或重大手术,采用全身麻醉(全麻)。麻醉药经呼吸道吸入,或静脉、肌内注射进入体内,产生中枢神经系统的暂时抑制。

注意:局麻和腰麻时人是清醒的;全麻时完全失去意识。在麻醉方式的选择上除了根据手术性质和部位之外,还要考虑病人本身的状况:

（1）情况较差的病人避免用全麻,或谨慎使用。

（2）精神紧张,难以自控的病人避免用局麻。

（3）小儿难以合作,只好采用全麻。

（六）手术完成

手术结束后，医护人员确认情况稳定后，一般中、小手术病人送回原来的病室，而大手术或危重手术病人，则送到术后病室（监护室或观察室）。

全身麻醉的病人，还未清醒，应平卧，不垫枕头，头偏向一侧，以防唾液或呕吐物吸入呼吸道，引起呼吸道感染。

六、手术后：好好熬

经过住院手术不少人有一个体会：手术后比手术难熬。手术之后，要继续努力配合医护人员，预防术后并发症和不良后果的发生。

（一）刚回病房

（1）全麻手术后数小时才从麻醉中醒过来，会昏昏欲睡几小时，或者感觉四肢活动困难，都属正常。

（2）硬膜外麻醉或腰麻的病人，术后要平卧6～12小时，以防术后头痛的发生。

（3）颈、胸、腹部手术之后，多采取半坐或半卧位。

（4）脊柱手术后的病人，要睡硬板床。

（5）四肢手术后的病人，须抬高手术的肢体或进行牵引。

（二）自我观察

协助医护人员观察体温、脉搏、呼吸和血压。特别注意：伤口愈合、出血、疼痛和发热。术后3～5天内，体温在38℃左右，称为手术热或吸收热，对此不必紧张。

（三）加强饮食

手术后要增加营养，利于康复。

1. 一般手术　术后即可进食。

2. 腹部手术　要待肠蠕动恢复，排气（即放屁）后，才能进流质。

3. 胃肠手术　先进行胃肠减压，同时禁食，在停止胃肠减压后才能进流质，之后慢慢恢复到正常饮食。

4. 大手术或全麻手术　大多有几天不想吃饭，甚至恶心和呕吐，可以输液；严重时可以插胃管注入流质。

（四）早期活动

（1）争取早期下床活动，对促进血液循环、恢复胃肠功能都十分有利。

（2）腹部手术后一般2～3天应适当下床活动或做床上活动，以防腹胀、肠粘连。

（3）痰多的病人，应多翻身，协助咳嗽排痰，以防肺部感染。

（4）肥胖病人应多活动四肢，防止静脉血栓形成。

（五）切口拆线

术后切口的拆线时间，需根据手术实际情况。

1. 一般手术　术后5～7天拆线。

2. 上腹、胸背及臀部手术　术后7～9天拆线。

3. 下腹、会阴部手术　拆线时间适当延长。

4. 四肢手术　术后10～12天拆线，关节及其附近的手术于术后14天拆线。

5. 皮肤移植术　术后12～14天拆线。

6. 年老、体衰、有贫血等　延长拆线时间。

（六）手术记录

每次手术后手术医生写一个《手术记录》。其中除了基本项目外，记录了切口、主要病理所见、与临床诊断是不是符合、手术的重要步骤、术毕时病人情况、术中用药和治疗、麻醉效果、病变标本肉眼所见等。

这是一个重要的手术小结。住院时能浏览一下《手术记录》，对手术的来龙去脉就一目了然。

（七）病理报告

手术完成了，疾病的前世今生：诊断、分期、治疗、进一步措施、预后等，大家都在等待答案。谁来揭晓——术后《病理报告》。

手术过程取到的标本送到病理科，先大体观察，接下来取材后通过显微镜细细观察，进行病理分型，必要时还可以做免疫组织化学确认。5～7天后可以出报告。外科手术到此盖棺论定。

第七节　住院的诀窍：五层关系　三大危险

　　二级和三级医院中，每一个临床科室几乎都有病房。在门诊、急诊的病人大军中，只有很一小部分有"幸"住进病房。他们"幸"在哪里呢？

　　（1）病症危重，但是诊断不明或无法确定。

　　（2）病症危重，诊断已明，需要紧急处理或较为复杂的综合治疗。

　　不过，原则上他们都属于可逆性疾病的病人。换言之，收入的住院病人一般不包括已经明确的无法治疗的恶性疾病病人以及无法挽回的终末期病人。

　　住院病人中一种是急诊病人，即刻住院。每个科的病房里一般有1~2张空床或加床供急诊病人使用。另外一种是待入院病人，要等到有床位空出，才由住院处通知住院。

　　住院病人从步入病房起，就来到一个全新并相当陌生的天地。除了应对疾病之外，面临了来自人际和环境的严峻挑战。搞定五层关系，应对三大危险，是进入病房的前哨战，住院医疗将在这个人际和环境之中展开，直接关系到看好病求良医。

一、关系一：主管医生

　　在当班护士指引下踏入病房。可能还来不及看看周围，一位年轻医生已经来到你床头，又问（前两年、上两代……）又查（从头到脚，听心听肺……）。他（她）就是主管医生——一位住院医师，你住院期间的直接顶头上司。有时他（她）后面跟了一位更年轻的，这是实习医生，医学院后期的学生在病房轮转实习。

你的住院医生,每天超过 12 小时在病房,主要任务是全权管理病区中 5~10 张床位人,包括你。

入院那天对你又问又查并开出了一系列常规检查之外,还写出了长长一篇《入院录》。之后对你病情的上传,对上级医生的医嘱下达,全靠他(她)了。所以说,在病房里对你病情最了解、关系最紧密的莫过于那位主管医生。

这样说了,你懂的:住院来病房,第 1 层关系,也是最重要的关系是主管医生。除了看病上的联系外,建立感情上的纽带,实属重要。

二、关系二:查房医生

入院的第 2 天上午,以一位主治医师(或副主任医师)为首,查房开始了。按序进行,查到你这里停留时间最久,查房也最仔细。因为对你来说,是新病人首次查房,你理应享受高规格的接待。有时查房也会把新病人放在第 1 位。

主管医生详细报告你的病情,查房医生边听边看《入院录》,还会向你直接发问,对你再亲手做一些体格检查。记得:此时是你与查房医生第 1 次交流的最佳时间。你可以插话,但必须简要、重点。记住:任何查房时你不是说话的主角。

查房的后期是上级医生开出检查或治疗的一系列医嘱,新病人首次查房,医嘱比较多。在开医嘱时上级医生对你还有一些话说,这也是你与他交流的好时间。医嘱中一些重要的,你的主管医生和护士即时落实执行。

病房里医疗的核心是以下三级查房制度。

(一) 第一级住院医师查房

每日至少两次,主要观察病人病情变化和处理一般医疗问题。

（二）第二级主治医师查房

每日 1 次,主要对病人的日常医疗行为负责,他(她)要负责几位住院医生管理的病人。

（三）第三级正、副主任医师查房

每周 1～2 次,主要对病人住院期间的医疗质量进行管理和负责。

对于疑难的病例,还会不定期举行讨论会,或由其他科来会诊。

在病房如果有机会,争取多与上级医生(如主治医师和正、副主任医师)交谈交流。他们是你住院医疗的主托,是你必须面对的第 2 层关系。

三、关系三:值班医生

病房里的住院医师和主治医师有值班制度,值班医生在午间和晚间不离开病房,随时待命,处理不测之事。如有任何严重不适或意外,可以按压呼叫电钮,值班护士首先来到,必要时马上请来值班医生。

值班医生不一定是你的主管医生,对你不完全了解,所以诊视时要多介绍一些自己的病情。他(她)只是处理即时的一些突发状况。

四、关系四:护士和护工

每个病室里有护士分管,她是你护理工作的主管护士。平时发药、打针、补液、测量血压和体温等,都是她的职责。

危重或不能起床的病人有时需要护工。一般都由护理部负责请佣，有管理关系，比较可靠。

五、关系五：病友

普通病房常规 4 个床位，有的病房也有 6 个床位，独立卫生间，冷热空调，条件可以。

较小的空间中相处最多的其实是另外几位病友，加上护工，差不多组成一个临时家庭。互帮互助，关系融洽，十分重要。

住院是无奈之举。在不长的时间内面对众多的疾病、病友、病原体包围的全新环境，有一些潜在的危险。

六、危险一：生活方式大改变

住家较久，现在因病住院，生活环境和方式发生很大改变。

首先，卧床、坐椅，加一个床头柜，日常生活空间大大缩小。

其次，衣食住行，说（话）、看（电视、书报）、听（音乐、手机）、写，处处受限。

再有，卫生间不干净，食物不合口，作息时间不一致，相互不熟悉，等等。

要在很短的住院几天、十几天中适应生活方式如此大的改变，不是易事，但必须适应，不能适应也只能忍受。

七、危险二：交叉感染

交叉感染是指病人之间发生相互感染，就是你传染我，我传染你。主要发生地在医院内，主要发生人是住院病人。

医院病房内交叉感染容易发生，是因为病人集中，医疗器械集中。一旦发生,在原发病基础上火上浇油,后果堪忧。

病原体传播有以下 3 条途径。

1. 空气的污染　通过飞沫等。

2. 医疗器械的污染　通过损伤皮肤和黏膜,包括静脉注射和血管内检查用具、导尿管、加压呼吸器、麻醉器械、雾化吸入器、肺功能检查器械、手术器械、产科器械等。

3. 病人接触物的污染　包括痰杯、便器、纸类物品、布类物品、橡胶制品等。

八、危险三:病房综合征

重症监护室综合征指病人出院中、后,在认知、心理和生理方面出现或加重的一系列功能障碍,并且这些障碍在出院后持续影响病人。临床表现呈多样性,程度轻重不一,以精神障碍为主。主要表现如下。

1. 认知障碍　记忆力减退、注意力不集中、执行功能障碍、谵妄等。

2. 心理障碍　出现焦虑、抑郁、创伤后应激障碍等。

3. 生理功能障碍　日常生活能力明显减弱,体重减轻、睡眠变差、虚弱、疲劳、食欲不振、气短、疼痛、脱发等。

类似的表现有时也发生在普通病房做过监护和抢救的危重病人身上,又称为病房综合征。

导致该症的原因是心理上受到强力的冲击:一方面危重疾病本身及特殊的抢救和监护令他震撼;另一方面是病房(或重症监护室)的陌生环境令他惧怕。

作为心理疾病,心理安慰十分重要,也提醒危重疾病的病房治疗应当包括心理治疗。

第七章

升医商：提升理解医学的智慧
——理智管控疾病

本章导读

本章导读

健商是新的保健理念,指每个人对于健康的认识和能力。有人进而提出医商,指对于医疗、医者的理解和智慧,以及对于疾病的自我管控能力。健商、医商与健康素养的理念一脉相承,也是本书主题"求医先求己"依托的根。

经过懂疾病、识警报、知检查、治未病、做选择、求良医,一路走来,修炼内功,从我做起,合力医者,应对疾病,受益匪浅。

本章8节用医学的基本知识通俗地回答了医疗中8个方面的关键问题:预防方式、疫苗接种、医疗决策、维护权利、相处医生、医疗失误、健康档案、求医评估。如果说,前面6章在求医全程中循序渐进地懂得和学会了一个个的基本功;那么本章在求医完成后,加深认识,小结经验,理清门道,做到善始善终;或者说,前面6章是求医时的行程和旅途,本章是求医后的反思和提升,目的在于:升医商。

求医的智慧归结一点是识病和知医。而识病和知医真正落到实处,开始于对医疗和医生步步了解,进而深入到层层理解。融会贯通前面6步过程和本章8项智慧后,对于医疗和医者的理解如果能够有质和量的提升,理智地自我管控疾病能力如果能够有质和量的提升,那正是笔者乐见其成的事。

用医学基本知识回答医疗中出现的这8个问题,希望能够提高大众的医商,成为以后看病的指导,可谓从求医中学习求医。

期待大众的健商、医商与健康素养的提高,以纾解看病难及缓解医患矛盾。

第一节　预防胜于治疗的智慧：三级预防

著名作家狄更斯说过：预防胜于治疗。这里的胜于是优于的意思，并非治疗不重要，而是预防更有优势，更应予以重视。

其实，预防不单单是生病之前的事，与诊病治病也有密切关联，甚至治疗也是一种预防手段。懂得预防，是看病求医的一大智慧。

一、预防的梯次措施——三级预防

医学上把预防按梯次先后分成三级，在医疗上有很大的实用价值（表7－1）。

表7－1　预防梯次的措施

预防梯次	人体状况	发病阶段	预防措施	预防目的
第1级预防	健康	无病	控制病因和危险因子	不让疾病发生
第2级预防	开始病理改变	疾病临床前期	早发现、早诊断、早治疗	阻断疾病发展
第3级预防	病理改变明显	疾病临床期	积极有效治疗	防止疾病恶化

（一）第1级预防又称病因预防

对象是健康人群，包括接触某些危险因素的健康人群。目标是通过预防，保护健康人群，不让疾病发生。

(二)第2级预防又称临床前期预防

对象是尚无临床症状,或症状很轻不易感觉到,但体内已发生某些病理改变的人群。目标是早发现、早诊断、早治疗。

(三)第3级预防又称临床期预防

对象是已经患病的人群。目标是防止疾病继续恶化,减少伤残。

二、采用三级预防的策略

(一)强调第1级预防

任何疾病,无论病因是否明确,都应强调第1级预防,具体如下。

(1)大骨节病、克山病等,病因尚未确定,但综合性的第1级预防(如控制某些危险因子)还是有效的。

(2)肿瘤,第3级预防比较困难,更需要第1级和第2级预防。

(3)职业病、医源性疾病,病因明确,采取第1级预防,更容易见效。

(二)第1级预防的基本原则

联合国世界卫生组织提出的人类健康四大基石:合理膳食、适量运动、戒烟限酒、心理平衡,是第1级预防的基本原则。

(三)考虑疾病的可逆性或不可逆转

(1)对病程可逆的疾病(治得好的大多数常见疾病,如高血压病),以第1级预防和第2级预防为主。

（2）对病程不可逆转的一些疾病（难以治好的疾病,如矽肺）,更要加强第1级预防,不让它发生。

（四）不轻忽第3级预防

疾病进入中后期阶段,机体对疾病已失去调节代偿能力。如果及时采取积极的对症治疗,减慢疾病的恶化,可以减少痛苦和伤残,延长生命,也是一种预防措施。

以下用一些病例,包括慢性、急性、遗传性疾病以及所谓的小病,说明三级预防的重要性和具体措施。

三、举例说明

（一）糖尿病的三级预防

第1级预防　预防代谢紊乱的发生。

（1）一般人群:宣传糖尿病的防治知识,提倡合理饮食、适量运动、戒烟限酒、心理平衡。

（2）重点人群:开展糖尿病筛查,一旦发现有糖耐量受损或空腹血糖受损,及早实行干预,以降低糖尿病的发病率。

第2级预防　高危人群中筛查出糖尿病病人,规范化管理,控制病情。

（1）非药物治疗中生活方式调整是基础治疗:根据病人的实际状况,决定适合的饮食和运动治疗方案。

（2）达到血糖控制目标:对1型糖尿病病人尽早开始胰岛素治疗,控制好全天的血糖。

（3）要求血脂、血压正常或接近正常:体重保持正常范围,有良好的精神状态。

（4）开展和推广自我血糖监测技术:应学会自己调整胰岛素用

量的方法。

（5）新发现的糖尿病病人尽早进行并发症筛查：早发现和早处理。

第 3 级预防　积极治疗糖尿病，预防并发症导致的残废或早亡。

严格控制好血糖，在早期终止或逆转慢性并发症的发展，从而降低糖尿病病人的病死率和残废率。

（二）肺癌的三级预防

第 1 级预防　控制产生肺癌的危险因素，如吸烟、二手烟、厨房油烟、空气污染、装修污染等。

第 2 级预防　早发现、早诊断、早治疗。对于突然出现的刺激性咳嗽、痰中带血、胸闷不适、胸痛等症状要及早到医院检查。对于年龄在 50 岁以上的中老年人，如果平均每天吸烟包数×吸烟年数≥20，则为肺癌高危人群，建议每年进行一次肺部低剂量螺旋CT 检查。

第 3 级预防　采取综合手段，以手术切除肺癌、清扫淋巴结为主，辅以化疗及放疗，配合中医中药及免疫治疗，尽早尽快清除体内癌细胞。同时恢复肺的局部功能及身体的全部功能，促进康复，提高生活质量。

（三）出生缺陷的三级预防

第 1 级预防

（1）宣传教育：了解出生缺陷，预防出生缺陷。

（2）婚前保健：婚前医学检查、卫生咨询及指导。

（3）孕前优生健康检查：服叶酸。

第 2 级预防

（1）孕产妇健康管理。

（2）产前筛查：唐氏综合征、先兆子痫、甲状腺功能、梅毒、肝炎、艾滋病、糖尿病等。

（3）产前诊断：超声波、免疫学、影像学、细胞遗传学。

第3级预防　宝宝出生后,需要进行的检查如下。

（1）新生儿疾病筛查：新生儿听力、苯丙酮尿症、先天性甲状腺功能减退症等。

（2）儿童规范体检：及早发现畸形缺陷,如髋关节脱臼、马蹄内翻足、先天性心脏病、唇腭裂等,适时进行手术治疗。

(四) 龋病的三级预防

第1级预防

（1）口腔健康教育：了解龋病发生的知识,树立自我保健意识,养成良好的口腔卫生习惯。

（2）控制及消除危险因素：在口腔科医生的指导下,合理使用各种氟化物的防龋方法,如窝沟封闭、防龋涂料等。

第2级预防　定期进行临床检查及X线辅助检查,发现早期龋及时充填。

第3级预防

（1）防止龋病的并发症：对龋病引起的牙髓炎、根尖周炎恰当治疗,防止炎症继续发展。对不能保留的牙应及时拔除。

（2）恢复功能：对牙体缺损及牙列缺失,及时修复,恢复口腔正常功能。

第二节　善用防控利器的智慧：疫苗接种

　　用人工培育并处理（如减毒、灭活等）的病菌、病毒等，制作成疫苗，把它们接种到健康人体内，使人在不发病的情况下，自己产生抗体而获得特异性免疫，可以抵御同一类病的细菌和病毒的入侵，称为主动免疫。

　　降低人群易感性是公共卫生的长期工作，也是第1级预防（见本章第一节）中最重要的对策。而疫苗接种是降低人群对传染病易感性的主要武器，是当今世界公认的预防控制传染病的最有效手段。我们必须具备善用这个防控利器的智慧。

　　疫苗不仅降低接种者对该病的发病，如果这种疫苗应对的疾病只感染单一物种（如人）时，也有可能消灭该病的病原体，比如天花。

　　将某些病毒、病原菌等少量多次地注射到兔、马体内，慢慢加大注射量，一定时间后动物体内产生抗体，取得的免疫血清叫抗毒、抗菌或抗病毒血清（如狂犬病血清、腺病毒血清等）。这类血清中含大量抗体，注入人体后，人体就可获得免疫力，称为被动免疫。健康人血液中提取的丙种球蛋白也属于这类制剂。免疫抗血清主要为治疗目的，而免疫疫苗用于预防。

一、功德无量

　　以病毒和细菌为主要病原体的传染性疾病，在人类历史上曾经担任最大的杀手。例如天花病毒多次肆虐，曾夺走上亿人的性命。在我国，连两位清朝皇帝都不能幸免：只活了24岁的顺治帝和19岁的同治帝。

在惊慌失措之际,人类终于找到了救星——疫苗。18 世纪末,英国科学家爱德华·琴纳把民间牛痘可以预防天花变成现实。他从感染牛痘的农妇手上抽取脓汁,做成疫苗,并接种至儿童,此后证实该名儿童对天花免疫(不会患天花)。代表"牛"的拉丁文"vacca"作为字源,有了疫苗的英文名词。经过近 200 年坚持不懈的疫苗接种,1979 年世界卫生组织正式宣布:人类在地球上彻底控制了天花。停止种痘 40 年来,再没有发现天花病例。牛痘成为疫苗的第 1 代祖宗,也是功德无量地退出历史的第 1 种疫苗。

我国实施国家疫苗接种规划,有效控制了很多传染病的发病,具体如下。

通过口服小儿麻痹症糖丸,自 1995 年开始阻断了本土脊髓灰质炎病毒的传播。

普及新生儿乙型肝炎疫苗接种后,我国 5 岁以下儿童乙型肝炎病毒携带率从 20 世纪 90 年代的 9.7% 降至现在的 0.3%。

通过疫苗接种,麻疹年发病人数从 20 世纪中期高达 900 多万降至 2017 年不到 6 000 例。

以前白喉每年有数以 10 万计儿童发病,2006 年后我国已无白喉病例报告。

20 世纪 60 年代我国流行性脑脊髓膜炎(流脑)发病曾高达每年 300 万例,至 2017 年发病人数已低于 200 例;乙型脑炎(乙脑)从每年 20 万例降至 2017 年仅千余例。

二、制作不易

(一) 活体减毒疫苗

活体微生物在人工培养中,可通过理化方法改变遗传物质,或减低、祛除毒性,但因为微生物外部构造不变,仍可有效产生免疫力,例如黄热病、麻疹、腮腺炎疫苗等。一般认为活体疫苗效果较好，但不容易保存。

（二）去活性疫苗

透过热或化学方法将致病的微生物结构破坏或将其杀死，留下部分结构仍完整，可诱发免疫反应，如流感、霍乱、鼠疫、甲型肝炎疫苗等。但由于效力低，时效短，无法引起完整反应，有时必须追加接种。

（三）类毒素疫苗

某些微生物本身无害，但其产生并释放致病的毒素，将此类毒素改造或破坏，而微生物仍可诱发免疫反应，如破伤风、白喉疫苗等。

（四）次单元疫苗

有些微生物仅需要其部分结构即可引发免疫反应，如乙型肝炎疫苗只含有该病毒的表面蛋白质。

（五）其他

结合疫苗、基因重组载体疫苗、DNA 疫苗等。

三、儿童预防性疫苗接种

（1）疫苗接种始于出生第 1 天。宝宝回家，兴奋之余，要计划和落实好预防性疫苗接种的时间表，包括第一类疫苗和第二类疫苗。这是维护新生命健康的必要一环，预防危及生命传染病的重大举措，意义非凡。

（2）婴幼儿时期是接种疫苗的密集期，父母频频带孩子去相关单位接种各种疫苗，决不可嫌麻烦，而掉以轻心。

（3）第一类疫苗是国家规定纳入计划免疫,属于免费疫苗,公民应当依照规定接种。孩子日后入托、入学甚至出国都要有第一类疫苗接种证明才能办理。

（4）目前第一类疫苗以儿童常规免疫为主,包括乙型肝炎疫苗、卡介苗、脊髓灰质炎疫苗、无细胞百白破疫苗、白破疫苗、麻疹风疹疫苗、麻腮风疫苗、甲型肝炎疫苗、A群流脑疫苗、A群C群流脑疫苗和乙脑疫苗。此外,还包括对重点人群接种的出血症疫苗以及应急接种的炭疽疫苗和钩体疫苗。

除国家免疫规划中规定的疫苗之外,各省、自治区、直辖市政府增加的某些其他疫苗,也属于第一类疫苗。

（5）从新生儿到12岁儿童需要注射的计划免疫疫苗很多,其中大部分在3岁内的婴幼儿期。如果经济条件允许,也可增加一些第二类疫苗接种。

四、其他疫苗接种

（一）狂犬病疫苗接种

1. 咬伤后预防　任何被动物（包括貌似健康动物）咬伤、抓伤,即使很轻的抓伤,都必须接种本疫苗。

2. 无咬伤预防　在疫区有咬伤的高度危险或有接触病毒机会的工作人员,均须应用狂犬病疫苗进行预防接种。

3. 被动免疫（狂犬病抗毒血清）　如有下列状况,必须立即注射狂犬病血清。

（1）被咬严重,创伤深广。

（2）发生在头、面、颈、手等处。

（3）咬人动物确有患狂犬病的可能性。

狂犬病抗毒血清含有高效价抗狂犬病免疫球蛋白,可直接中和狂犬病病毒,应及早应用,伤后即用,伤后1周再注射几乎无效。

（二）破伤风疫苗接种

破伤风是危急严重的疾病，死亡率很高，要采取积极的综合治疗措施。

（1）有开放性外伤，特别创口深、污染重，就有感染破伤风的可能，必须立即注射破伤风抗毒素（被动免疫）。

（2）已接受过破伤风类毒素免疫（主动免疫）注射，应在受伤后再注射类毒素加强免疫，不必注射抗毒素。

（3）未接受过类毒素免疫或免疫史不清者，务必注射抗毒素，同时开始类毒素预防注射，以获持久免疫力。

（三）宫颈癌疫苗接种

人乳头瘤病毒（HPV）感染概率在一生中高达 80% 以上，男女都有。90% 以上宫颈癌病人的病因可能是 HPV 感染。通过性接触感染 HPV 后，病毒大部分可以被体内免疫系统消灭。

接种宫颈癌疫苗，对 HPV 产生主动免疫，是目前预防宫颈癌最有价值的主要方法。对于没有受过 HPV 感染的人群（年轻、无性生活者）意义更大。

五、基本知识答疑五则

（一）为什么疫苗预防接种多用于孩童

孩子在出生 6 个月以后，从母体身上继承的抗体逐渐消失，开始容易受到病毒、病菌伤害，所以疫苗本身应该成为儿童健康成长的保护伞。

（二）为何不直接用抗体来预防疾病

上述那些疫苗用以激发个体自身产生抗体，称为主动免疫。

另外一种方式称为被动免疫，从具备该疾病抵抗力的个体中抽取血液，纯化出抗体，或者由生化合成获得抗体，直接注入病人体内打击病原体的活动。

但是注入的抗体在体内不会再产生，也不可重复使用（自行代谢分解）。也就是说，人体仍然必须通过自身产生抗体（主动免疫）来辨识病原体，加以记忆，才能持续产生抗体，以抵御病原体。

（三）第一类和第二类疫苗有什么不同

第一类疫苗是国家规定纳入计划免疫，属于免费疫苗。

第二类疫苗为国家计划外疫苗，属于自费疫苗。根据自身、地区及经济状况而自行决定。

第一类疫苗和第二类疫苗的主要区别在于政府付费和自费。随着政府的投入增加，第二类疫苗可以转换成第一类疫苗。

（四）有些传染病已经很少了，为什么还坚持疫苗接种

随着自然环境和人类社会的巨大变化，病原体及其传播方式也发生了很大变化（见第一章第一节）。很多现在似乎消失的传染病完全可能卷土重来。近年来结核病再次成为人类的威胁，在美国腮腺炎和麻疹多次暴发……，都是一些不可忽视的信号。尽管疫苗可预防的疾病在许多国家已不常见，但引发这些疾病的病原体依然还在世界的某些地方传播。

有一个反面教训。1974年英国报道了接种百白破疫苗出现严重神经系统反应，导致公众对疫苗接种产生担忧，疫苗接种率由81％下降到31％。此后，英国百日咳的发病率上升了100倍以上，造成了百日咳疫情泛滥。

判断是不是真正消灭某种传染病并非易事，不是一个国家的事情。必须通过细致的调查和深入的分析，由世界卫生组织做出宣布。

（五）疫苗中的添加剂会不会对人有害

硫柳汞作为防腐剂被广泛添加到某些疫苗。虽然是一种含汞的有机化合物，但是用量极微，没有证据表明疫苗中的微量硫柳汞会对健康构成威胁。

六、实际应用答疑五则

（一）疫苗放在一起合用有没有害处，什么是联合疫苗

世界卫生组织的证据表明，同时接种几种不同的疫苗不会对儿童的免疫系统带来不良影响。

几种符合条件的单一疫苗同时接种，一般分开来单独注射。中国疾病预防控制中心建议：原则上每次最多可接种 2 种单一注射疫苗和 1 种口服疫苗，联合疫苗除外。

（1）2 种单一注射类疫苗应在不同部位接种。严禁将 2 种单一疫苗混合吸入同一支注射器内接种。

（2）如果第一类疫苗和第二类疫苗接种时间发生冲突，应优先保证第一类疫苗的接种。

（3）如果 2 种疫苗一种是口服的，另一种是注射的，可以同一天接种。

（4）联合疫苗可以一次注射进行几种疫苗接种。它含有 2 个或多个活的、灭活的生物体或提纯的抗原，联合配制而成。我国自己研制的联合疫苗有：无细胞百白破三联疫苗（DTaP）、麻疹风疹二联疫苗（MR）、流行性脑膜炎 A＋C 型二价疫苗。

（二）什么是多价疫苗和单价疫苗

某一些病原体有多种类型，表达为多种抗原性或血清型。由一种病原体的多个血清型（多个抗原成分）所制成的疫苗便是多价

疫苗。多价疫苗的意思与多联疫苗(联合疫苗)是不同的。

价,指同一种细菌的血清型。几个价的疫苗可以应对这种细菌的这几种血清型,但是不能应对其他血清型。价位越高,涵盖的血清种类越多,应对同一细菌的血清类型也越多。

只含有单一抗原成分的疫苗称为单价疫苗,单价疫苗只能预防一种病原体感染,或某种血清型别的病原体感染。

多价疫苗能使接种者获得更完全的免疫保护,当然价格更贵。实际应用中高价的效能当然比低价的高。以肺炎球菌为例,有30多种血清型,23价肺炎球菌多价疫苗能覆盖23种经常引起肺炎球菌感染的血清型,而约90%的肺炎由这23种血清型引起;7价肺炎球菌多价疫苗可以应对81%的致病肺炎球菌。

(三) 既然是无毒的疫苗,为什么会有不良反应

疫苗经过灭活或减毒处理,仍然为一种具有抗原性的蛋白或其他物质,所以对人体仍有一定的刺激作用。

1. 有些反应属于正常 如局部轻度肿胀和疼痛,出现硬结。如全身反应有发热和周身不适,一般在38.5℃以下,持续1~2天可以恢复。一般不需要特殊处理,多喂水、多休息即可。

2. 有些反应为异常 局部感染、皮疹、水肿、过敏性休克等。立即请医生做紧急对症处理。

因为疫苗涉及千家万户,疫苗制作安全性有严格的标准。经过长达10年以上的开发过程,并且伴随3个阶段的临床试验,出现严重健康问题者极为罕见。疫苗所带来的益处远大于风险,没有疫苗,会出现更多的伤害和死亡。

(四) 为什么有些疫苗要打好几次

有些免疫反应会随时间推移而减弱,因此过了一段时间,可能需要另一针疫苗(加强针)来重建或增强免疫。例如破伤风和百日

咳疫苗并不是终身的。

对于某些疾病来说,过了一些时间病原体可以发生变异,需要重新制作新的疫苗来对抗新的病原体类型。

(五)为什么每年都打流感疫苗,但是流感流行时仍得了病

每年有好几种流感(流行性感冒)病毒活动于某国家或地区。不同的国家或地区流行的流感病毒往往是不同的。流感疫苗是用去年该国家或地区流行的几种主要流感病毒制作而成的。

(1)如果你居住(或长期停留)在某个国家或地区,就要打这个国家或地区的流感疫苗,而不是其他国家或地区。

(2)今年注射了流感疫苗后,只是在今年仍然流行去年那几种流感时才有功效。如果今年流行的流感不是去年的那几种,那么注射今年的疫苗(用去年的流感病毒制作成的)当然就没有功效。

第三节　医疗决策的智慧：五级循证和第二意见

医疗决策是看病（特别危重疾病）中的一件大事：医生为疾病作出诊断，并提出治疗方案。所谓决策，便是医患要一起从可以采取的方案中选择出最佳方案，以期最大限度避免临床实践的失误。

一、不让医疗决策走过场

（一）临床医学的不确定性

不确定性决定了医疗决策在医疗活动中的核心地位。就是说，诊断和治疗有时不是正确与错误之间的选择，而是在几种方案中挑选医患双方都觉得合适的方案，也是各方力量、各自利益协调的结果。

（二）不单是医疗专业上的决策

医疗决策说简单也简单，说复杂也复杂，它牵涉方方面面。医疗决策不单是医疗专业上的决策，还是一个涉及心理、伦理、社会等多因素的复杂过程，不仅受医疗制度、医疗模式、医疗秩序等宏观因素的影响，也受个体偏好、家庭关系、具体规范等微观因素的影响。

（三）保障医疗活动顺利开展

医疗决策是看病中的一个承上启下的重要转折点。之前是上半场：就诊、问诊、体格检查、检查、再检查、医生分析综合；之后是下半场：按照医疗选择和决策，进行进一步的特殊检查，或按诊治疗（如用药、手术、特殊治疗等）。

因为医疗不确定性,决策中选择的方案肯定存在一定风险,需要医患双方一起承担,并有相应法律依据。对于比较特殊危重疾病的特殊诊断手段、特殊治疗方案(包括手术),还要签署医疗决策的《同意书》或《协议》。

只有过了这个转折点,医疗活动才能继续下去。在医患矛盾比较紧张的现实中,更为必要。

(四) 患方的弱势要努力改变

长期以来,在医疗决策中患方常常处于弱势,原因如下。

(1)患方对医疗知识的缺乏和医疗活动的无知,对医方提出的医疗方案一头雾水,头点点,心空空。

(2)患方包括几位家属,人多嘴杂,内部协调不易。

(3)医患关系紧张造成患方对医方和方案从不理解到不信任,常常从坏里去想、去说。

(4)费用问题常常是绊脚石。

通过努力去改变这些短板,可以从练好求医基本功作为切入点。在医疗决策的商讨中,患方不仅在形式上与医方平起平坐,同样要在理念思路和知识接轨上与医者相通。

与第六章第六节中有关签署《手术同意书》中叙述的那样,要把医疗决策的过程当成一个极好的机会,可以有完整的时间与医生面对面谈诊断和治疗,面对面提出患方的困惑、顾忌、困难,面对面交流意见和选择方案,为医疗的成功助力一大把。决不能让医疗决策成为你说我听,走过场。

二、医疗决策中病人的考量

医疗决策时患方团队必须明确主要决策人,按照常规病人及其配偶是第一决策人,他们的父母和子女其次,旁系亲属不必参加。基于病人危重失去意识，病人年幼或家庭特殊情况考虑，患方要确定一位主要决策人，在医疗决策中具有患方的最终决定权。

患方在医疗决策中常常会更多考虑下列问题。

（1）救活概率有多大？

（2）如果救活，以后的生命和生活质量怎么样？

（3）目前要花费多少？后续花费多少？经济上是不是负担得起？

往往容易忽视医疗专业上的诊断和治疗问题。

三、医疗决策中医者的考量

医生在医疗决策中具有医疗专业优势的建议权。他们考虑的问题基本如下。

（1）确定的诊断，诊断的主要依据，或者为了进一步确定诊断而需要做的特殊检查。

（2）下一步治疗的总体方向。

（3）具体的治疗方案，有几个可供选择的方案，以及每个方案的依据和证据。

（4）预估疾病发展的方向。

但是医方往往容易忽略上述患方的考量。

四、循证医学的重要思维

循证医学，即遵循证据的医学，是 20 世纪 90 年代后在临床医学中迅速发展起来的一种全新的医学模式和重要的医疗思维。

（一）一个思路

传统医学是以经验医学为主，即根据非实验性的临床经验、临床资料和对疾病基础知识的理解来诊治病人。而循证医学重视的是证据。

（二）三者结合

循证医学的核心是在医疗决策中将最重要的 3 个因素相结合。

1. 临床证据　运用最新的临床研究各项证据。

2. 个人经验　医生长期行医中的临床经验。

3. 病人的实际状况　充分尊重患方的价值观和意愿。

（三）四项条件

即最佳的科研证据、高素质的临床医生、临床流行病学的基础和现代的医疗措施。目前三甲医院具备这 4 项条件,可以推行循证医学。

（四）五大证据

证据是循证医学的基石,遵循证据是循证医学的本质所在。五大证据在医疗决策中占有不同的地位。

五、循证医学的五大证据

慎重、准确和明智地应用目前可获取的最佳临床研究证据,同时结合临床医生个人的专业技能和长期的临床经验。循证医学证据中最主要的指标是随机对照临床试验。

（一）随机对照临床试验

为了避免疾病自愈、安慰剂效应以及医生主观偏见的三大影响,随机双盲试验是医学界公认的确定药物疗效和治疗手段的研究方法。它的问世无情砍掉了很多虚假的疗法:不管这种疗法在动物实验中多次得到怎么良好的数据,不管实施了多少年,不管有多少文化支撑,只要在人体的随机双盲对照试验中被证明无效,那么就是科学宣布了无效。

用3个组成成分来说明为什么这个临床试验可以成为证据的主要依托。

1. 双盲　指试验者(医生)与(病人)双方都不知道使用的是试验药还是对照安慰剂,从而排除试验者与受试者的主观偏见。医生和病人双方都不知道谁是用药组,谁是安慰剂、对照组,最终对试验结果的判断更具客观性。

一般临床试验采用双盲法。在实行双盲法有困难时才采用单盲法,即医生知道分组状况,但病人不知道。

2. 随机　病人分组是随机的,或病情、年龄、性别相仿的病人各组平均分配,从而有效避免病人由于病情轻重或个体差异导致的效果差异。

3. 大样本　样本(病人的数量)足够大,统计结果才能稀释掉那些特殊状况的病人,也更能逼近真实情况。

(二) 不同级别的五大证据

循证医学的证据质量先后经历了老五级、新五级、新九级、GRADE等标准设计。从中挑选出来比较容易理解和容易使用的下列五大证据,按它们在证据链中处于可靠级别的高低,阐述如下。

1. 第1级别证据(最高级别,金标准)　多项大样本随机对照临床试验的系统性评价或荟萃分析。

2. 第2级别证据(可靠性较高,建议使用)　单项大样本的随机对照临床试验。

3. 第3级别证据(一定可靠性,可以采用)　没有使用随机分组的大样本对照临床试验。

4. 第4级别证据(可靠性较差,供参考) 没有对照的临床病例观察。

5. 第5级别证据(可靠性最差,仅参考) 个人经验和观点。

(三)如何使用

(1)上述分级从上往下,证据力度逐级降低。专家为解决某个临床诊疗问题时,选择和提出可供选择的方案时,会尽可能参考等级高的证据来源(如专业期刊、专业会议报告等)。

(2)一般的临床病例观察在国内外临床研究中占的比例最大,这样的证据可靠性差,仅供参考。

(3)凭某医生自己的临床经验或一家之见,是在没有其他证据可用时才予以参考,从而把临床医疗的个人主观性导致医疗失败的可能性大大降低了。

(四)风险问题

以随机对照临床试验为主要依托的循证医学,其证据存在的最大风险来自这些试验的医学报告和论文。

(1)有的专家在某随机对照临床试验的报告和论文中夸大或造假。国内外都有这样的发现。

(2)所谓系统性评价或荟萃分析是指对多项随机对照临床试验的系统评估,即医学文献的综述,但有的文献综述不够客观和完整,会产生误导。

不过上述这些作假和有误,毕竟是个案少。

六、医疗的第二意见

第二意见又称第二医疗意见,是在个人罹患严重疾病并已经获得诊断和治疗意见(即第一医疗意见)的基础上,咨询遍布各地上级医疗机构，再提供关于该严重疾病的专业书面医疗建议。主要针对一些危及生命或改变生命状态的疾病，如肿瘤、心脑血管病或肾病等。

（一）医生心愿和病人需要

（1）在开始进行恰当的疗程或手术前，第二医疗意见其实是病人的主诊医生（一般不在较高级别的医院）愿意采取的一项步骤，可以从一个不同的角度来观察疾病，也是对宝贵的生命应有的责任。

（2）病人确诊患严重的病症时，病人与家人面临最大挑战。在这个时候，面对必须作出医疗决定，病人寻求第二医疗意见是客观需要。

（3）避免因误诊可能引发医疗失误的事故，也对医生本身的专业地位多提供了一份保障。

（二）发挥的功效

虽然大部分第二医疗意见不会改变之前的诊断结果，但它常常是提早发现误诊的唯一方法。

（1）通过其他专家独立客观的建议采用不同的治疗方法，有时可以避免不必要的治疗程序甚至不可逆转的手术，还可结合快速的医疗技术发展而提供更多选择。

（2）如果最终肯定了初次的诊断结果，病人可以更安心地接受现行的治疗以达到最佳的治疗效果。平和稳定的心境是治病的良方。

（三）意见的价值

病人自第二医疗意见获得的价值，主要包括以下两项。

（1）根据病人在原诊医院的多项诊断报告和检测数据，进行整体分析和作出结论，有其全面性和客观性。

（2）提出一个或多个治疗方案,供主诊医生和病人与原诊报告作比对和参考。

（四）病人的做法

病人在获得第二医疗意见的报告后,应该咨询原诊医院的主诊医生,然后作出理性的决定,以平静和积极的心态接受治疗。

七、医疗决策的实用路线图

在懂得和理解循证医学和第二医疗意见后,在医疗决策中我们手中多了两个智慧可以运用。在作医疗决策的程序中,病人及其家人除了考虑、讨论和表达有关生命、家庭、伦理、花费等问题之外,应当把医疗决策的核心问题即诊断和治疗方案置于首位。十分重要的是:你可以而且必须协力医生。那么接下来一步步做些什么呢? 笔者建议以下 4 步,请参考。

（一）参与决策:积极主动

1. 不放弃　肯定地说,这是你在看病求医过程中最重要的时刻,最合适的机会,因为此时此地你最能够了解医生的意见,也最能够表达自己的意见,决不能放弃。

2. 不过场　你说我听,只听不说,鸡对鸭讲,对牛弹琴,结果必然是走过场。

3. 不争吵　心平气和,有话好好说,有事好好商量,既然目标一致都为病人好,没有什么解决不了的矛盾。

（二）采用证据:逐级讨论

1. 先做功课

（1）医疗决策、循证医学、第二意见都不是容易搞清楚的医学知识,要花点时间。

（2）疾病本身的来龙去脉,要从一些专家的科普文章中去找,必要时看一看专业的教科书。

（3）循证的证据,特别上面说的该疾病临床研究的综述不容易找到,刊登在专业期刊上,有的是英文版。笔者推荐你去医学图书馆找一找、看一看最近几年的《国外医学》（中文）期刊、《国外医学》分专业分册。

2. 追根盘底　对于每个可供选择的方案,必须问清楚,如果没有说清（或满口专业用词）,可以要求用听得懂的话重复。

3. 可以重来　如果在听清楚的前提下对这几个方案仍有疑惑和问题,可以要求考虑后再谈。当然,接下来你必须快做功课。

（三）另类方案：鼓励医生

1. 勇气可嘉　有的疾病可以治疗的方案寥寥无几,可以试一试的另类方案风险较大,大部分医生望而却步。有责任心强的医生愿意一试,首先要支持该医生的勇气。

2. 信任为要　如果你对这位医生在医德和医术上都是肯定的,做还是不做要你自己把握,信任第一。

3. 由己担责　如果有医生愿意完成级别靠后证据的治疗方案,你又能接受且承担责任,以你为主。

（四）第二意见：无奈之举

1. 并非必要　第二医疗意见原来的套路是,病人在国内医院作出第一医疗意见后,通过国外知名医疗机构进行网上医疗咨询,最后提供第二医疗意见。这里涉及国外医院、商业利益,又收费高昂,不是一般病人可以考虑的。

2. 充分准备　如果你现在在国内医院看病,在医疗决策上疑虑重重,不得要领,不妨找一家更合适的医院咨询第二医疗意见,或者去另一家医院再一次就诊（另类的第二医疗意见）。问题是重起炉灶，要做充分准备，有的检查可能从头来花，花费时间，对危重疾病是不利的。

3. 留好退路　如果以后还是有可能回到第 1 家医院继续治疗，就不要把事做绝。不要不告而别，避免"自动出院"，应维系关系，留下退路。

第四节　维护权利的智慧：解开 **7** 个谜团

病人维护自己的权利，在我国与西方有很大的不同，予以更多关注的反倒是医方，而患方往往在医疗纠纷求助法律时才注意到病人的诉讼权和求偿权。其实，维护自己应有的权利，在看病就诊全过程中处处都在。

病人不做无所作为的"待宰羔羊"，也不是到处撒气的"困斗恶犬"。病人是一个堂堂正正的人，除了受到基本的尊重之外，要维护自己应得的合法权利，这些权利还与自己的疾病、身体和生命密切相关。懂得维护自己的权利，在看病求医中也是一大智慧。

多年来在我国多部法律、法规中已经明确规定了病人的不少基本权利。梳理一下，大致有下列 10 项。

第 1 项：生命权　一个人在心跳、呼吸暂停情况下有再生存权利。所以病人心跳、呼吸暂停的情况下，也不能放弃，应尽一切可能救治。

第 2 项：身体权　病人对自身正常或非正常的肢体、器官、组织拥有支配权，不经同意和签字不能随意进行处理。

第 3 项：健康权　病人拥有生理健康权和心理健康权，而帮助病人恢复健康身心是每一位医务工作者的责任。

第 4 项：平等的医疗权　任何病人的医疗保健享有权都是平等的，在医疗中都应得到基本的、合理的诊治和护理的权利，病人人人平等。

第 5 项：疾病认知权　病人对自身所患疾病的性质、严重程度、治疗情况及预后有知悉的权利。医生在不损害病人利益和不影响治疗效果的前提下，应提供有关疾病信息。

第 6 项：诊疗同意权　病人有权要求治疗和知道医生对自己采

取的诊治方法,也有权拒绝一些诊治手段、人体实验、试验性治疗、使用贵重药品或其他特殊治疗的建议,不管它们是否有益于病人。

第7项:保护隐私权　病人对自己的疾病、身体状况和其他个人隐私有权要求保密,医护人员未经病人同意,不得随意公开病人隐私。

第8项:免除一定社会责任的权利　病人在获得医疗机构确证后,可免除一定的社会责任,同时有权得到各种福利保障或有权不能从事某种工作等。

第9项:诉讼权　病人和家属有权对医生的诊治方法和结果提出质疑,有权向卫生行政部门和法律部门提出诉讼。

第10项:求偿权　在医疗过程中发生差错、事故时,病人及其家属有权提出经济补偿要求。

下面,从10项权利出发,重新认识看病中发生的7个现实问题,解开心中的谜团。

一、现场抢救,违法吗

意外伤害或急危重症突然发生,现场抢救十分重要,特别是对丧失意识、心跳和呼吸停止的病人。有实例见报道:路人施以援手,但被指为施害者;见义勇为的非专业人员抢救不成,反被告。到底要不要抢救? 如何使病人的生命权得以维护?

现在国内公民急救知识普及、院前急救培训及资格认证方面的工作尚在起步阶段。公众急救知识的普及率不足,拿到非专业急救员资格证书的人也不多。

目前,国家和各地一些立法奖励和保护公民见义勇为的急救行为。对于没有经过专业训练的救助行为,国内外急救相关法律都采取了保护措施:对第一目击者的救助行为给被救者造成损害,原则上享有豁免权,豁免其法律责任,也不负赔偿之责,以鼓励公民现场抢救的见义勇为行为。

　　大众一旦遇到需要抢救的路人,建议采取下列 4 步做法。

（一）按序立即做 3 件事

（1）报 120 电话求救。

（2）尽力招呼其他路人协助。

（3）紧急观察病人颈动脉和呼吸。

（二）如果发现心跳和呼吸停止

（1）有专业人员或经过专业培训人员在场,必须立即开始抢救。

（2）路人如果没有专业技能,可以实施抢救,也可以不参加;但要尽力呼救,不能见死不管。

（三）如果发现病人已经死亡

（1）不移动现场。

（2）再报警 110 电话。

（3）可用手机拍摄一些照片。

（4）待救护车和警车到达,交代清楚后再离开。

（四）如果病人处于危难中(如溺水)

（1）你没有技能救援,则应努力呼救和协助抢救。

（2）决不要进行对你自己造成生命危险的行动(如不会游泳却下水)。

二、心跳停止,救到何时

　　急诊室和病房的危重病人心跳和呼吸停止,医护人员立即抢救,维护了病人的生命权。但是急救持续一段时间,仍然无效,应当救到何时?

作为医护人员,首先遵循"只要有百分之一复苏的机会,就要付出百分之百的努力"的职业操守。在努力急救后无效,有以下两种情况。

(一) 严重慢性疾病或癌症的晚期,心肺复苏效果有限,考虑终止

从医方的角度看,重病终末期死亡不可避免,复苏没有效果。从患方的角度看,不希望承受复苏措施造成的痛苦,比如气管内插管,虽能保证病人氧气供应,但并不能使病变逆转,而导管插在喉咙里更令病人及其家人痛苦不安。如果医患之间沟通有共识,可以终止急救。

(二) 心肺复苏持续一段时间仍无效

(1)心肺复苏过程中,心跳、呼吸、意识一直不恢复,也不可能无休止地抢救下去。如果经过15～20分钟抢救,病人仍无任何反应(包括深昏迷、无自主呼吸、脑干反射全部消失、可能有异常的心搏但无法恢复正常),表明已脑死亡,即可终止抢救。但现实情况是,医方为了向患方现场交代并留下以后可能解决矛盾的证据,还是当心跳完全停止(心电图拉出一条直线)才能终止急救。所以把死亡标准从心脏死亡进展到脑死亡,任重道远。

(2)现场情况复杂,包括医学、社会、伦理和心理等多因素。与家人的沟通十分重要。必要时可延长复苏急救到30分钟。

(3)病因为单纯的触电、溺水或中毒等,可逆的机会更大,适当延长复苏急救时间。同时,在判断病人的生命征象时应有足够长时间,如观察呼吸至少30秒,触摸颈动脉和听心音至少60秒。

三、不知道病情,怎么了解

根据疾病认知权,病人及其家人对疾病的性质、严重程度、治疗情况及预后有知悉的权利。

(一) 门、急诊

看病时间短,问清病情,一要预做准备,二要简要、快速、有重点。

(二) 病房

查房、医疗决策和签《手术同意书》是 3 个最好的了解病情的时机,好好把握。

(三) 索取复印件

如有需要,有权可以向医方提出索取检查报告或其他病历中资料的复印件。

四、确诊癌症,要不要告诉病人

一旦知道是癌症,95％以上的病人在 2 周内会坐立不安,恐惧和害怕死亡的心理占主导地位。经过半年左右的治疗,恐惧心理会逐渐平复。病人应有疾病认知权,那么明确癌症诊断后要不要告诉病人呢?

(一) 不告诉

患了癌症,对病人而言,无疑将是一次严重的心理打击。初诊为癌症的病人,从怀疑到确诊这个过程是最恐惧和害怕的阶段。

同样的病情,对心理素质差的病人来说,其打击的力度是成倍的、放大的。精神上的打击会导致体内免疫功能迅速减弱,从而使癌细胞得以快速增殖和转移。临床观察到肝癌和肺癌病人的这种因果反应尤为明显,还是暂时不告诉为好。

不过瞒住病人需要医、护、家人、病友配合才能完成。

(二) 早告诉

家属要根据病人的心理承受能力来决定,如果心理承受能力好,可以早点告诉,有利于病人配合下一步的各项治疗措施。

(三) 瞒不住时再告诉

大多数病人不容易瞒住,会疑神疑鬼,整天瞎想,反而刺激更大。其实,在瞒的过程中大部分癌症病人实际上已经知道自己生癌,只是对疾病细节不清楚,比如恶性程度。因此,家人在病人已知的情况下还是以告诉为妥。当然,在方式上可以只告诉部分,或者慢慢透露。

五、这么多文件,签不签字

病人住院后,有资料和文件要没完没了地签字。有的一定要病人本人签,有的要家属签,有的还要好几个家属共同签。

(一) 需签字文件的类别和目录(在不同地区和医院名称略有不同)

1. 告知类别 《就诊须知》《住院提示》《病史属实》《病人满意度调查表》《输血、献血教育宣传书》。

2. 提示类别 《临床路径病人告知书》《预约检查时间》。

3. 意愿类别 《授权委托书》《人体器官、组织置入物同意书》

《自费(贵重)药品、器械使用同意书》。

4. 风险类别　《病危(重)通知书》《病情告知书》《转运病人风险告知书》《转科治疗病情转归告知书》《手术知情同意书》《麻醉风险提示书》《输血和血液制品知情同意书》《特殊检查(有创伤性)同意书》《特殊药物使用同意书》《特殊治疗同意书》《放弃治疗知情同意书》。

5. 结算类别　各种账单结算的文件和资料。

6. 其他　略。

(二) 需签字文件的要点和目的(部分)

上述要签字的文件和资料多达 20 种以上,当然实际上每次住院不一定有那么多。需签字的文件中意愿类和风险类是主角,也是让住院病人及其家人最为困惑的。其中有一些已经在本书第六章提到,下面再分析几种比较重要的需签字文件。

1.《授权委托书》　这是病人入院后的第 1 份要签字的医疗文件。意思是指在病人生病住院期间,由谁代表病人了解病情、作出决策等。一旦签署,非签字的近亲属也不得了解病人的病情。这主要是基于维护病人隐私权而设计的。但是,有时发生没签字子女来医院问或闹,所以有些医院要求几个子女同时签字作为委托人。

2.《输血和血液制品知情同意书》　为了说明,如果需要输血,会有发热、输血反应,以及获得血源性疾病的危险。

3.《特殊检查(有创伤性)同意书》　说明该项特殊检查有创伤,可能带来不良作用,有一定风险。

4.《自费(贵重)药品、器械使用同意书》　医学快速发展,不少药品和医疗器械没有被及时纳入公费医保的报销范围,需病人自费。有的病人不愿意自费,要求使用国产产品。如果有国产产品,医生会满足病人的需要;如果没有国产产品,病人又不同意使用进口产品,那医生就会停止或更改该手术。

5.《人体器官、组织置入物同意书》 骨科、心内科这类同意书多些。主要是手术中使用这类生物材料有一定风险,必须患方同意并留证。

6.《放弃治疗知情同意书》 根据目前的疾病状况,医生建议病人接受适当的医疗措施,但是病人拒绝或者放弃医生建议的医疗措施,或者病人不愿意住院继续治疗(自动离院)。

(三) 需签字文件的意义和价值

我国医院需签字文件太多吗? 在外国住过院的人会说:差不多。

(1) 签字制度的初衷是保障病人的权利,主要是疾病认知权和诊疗同意权,体现了对生命的尊重。

(2) 病人在就医过程中的签字增加是法制化社会对医院的一种要求,说明患方同意实施医疗行为。在医患矛盾没有根本解决的今天,一旦发生医疗纠纷走向法律起诉渠道,签字的医疗文件就成了重要的证据。

(3) 在可能发生问题的重点环节、重点检查、重点治疗上要求病人签字,很大程度上增强了医务人员的责任心,减少了医疗纠纷,降低了医疗风险。警钟长鸣,防患于未然。患方的签字并不意味着要承担所有不利的后果,而且并不能免去医疗机构和医务人员违反医疗原则后需要承担的责任。

(4) 这类签字时,医生会详细告知检查和治疗可能发生的意外和并发症,往往让病人胆战心惊,不敢签字。事实上医生对病情、治疗、手术方案的介绍是科学和知识的体现,病人应当充分使用自己的权利,认真听取医生的说法,必要时可以发问,以决定自己的取舍。

(四) 不签字的教训

2007 年 11 月,一名难产孕妇被其丈夫送入北京朝阳医院。因为身无分文,医院决定免费入院抢救。但是同来的丈夫坚持拒绝在医院《剖腹产手术告知书》上签字。上报市卫生机构,得到指示:家属不签字不能手术。医生只好用药物急救,不敢违法开刀。抢救 3 个多小时后,22 岁的孕妇与腹中孩子不治而亡。

10 年后,2017 年 12 月最高人民法院发布了法律解释,针对"急救是否必须征得病人亲属签字",提出在下列 5 种情形时,即便没有得到家属签字,医院可以立即抢救生命垂危的病人而不担责法律责任。

（1）近亲属不明的。

（2）不能及时联系到近亲属的。

（3）近亲属拒绝发表意见的。

（4）近亲属达不成一致意见的。

（5）法律、法规规定的其他情形。

六、捐器官,谁作主

病人的身体权规定,对自身正常或非正常的肢体、器官、组织拥有支配权,不经同意和签字不能随意进行处理。

（一）生后捐献器官的程序

1. 咨询　首先应了解器官捐献的相关情况。

2. 登记　所有捐献者必须满足下列条件。

（1）自愿、无偿。

（2）死亡后捐献。

（3）有关器官或组织功能良好,没有感染艾滋病或其他严重传染病,没有癌症(除原发性脑肿瘤)。

3. 签字　捐献者填写《人体器官捐献登记表》;捐献者家属签字。

4. 递送 《登记表》完成后由捐献者本人或委托他人送交到当地红十字会,携带本人的身份证件原件,并经公证处公证。

5. 审核 一式两份,红十字会审核后盖章,一份存档,另一份交给本人或委托人,自行保管。

6. 执行 器官捐献有较强的选择性,病人病情恶化后请电话告知红十字会;病人逝世后,快速电话通知红十字会及接收单位。

7. 使用 器官的使用严格遵照捐献人的意愿,用于人道主义救治病人,不可进行其他营利性使用。

(二) 问题一:必须由亲属签字

《人体器官捐献登记表》虽然由捐献人或其代理人填写,不过表的签名人是他的亲属。这样做当然是为了考虑捐献人病重、弥留和去世时,亲属才是捐献事项的实际操办人。但问题是,即使本人生前已经同意器官捐赠,家属不签字,或执行时找不到家属,都可能被搁置。

(三) 问题二:脑死亡时捐器官

脑死亡指全脑功能包括脑干功能不可逆终止。脑干如发生结构性破坏,会直接导致呼吸功能停止,无论何种医疗手段都无法挽救生命。

目前我国的死亡标准还是心脏死亡,即心跳和呼吸停止。脑死亡的标准还在讨论之中。

只有在脑死亡的情况下进行器官移植才有可行性。所谓脑死亡,即脑功能已经永久性丧失,但临床上仍然可有心跳。

上述两个问题都对我国的传统观念造成冲击,也拖了器官捐献的后腿。

七、安乐死,怎么做

安乐死指让无法救治的病人无痛苦地死去,意思是"幸福"地死亡。

病人的生命权和身体权显示,身体和生命属于自己所有,病人具有支配权,应当维护和保护,应尽一切可能救治;但是,并没有表明可以放弃生命或自行了断。

(一) 安乐死的现状

安乐死在全世界范围内依然是存在争议的话题,有人赞成,有人反对。

现在除了少数几个国家,大部分国家对安乐死没有立法。也就是说,把安乐死当作自杀,把协助安乐死的行为认作他杀。尽管越来越多的人和机构慢慢认可或接受安乐死,从多数国家的法律来看,安乐死还是非法的,在我国也如此。

(二) 安乐死的条件

赞成安乐死的人们认为,实施安乐死必须有以下条件。

(1) 病人患不治之症并已临近死期。

(2) 病人极端痛苦,不堪忍受。

(3) 必须为了解除病人死前的痛苦,而不是其他理由。

(4) 必须有病人神志清醒时真诚嘱托或同意。

(5) 原则上必须由医生执行。

(6) 必须采用社会伦理规范所承认的妥当方法。

(三) 安乐死的方式

1. 积极的(主动的)安乐死　当病人无法忍受疾病终末期的折

磨时,采取促使病人死亡的措施。病人本还可以存活一段时间,但生活质量低下,是社会、家庭一个负担。这个方式比较激进,有更多的人反对。

2. 消极的(被动的)安乐死　对抢救中的病人(如垂危病人)不给予或撤除治疗措施,任其死亡。安乐死只不过使死亡时间稍稍提前一些。这个方式比较保守,反对的人少些。

(四) 对死亡的坦然

澳大利亚一名被重病长期折磨的 104 岁老人大卫·古德尔在瑞士(立法允许安乐死的国家)实施安乐死。实施当天,诊所的医生问了几个问题:你是谁? 你的生日是什么时候? 为什么你要来这个诊所? 你知道用药之后的后果吗? 他平静地回答完这几个问题后,输液管的开关交到了他的手上。他的身边是自己的家人,房间里回荡着《欢乐颂》。他滑动开关后安然离世。生前老人说了那句话:"为什么我要因此而伤心呢,我不觉得死是一种残酷的事,而是一件自然的事。"

安乐死的理念相当程度上与死亡教育有关,我们将在本章第六节谈及这个问题。懂得疾病,也必须懂得死亡。

第五节　相处医生的智慧:医生也是人

在现实生活中,医生要么被当作"包治一切"的天使,要么又变成"置人死地"的魔鬼,这两个称号实在不是中国医生能够承受之重!

倡导和谐的医患关系,要从我做起,由病人和医生一起做起。好病人＋好医生＝好医疗,是看病的硬道理。怎么相处好医生?是求医的大智慧。

一、医疗的内涵:医患关系

当今世界,虽然美中两国经济傲居第 1、第 2,但是都在为健保制度的改革而伤透脑筋。如果说美国的医改是为了金钱(利益分配)的问题而久久拿不出来一个解决的方案;那么中国的医改则与关系(医患关系)挂上钩。

著名的医史学家和卫生学家亨利·西格里斯曾经在《医学社会学》中说过,每一个医学行动始终涉及两类当事人:医生和病人,或者更广泛地说,医学团体和社会,医学无非是这两群人之间多方面的关系。

医疗最本质的内涵是医方与患方的关系。医患关系是医务人员与病人在医疗过程中产生的特定医治关系,是医疗人际关系中的关键。现代医学的发展扩充了这一概念:医方已由单纯的医务人员扩展为参与医疗活动的全体机构和人员;患方也由单纯的求医者扩展为与求医者相关的每一种社会关系。

著名作家六六在复旦大学附属华山医院经过长期亲身体验之后,写下了有关神经外科医生和病人之间的故事,小说取名《心术》。后又拍成同名电视剧,收视率很高,引发广泛关注。令我意外的是,作家犀利的社会视角着重关注的居然不是医生的医术和手术,而是病人与医生之间如何勾心斗角的心术!

笔者在几十年行医的经历中深感:医患关系好坏直接影响到求医看病的好坏。医患双方都有自身的一些问题,为医患之间的不正常关系推波助澜。

二、医生的眼病:视力不济

个别医生患有下列"眼病"之一。这些病跨国传播,不管在国内和国外都有。致病因素有自身的,也有外来的。

(一) 近视眼

随着现代医学的发展和专业知识的深化,医疗分科越来越细。毫无疑问,这样的进步对于看病无疑是个"利好"。不过,也会变成"利空":病人看病无所适从,有时被不同专业的医生来回"踢皮球"。也有的医生因专业"近视",知识面窄,容易在看病时戴上本专业的近视眼镜,守细微而忽整体,重高科技检测而轻人性、人体,出现漏诊和误诊在所难免。

医疗技术和电子技术的突飞猛进,使得实验室和仪器检查项目越来越多,对诊病治病好处不少。然而,医生看病越来越依靠检查报告,戴上"迷信报告"这副近视眼镜,长期沿用的诊病收集资料过程"四位一体"(采集病史、体格检查、实验室检查和特殊检查)便被颠覆到只剩下特殊检查了。近视眼中只看到报告和数字,没有病症和病人,病能看得好吗?

平心而论,这方面美国医生不比中国医生好多少,迷信检测报告而轻忽望、触、扣、听的身体观察,导致漏诊和事故不在少数。

不少老年病人至今还怀念老一代中国医生过去在缺医少药的

艰苦条件下练就那身不依靠或少依靠实验室和仪器检查的硬功夫。

(二) 老花眼

医生的工作对象是活生生的生命,要求医生慎而又慎,细而又细。医生工作的谨慎和细密既源于医学知识和临床经验的日积月累,又出自素质、责任和爱心的长期磨炼。任何马虎、粗心、疏忽都会把医生应有的火眼金睛变成了老花眼,不少病症视而不见,见而不识,或者见而不动,动而出错。如果只是看病人一眼(几秒钟),对病人只说三句话(半分钟),病怎么"看"得清、"看"得准、"看"得好呢?

当然,医生晋升制度上偏重两文(外文、论文)和一纸(书面考试,为获专业证书)的倾向,也降低了对医德和临床实际能力(医术)的培养和锻炼,值得在晋升体制上作出改变。还有,不少三级医院医生忙碌不堪,心力交瘁,每个病人只有几分钟的诊病时间,粗心、疏忽容易发生。

(三) 商业眼

笔者在美国大学医学院带教实习医生时,曾经作过"为什么要当医生"的个人问询调查。结果半数以上实习医生直截了当地回答 3M(make more money,多攒钱)。以救死扶伤作为学医目的只占 1/3 不到。同样,笔者也在上海问询过医学院一些学生,以救死扶伤为学医目的有半数以上。尽管样本不大(调查的人不多),但是丢弃学医初心的倾向令人失望和担忧。

商业社会的急功近利不停冲击学医行医的崇高理想,雪白的翅膀被污黑了,变金了。以商业的眼光看病,看到的往往不是病,是钱,是利和名。这也是一个危险的倾向。

三、病人的心病：心烦意乱

对医疗的误解、对疾病的迷惑、对知识的缺乏，以及对医生的不信任，滋生病人在就诊时的心病，导致就诊中视角偏差，与医生离心离德，甚至矛盾重重，成为求良医看好病的阻力。在第五章第二节中列举了 10 多种心病，导致病人在就诊时心烦意乱。

四、相处的主线：医生是人

无法改变别人，只能先改变自己。在少数医生治好眼病，在部分病人治好心病之后，医患之间的主要阻力应当可以排除不少。怎么样与医生相处，是病人求医就诊时实实在在的事情。牵动这根主线的智慧说难也容易：懂得医生也是人。

政协委员侯建明医生向政协提交了《穿上白大褂，医生还是普通人》的提案。他认为，医生就是芸芸众生之中普通的一员。脱下白大褂，进入人群中，与旁人没有任何区别。医生治病的职责，就好像把病人一个一个背过河去。过河有风险，病人愿意为医生打一把遮风避雨的伞，医生就更愿意为病人冒险。

（一）医生是最忙碌的普通人

1. 医疗工作　医生特别是中青年医生工作强度很大，门诊、查房、开刀、值班，每天排得满满的。工作时间不以 8 小时计算。住院医生不以 12 小时计算。门诊每小时看 10 多个病人，多讲几句话，多加几个号，午饭可能就吃不了或者吃不下。24 小时值班，昼夜颠倒，随叫随到参与抢救，节假日也如此。

2. 其他工作　住院医生要带教实习医生，高年资医生要带教下级医生，还要为医学生上课，带研究生。

3. 终身制学习 专业需要不停顿地再学习、再提高,要应对业务考核,科研工作也要用去不少时间。

4. 家庭 上有老下有小,家事最多的时候,医生却无法抽身相助。

（二）医生是背你过河的普通人

医生不是天使,也有七情六欲。少数医生的"眼病"与医生整体工作相比是晴空一片云。医生有天使的心,或者说职责赋予他们必须要有天使的心。医生正在勉为其难地做本该由天使做的事:背你过河,背你过那条叫做疾病的河,不管河中有多少明潮暗流,他承担了主责,他付出了心血。

（三）医生是需要将心比心的普通人

医务人员承担着高风险、高压力的工作,身心俱疲。据统计,有 2/3 以上的医务人员有不同程度的心理问题。

统计还表明:近 60％的医务人员受到过语言暴力,不少医务人员受到过身体上的伤害。伤医、杀医事件上演的是"中山狼"和"农夫与蛇"的现实故事,让医生心生寒意。

作为普通人的医生心甘情愿地背你过河,但也希望你在背上不要胡乱晃动,更不要背后踢脚。医者为百姓的身心健康护航,但医者的身心健康,又有谁来守护?

将心比心,作为一个普通人的普通要求,不算高吧?

五、相处的基点:理解-尊重-信任

病人愿意为医生打一把遮风避雨的伞,医生就更愿意为病人冒险。与医生好好相处有以下必不可少的 3 个基点。

（一）理解医生

理解医生作为普通人的好处和难处；

理解医生会感动和欢笑，医生会来情绪和生气，医生也有缺点和出错；

理解医生的体力和精力有限度，医生的时间太宝贵，医生家人也需要照顾；

理解医生压力山大，医生怕无事生非，怕无端惹事，医生烦小题大做，烦废话连篇；

理解医生喜欢直来直去，医生要求将心比心，医生也需要关心呵护……

（二）尊重医生

医生是高学历的学问人，尊重是相处医生的必要条件。

1. **与医生交往的态度**　不要把礼貌问候和友善交谈当小事，不必毕恭毕敬、点头哈腰，也不要长篇大论，侃侃而谈，绝不要大声嚷嚷，出言不逊。

2. **与医生交往的语言**

（1）不用本地话，最好普通话。

（2）不用粗鲁的字句和口气。

（3）有的病人和家人务必学会下列文明的用语："你好，谢谢，再见，请，可不可以"等。

3. **与医生交往的内容**

（1）决不要提红包的事，不仅医院不允许，医生本人也会觉得难堪和受辱。

（2）决不要问家庭、地址和收入，这是隐私。

（3）医生主张使用的方案即便无效或有问题，也不要在大庭广众下多谈，必要的话可以一对一说，医生重声誉和面子。

（4）对非常规的要求和主张,或自己的家庭和困难,也要在私底下交流。

（三）信任医生

信任是相处医生的深层动能。当你信任医生时,医生给予你的会更多;当你一直带怀疑眼神看病时,医生要么不屑、无奈,要么小心翼翼地提防,恐怕这时候你才是最大的受害者。

（1）门诊、病房查房以及医疗决策时,仔细倾听医生提的方案和说的风险,在此基础上提问和要求解惑,态度诚恳,实话实说。

（2）住院面临一张张需要签字的文件时,认真读,认真签,有问题好好提出。

（3）对住院医生和实习医生也要信任,他们是第一手的主管医生,他们在业务上边工作、边提高,尽量避免越级指责他们,更不要看不起他们。

（4）决不要在病友或医务人员面前批评、评说或笑话某医生。

（5）医患关系是围绕着疾病的诊疗而形成的,只局限于求医和提供医疗帮助,不在医院和病房里发展任何超出此范围的人际关系。

六、相处的模式:融和合力

在医疗上病人与医者的关系有以下 3 种相处的基本模式。

（一）主动与被动型

医生完全主动,病人完全被动;医生的权威性不受任何怀疑,病人不会提出任何异议。

（二）引导与合作型

医生和病人都具有主动性。医生的意见受到尊重,但病人可有疑问和寻求解释。

(三) 共同参与型

病人与医生具有同样的主动性，共同参与医疗的决策与实施。在实施过程中继续保持良性互动和融合。在充分协商和适度调整后，病人努力配合医生，双方合力完成医疗行为。

能够与医生融和合力，相处好，第 3 种模式实属不易。这里，需要患方付出更多的努力。

第六节　面对医疗失误的智慧：医学不是神学

中国古代有"不为良相，便为良医"一说。相与医并论，显示医疗、医者多么受人敬仰。然而，对医学的高期望和高要求，甚至迷信和神化，让医学高处不胜寒，特别在医疗出现失误时。

一、怎样理解医学——不完善的科学

（一）医学离开神学走向科学

原始时期，人们遇到身体不适只能借助于神灵，神、医二位一体，医学即神学，医生扮演着神的角色。

随着对身体了解的深入，医学和神学分离。关于疾病，能解决的问题逐步交给医学，医学走向科学。但是不管如何，人在自身和自然面前，永远有着未知的东西，所以当医学遇到不能解决的问题时，人们仍然会求助于神灵。

（二）医学不完美不完善

科学家认为，当代科学对人、事、物的认识不及 5%，大大有待发展。作为科学的一个分支，医学也是如此。

（1）人体、疾病、病原体等充满许许多多的未知，医学还无法解答。

（2）现代医学发现和命名了 3 万多种疾病，可是有治疗方法的疾病就 1 万多种；新的疾病还在不断出现，疾病谱在快速发生变化。

（3）疾病的病原体、病因、症状的特点不断变化，诊断、治疗也必须不断变化。

（4）目前的医疗手段和设备还无法发现一些早期或症状不明显的疾病。

（5）即使在西方发达国家，临床常见疾病的确诊率也仅有70%左右。

（6）有些癌症、免疫性疾病、心脑血管疾病等，虽然病情可能控制，症状可能缓解，但目前不大可能治愈；相当一部分疾病至今仍看不好，医学无能为力……

（三）坦然面对医学的不完美

医学是发展中的科学，尽管近期在新技术介入下突飞猛进，但是它的不完美和不完善将持续相当长时间，难有尽头，人人需要学会坦然面对。

相信医学是科学，相信医学是不完美的科学、有局限性的科学，所以不能过分依赖医学。

（1）疾病的预防和治疗需要依赖我们自己，包括心理调适、公共卫生、环境保护、生活方式等，医药只是其中之一。

（2）医学不能包治百病，医生也没法凡病都能治好。实际上，很多病主要是依靠病人自身免疫力、自愈力战胜的，医疗手段只是起了辅助作用。

（3）不把医学当成解决一切健康问题的法宝，不把医院当成包治疾病、医疗万能的天堂，不把医生当成背负一切医疗责任的机器。

二、诊疗方法有效的主要依据是什么——可能性

（一）随机双盲试验的做法

在本章第三节提到医学决策时五项证据中，随机双盲对照临

床试验是诊疗方案选择的首要证据。下面以随机双盲对照临床试验来评估治疗方法 A 是否有效作为例子。

（1）把病人随机分配两组，完成试验后，把对照组（用安慰剂，而不用治疗方法 A）与治疗组（使用治疗方法 A）中对治疗方法有效的病人数计算出来。

（2）随后把两组的阳性（有效）率，经过统计学处理，比较两组有没有不同。

（3）如果两组之间的差异有显著性，表示治疗方法 A 有效；如果差异没有显著性，说明治疗方法 A 无效。

（二）随机双盲试验的有效只是显示两种可能性

（1）用了治疗方法 A 后治疗组中病人大部分好转了，显示用了治疗方法 A，疾病好转，这种可能较大。

（2）用了安慰剂后对照组中也有小部分病人病情好转了，显示不用治疗方法 A，疾病也会好转，只是这种可能较小。

（3）使用或不使用治疗方法 A，其实两组中都有一些病人病情有好转，比较的只是可能性的大与可能性的小。

（三）医疗的有效性只是一种可能性

据上可以理解，不管诊断还是治疗，医疗上某一种被证明为"久经考验"的"有效"方法只是一种可能性，即对大部分病人有效，而对小部分病人无效。以"金牌证据"为例的随机双盲试验都是如此，那么以个人经验或个案有效的那些"有效的"方法更不值一提了。

文献和论文常常不得不采用"可能""大多数""通常""也许"等似乎很含糊的词语，正是科学性对可能性的一种无奈的、无法完全确定的正确表达。

三、医疗行为最大的问题是什么——不确定性

除了上述医疗的有效性只是占一定百分比的可能性之外，医疗还存在着高度的不确定性，两者交织是造成医学行为失误的主要原因。医疗具备不确定性，医学上许多问题并没有绝对化的结果，许多事情超出医生和病人的把握能力，没有人能事先知道结果。

导致医疗不确定性的因素不少，下面列举一些。

(一) 医学与时俱进

医学不断前进，医疗知识和技术处在高速更新中。对于具体的诊疗技术，即使5年前的资料，不少可能过时了。对于同一个医疗和健康问题，有时新的理念和做法与老的大相径庭，甚至完全颠覆。比如对于深海鱼油的功效评估历经40多年变迁，很能说明这个道理。

20世纪70年代，科学家在调查中发现格陵兰岛居民患心脑血管病很少，认为与他们吃深海鱼和海豹的油有关。

后来在体外实验中发现深海鱼油中富含二十碳五烯酸（EPA）和二十二碳六烯酸（DHA），有降脂作用。

20世纪90年代，深海鱼油作为保健食品开始风靡全球，先是国外，后是国内。

2000年后，商业广告说深海鱼油还能降血压，治疗糖尿病、痴呆症等。

2005年后，体内长期临床研究报告一个个公布，不能证实深海鱼油在人体内具有降脂和降心血管病作用，还发现深海鱼油一些不良反应。

2005～2012年期间对深海鱼油进行的22项临床研究中20项

没有效果,甚至有害。

由此可见,医学上某种手段和药品必须经过多年甚至数十年的研究、应用和考验,才能确定它的成效和风险。

(二) 个体反应的差异性

每个人都是别样的生命个体,只会相似,不会相同。

1. 心理反应的个体差异性　个体差异体现在心理上的可归结为两个方面:个性倾向差异和个性心理特征差异。这些差异既影响个体发育发展,更影响疾病发生发展、临床治疗与康复。

2. 对疾病反应的个体差异性　例如典型的细菌性痢疾的特点是腹痛、腹泻、脓血便、里急后重等,但临床实际中严重的中毒性痢疾有时一次大便也没有;典型的大叶性肺炎表现为高热、寒战、咳嗽、铁锈痰等,但临床实际中老年人肺炎往往发热不明显,咳嗽也不重。

3. 对药物反应的个体差异性　有下列 3 种形式。

(1)高敏性:有些人对某些药物的作用比一般人敏感,使用小剂量药物就能产生很明显的药理作用,用量稍大就可出现中毒反应。

(2)耐受性:有些人对某些药物的敏感性较低,使用一般常用量时药理作用极不明显,甚至用到最小中毒量也能耐受。

(3)特异质:有些人对某种药物的反应与该药通常的作用全然不同,而且不取决于剂量的高低。特异质十分有害,甚至致命。

(三) 病原体的变异

在第一章第一节中提到细菌,特别是病毒善变异,使得诊断和治疗难以按常规应对。

（四）耐药性

在治疗过程中,病原体及肿瘤细胞等会对化疗药物敏感性降低。当药物不能杀死或抑制病原时,等于治疗失败。比如以前有特效药治疗的结核病、疟疾,现在抗药性越来越强,治疗越来越困难了。

四、为什么治不好,救不活——死亡是生命最终归宿

死亡是生命过程的终点,是一个无可避免的自然现象。认识死亡,懂得死亡,理解病治不好、命救不活的本质,能够坦然面对死亡。这是看病中必须再学习的一个智慧。有关死亡的一些感悟,可以解开我们心中的迷惑。

（1）认可人是自然的一部分,尊崇生老病死的规律,死亡并不是可怕的事情。即使如地球、太阳系和宇宙这样长寿,也会在将来的某一天寿终正寝。

（2）目前,全世界每年死亡人口估计超过 5 500 万,我国平均每年死亡 959 万。

（3）生命是有限期的,死亡是每一种有生命的物种最终的归宿。生死本来就一体两面,有生必然有死。死亡不只是人的一种现象,而且是整个生命世界的本质。

（4）只有敬畏死亡,才能敬畏生命。死亡是人类生命历程不可缺失的一部分。

（5）生命是一场聚散,初涉人世的第一声啼哭拉开了聚的序幕,开始了数不清的相遇、相识、相处、相爱、相恨,以至到最后的相离,即所谓"天下没有不散的筵席"。

五、怎样面对医疗失误——合情、合理、合法

长期以来受老旧的健康模式影响，平时不关心健康，轻病时不重视不看病，重病时又全盘依赖医生。而忙碌不息、疲惫不堪的医生则孤军奋战，全责承担病人的健康和治病。好像老牛拖破车，一旦走得慢，或者有闪失，轻则一记鞭子，重则几棒乱棍……

人们尊重医护工作人员，称他们为"白衣天使"，本理所应当，无可厚非。但现在有这样的偏向：在履行职责方面把医生拔高为包治百病的"天使"；在承担责任方面又把医生贬低为夺人性命的"魔鬼"。医患之间处于这样的两极思维和零和博弈：要么必须手到病除，必须百分之百完美；如果治不好病救不回命，那就无限上纲，十恶不赦。

一旦遭遇医疗失误和医疗纠纷，如何应对？智慧告诉我们：兼顾情、理、法。

（一）合情

如果医疗失误较小，也没有造成损伤，医方又没有刻意隐瞒，并作了真诚道歉，患方理解到疾病的治疗不总是以医生的意志为转移，理解到医疗的高风险，愿意为背自己过河的医生打伞，通过沟通，宽容地化解问题，是一种合乎感情的应对方式，有利于下一步的医疗，甚至可能投桃报李。

（二）合理

充分理解上述的可能性和不确定性导致医疗行为的风险。根据《民法通则》，在民事活动中一般主张"谁受益，谁来承担风险"。医疗活动中病人是受益人，理应由病人来承担治疗相应的风险。当然，对于医疗事故还是应当依法解决。

（三）合法

应对医疗事故，依法解决为好，但要就事论事，避免意气用事，更不能使用在医院闹事和打砸的暴力方式。

六、怎样处理医疗纠纷和事故——依法行事

（一）一个立足点：依法行事

2016 年 3 月，国家卫健委、中央综合治理办公室、公安部、司法部四部委下发《关于进一步做好维护医疗秩序工作的通知》中明确指出：在滋事扰序人员违法行为得到制止之前，公安机关不得进行案件调解；医疗纠纷责任未认定之前，医疗机构不得赔钱息事。

归结一点是：决不能在闹事和暴力下私下解决。即闹事、暴力是一码事，由公安部门依法处理；医疗纠纷解决是另外一码事，不关联。也就是说：使用闹事和暴力要承担法律责任，而医疗纠纷应当通过其他正常途径依法解决。

所以在处理医疗纠纷时一个根本的立足点是：依法行事。

（二）两种区分：分清医疗纠纷与医疗事故

遇到医疗纠纷，确定是否为医疗事故，目前需要医疗事故鉴定委员会鉴定才能认定。一般来说，认定的依据如下。

1. 过失的违法性　指医疗机构及医务人员的行为违反了医疗卫生管理法律、行政法规、部门规章和诊疗护理规范，而导致事故。

2. 造成病人人身损害　过失行为（不是有伤害病人的主观故意）对病人产生人身损害的后果。

3. 过失行为与后果之间存在确定的因果关系　虽然存在过失行为，但是并没有给病人造成损害后果，不应视为医疗事故；虽然存在损害后果（因为上述的可能性和不确定性造成的），但是医疗

机构和医务人员并没有过失行为，也不能判定为医疗事故。

在医疗纠纷中一方认为另一方在提供医疗服务或履行义务时存在过失，造成实际损害后果，应当承担责任；但双方（或多方）当事人对所争议事实认识不同，相互争执，各执己见。

（三）3个步骤：医疗纠纷依法解决流程

医疗纠纷通常指医患双方对事故的结果及其原因的认定有分歧。当事人提出追究责任或经济赔偿，必须经过行政或法律的调解、裁决才可了结。

1. 向医院的医务科（处）投诉

（1）要求复印诊疗病历。

（2）共同封存病历（包括诊治病历、住院病历、手术同意书、会诊讨论记录等所有资料）。

（3）向医务科索要《医疗纠纷投诉表》回执。

（4）如果病人死亡，患方认为死因不明或对医方诊断有异议，可以在病人死亡后48小时内主动提出尸检申请，或医方告知时予以配合，共同委托尸检机构进行尸检，以查明死因，保护证据。

（5）医患双方协商进行调解。如果无效，则进入下一步。

2. 向卫生调解或行政部门申请处理

（1）身体受到损害1年内向卫生调解或行政部门提出申请。

（2）由专家或医学会进行鉴定，并出具《鉴定书》。

（3）患方如果不服，在收到结论后15日内可以提出再次鉴定的申请。

（4）卫生调解或行政部门作出处理决定。

（5）卫生调解或行政部门（或会同第三方机构）进行调解。如果无效，则进入下一步。

3. 向地方法院提起诉讼，必要时请律师，寻求法律帮助

（1）第一次开庭：主要确认医患双方的诉讼主体资格，对双方

提交的病历等资料进行质证,随后移交医疗事故鉴定委员会鉴定。所以在首次开庭这一阶段患方应把握机会,认真仔细审查病历资料的真实性、规范性、完整性。如有可能,尽可能了解清楚对自己不利的病历资料,弄清真实性。

(2) 医疗事故技术鉴定:是医疗纠纷处理中最重要的一环,有关整个医疗纠纷诉讼的大局,患方应认真对待。

(3) 向专家小组提交的《陈述书》内容特别注意:尽可能详细陈述医疗经过,同时必须明确而着重地指出医方的医疗行为存在哪些过失,违反何种诊疗规范。

(4) 实事求是地根据医方过错程度来确定赔偿额,要考虑医方的诊疗行为和病人出现的损害后果之间存在多大的因果关系,确定医方应承担的责任。避免盲目索赔,导致自己被动。

(四) 四级标准:医疗事故分级分等

规定医疗事故根据重轻分为 4 级,以及根据伤残状况又分 10 等(一级甲等和四级不计在内)。4 级 10 等也是医疗事故赔偿金额的依据。

1. 一级医疗事故　又分甲(死亡)、乙(重度残疾)两等,指造成病人死亡或重度残疾。

2. 二级医疗事故　又分甲、乙、丙、丁 4 等,指造成病人中度残疾,或器官组织损伤导致严重功能障碍。

3. 三级医疗事故　又分甲、乙、丙、丁、戊 5 等,指造成病人轻度残疾,或器官组织损伤导致一般功能障碍。

4. 四级医疗事故　指造成病人明显人身损害的其他后果。

第七节　记录生老病死的智慧:健康档案

在我国门诊病人常自带一本病历本,住院病人建立了正规病历,但是这些不是健康档案。顾名思义,健康档案是记录有关身体健康一切行为、活动和变化的终身记录,或者是有关个人健康和看病的完整信息库。

一、为什么建立健康档案

有人问:是不是每个人都要有健康档案? 回答是:最好如此。

生老病死是生命的漫长过程,不管追求什么人生价值:学位,职务,名利,地位,金钱,家庭,等等。什么也比不上健康,有健康一切可以努力争取,没有健康就一无所有!

又问:健康档案对健康有什么好处? 如果读者已经读过本书前面那些内容,应当明白以下内容。

(1)常见病、多发病中慢性病(包括肿瘤)占很大比重,它们的发生往往早在十几年、几十年前就已经开始,一级预防或早期干预也必须持续很长时间,有必要作长期的记录。

(2)许多疾病的发生会发信号和拉警报,自我识警和自体检查对疾病的早发现、早诊断有时至关重要,把它们一一记录下来,很有价值。

(3)做了体检有一些模棱两可的发现,或看病后发现所谓的待查,需要自己观察、随访。记录这些身体信息,对治验有病无病的真假十分重要。

(4)已经明确诊断了某病,长期复诊随访。对病情的变化及其诱因,对治疗方案的功效,乃至对药物的不良反应等,平时必须认真观察,记录下来,复诊时让医生作为下一步治疗的依据或参考。

如果一份认真书写的健康档案摆在医生面前,还有谁敢对你疾病的诊疗马虎行事呢。

二、哪些人必须建立健康档案

(1)女性准备怀孕,或已经怀孕,或准备生育,为自己和未来的宝宝立一个共享的健康档案。

(2)儿童从出生到12岁,这是孩子生长发育和预防接种的重要时段。

(3)老年人从退休开始,衰老加上疾病多发。

(4)属于慢性病、癌症的高发人群,尽管没有发病,在病前注意排除危险因子和自我观察,实属必要。

(5)已经发现一种或多种疾病,更需要对平时的病情变化和治疗效果仔细观察和随访。

(6)如果有疑难病症,但是久查不确定,又久久不消退,动态记录平时蛛丝马迹的表现和变化,并综合记录各处各类检查的结果,可能会有意想不到的作用。

是不是每个人都要有健康档案?回答还是:最好如此。

三、谁来制作健康档案

建立全民健康档案(包括个人的和家庭的)是我国政府早就确定的一个目标。其中有两个支点:硬件(电子系统)和软件(家庭医生制度)。

硬件已经成熟,但是遍布全国城乡的家庭医生制度并非一朝一夕就能建立和完善,由家庭医生来制作健康档案的目标也不能马上达到。远水救不得近火,我们健康的管理和疾病的出现,无法等待。

现在谁来制作?毫无疑问,你自己,舍你其谁?因为知你、感你、观你，唯有你自己。当然危重病人的健康档案也可以由其家人或子女代劳，或口述记录。

四、健康档案记录什么

不管健康档案还是疾病档案，或两者兼而有之，主要内容有下列几项。

(一) 个人一般状况

(1) 出生时、出生地，何时曾经去过什么国家和地区。

(2) 不良生活习惯和方式，致病因子和危险因子接触和遭遇状况。

(3) 个人出生时健康状况。

(4) 婚姻史。

(5) 月经史，生育史。

(6) 个人过去生病、住院、手术、用药的简况。

(7) 血型和输血史。

(二) 家庭和家族疾病状况

(1) 家庭(配偶、子女)过去的健康和疾病状况。

(2) 家族(父母、兄弟姐妹和 3 代内旁系血亲)过去疾病状况或死亡原因。

(3) 家庭和家族中有没有结核病、肝炎、性病等传染性疾病。

(4) 家庭和家族中有没有糖尿病、血友病、精神病等家族遗传倾向或家族遗传病。

(三) 自身重要健康状况的定期或不定期记录

(1) 身高、体重。

(2) 体温(测量时间和方式)。

（3）血压和脉搏（测量时间和方式）。

（4）乳房自体检查。

（5）每天饮食状况（次数、数量和时间）。

（6）晚上小便状况（次数、数量和时间）。

（7）每天大便状况（次数、数量和时间）。

（8）每天睡眠状况。

（四）自身异常信号和警报的定期或不定期记录

详见第二章。如果为此看过病，做过检查，不管有没有确定什么，都应记录。

（五）常规体检异常和看病时待查的随访和进一步检查

详见第四章。

（六）已经作出诊断的某病某指标的动态记录

本项记录需要立出一些主要项目的经常性定期定时观察和记录，在复诊、会诊时有实用价值。下面以高血压病病人为例，以血压测量为观察记录的主要指标，建议所做的《高血压病情日常动态观察记录》如下（表7-2）。

表7-2　高血压病情日常动态观察记录

	年月日时		年月日时		年月日时		年月日时	
观察日时								
观察方式	家中	门诊	家中	门诊	家中	门诊	家中	门诊
血压测定部位								
血压测定器械								
血压（mmHg）								
脉搏（次/分钟）								
脉搏节律								

续 表

	年月日时	年月日时	年月日时	年月日时
观察症状： 1.无症状； 2.头痛、头晕； 3.眼花、耳鸣； 4.四肢麻木； 5.心悸、胸闷； 6.气急； 7.鼻出血； 8.下肢水肿				
其他				
突发状况：				
用药状况：				
药物不良反应：				
血脂测定：				

第八节　评估求医成败的智慧:好-快-省

本书最后一章的最后一节,也是看病求医的最后一项任务:对求医的结果作个小结和评价。以什么标准评估?怎么样评估?其中有误区,也有智慧。

一、误区一:因噎废食

(一)误解的状况

不少病人和家人在门诊、住院中出现下列几种状况时,会对医嘱疑虑重重。

(1)检查的手段和处方的药物很便宜时。

(2)检查的手段和处方的药物很昂贵时。

(3)住院需签字的文件时,特别是意愿类和风险类的文件(见本章第四节)。

(4)较危重疾病住院,对于重要的医疗行为需要做出医疗决策(见本章第三节)时。

(二)误解的起因

对医生的不信任是主要原因。

(1)怀疑医院和医生敷衍了事、打发病人。

(2)怀疑医院和医生向钱看,医疗是为了赢利。

(3)医生害怕以后病人闹事,自己承担责任,更多强调不良反应和风险;而病人怀疑医院和医生此举目的是推卸责任,把一切可能出现的过失让病人承担。

（三）误解的后果

（1）病人可能放弃或拒绝一些重要而且有效的医疗行为。

（2）医生的第 1 套医嘱往往是他医术最佳的显示，通常不把价格高低作为考量的主要因素。在反对之下他提出的第 2 套方案，常常是为了妥协性地应付病人的二流方案。

（3）医生根据病人消极的态度，断然不愿意做一些风险较大但是对病人有益的医疗行为。

误解带来的结果无益于疾病的诊疗，会使医疗成效大打折扣。

二、误区二：急功近利

对于治疗方案是否有效的评价，有些病人及其家人常常使用急功近利的思维方式。有下列 3 种倾向。

（一）立竿见影：以表感论疗效

对治疗好坏的评定，只是主观地依据自己原来看病前感觉的症状和表象有没有好转，而忽略了影响疾病发展的深层次的变化。

（二）一治就好：以速度论疗效

有些病人刚用上治疗方案不久，就迫不及待地问医生：病啥时能好。稍过几天又催：为什么好不了？ 有没有更快的办法？

（三）一劳永逸：以治愈论疗效

有些病人总是觉得，如果不是癌症，病总归可以治愈。花了时间、精力、金钱，好不容易找了名医，疾病理所当然应药到病除，一了百了。

三、误区三:生死为大

认为不管什么病,一旦病人死亡,那么就是求医最大的失败,把生死作为评估的唯一重要的指标

四、误区四:成败论英雄

对于求医成效的评估,最大的误区莫过于:只是以本次求医自己预先设定的某一个目标作为准绳,比如作出一个明确的诊断,或达到一个完美的治疗效果,或挽回生命等。

当看病后的结果与自己预定的目标出现差距,如病情变化不大、病情恶化、花了不少钱后疗效不明显、病人最终死亡等,就对求医作出否定的判断。

虽然有关的智慧在本书其他章节中都曾提及,但下面仍将有关思路再作一下梳理和归纳。怎样评估求医的成效?患方如何与医方、与医学知识接轨,从而提升理解医疗和理解医生的智慧。下面设立了 3 个金标准,供大家参考。

五、金标准一:又好

(一) 选好用好有限的医疗资源

医疗资源不可多得,其充分使用是看好病的第一步要事。预做就诊最佳的准备(见第五章),包括信息、心态、医院、医生的选好用好,才能放心应对看病,从容面对疾病。

(二) 得到较高质量的对口专业医疗

根据病情的需要(见第五章第三节和第五章第四节),在一个

对口的医院和专科找一位医德与医术并重的医生诊疗疾病。如果不满意，还可以寻求第二医疗意见（见本章第三节），以获得较高的医疗质量。

（三）提高生存质量

求医追求的直接功效其实有好几个，具体如下。

1. 治愈疾病　只是限于一些急性传染病，如病毒性感冒、传染性结膜炎、细菌性痢疾（但也无法保证下一次不再患同一种病），以及意外伤害，如溺水、呛噎等。

2. 缓解病情　主要对一些不严重的慢性病或慢性病早期，如高血压病、冠心病、痛风等。

3. 拉慢疾病进程，但无法阻止疾病继续恶化　主要对一些严重的慢性病或慢性病中晚期，如慢性肝炎肝硬化、糖尿病性肾病、癌症转移等。

4. 疾病已经进入终末期　此时回天乏力，提高生存质量，减少肉体、精神痛苦为第一目的，如心肺功能严重受伤无法挽回、全身多脏器功能低下、恶性肿瘤终末期等。

上述 4. 和部分 3. 的病人其实求医的主要目的是提高生存质量，如果能减轻或解除他们的痛苦，也是求医的成功。生和死不是判断求医成效的指标。要活得有质量，走时不痛苦。事实上，有时极其痛苦地多活几天，还不如没有痛苦地早走一些。

六、金标准二：又快

（一）不耽误病情

好和快如果无法兼顾，不少人往往好中求快。但是对于有些疾病来说，快是第一，必须快中求好，比如发作性的急性病和慢性病（如外伤大出血、糖尿病低血糖休克等）、意外伤害（如触电、车祸等)和危及生命体征(如脑出血、急性心肌梗死等)的病症等。遭遇这样的状况就地抢救,并且就近就快送入医院,挽救生命,缓解病情。

(二) 提高诊疗效率和缩短诊疗周期

除了医生的医术和责任心之外,病人及其家人的努力配合也很重要。

(1) 对疾病总体的发病规律有一个全貌的了解(见第一章)以及对自己身体发出的警报(见第二章)有一定的识辨能力,无疑可以提高发现、诊断疾病的速度。

(2) 对医疗诊断的多项检查方法不仅熟悉,而且了解它们各自的主要临床价值,在看病的诊断过程中明白轻重缓急,懂得尽快登记和完成那些对确定诊断的最有用、最主要的证据(检查结果),当然加快了疾病诊断。

(3) 对体检的结果和待查的状况有清晰的认识和合理的做法,肯定有利于医疗的进程。

(4) 至于本章一系列提升医商的智慧,几乎每一个都能提高医疗的效率。从认真做好三级预防(见本章第一节),疫苗的预防接种和治疗接种(见本章第二节),顺利完成医疗决策(见本章第三节),有效维护自身权利(见本章第四节),一直到相处好医生并与医生合力抗病(见本章第五节),合情、合理、合法地面对和处理医疗纠纷(见本章第六节),设立动态记录病情和治疗状况的健康档案(见本章第七节)。

七、金标准三:又省

钱是一个问题,但不是首要问题。在又好又快的前提下能够做到又省,毫无疑问,是求对医、优质量、有成效的最高境界。每个地区的卫生管理部门对医疗行为都有透明的价目表公之于众。各地区之间略有差别,但是差别不大。病人及其家人应当读一读,做到心中有数。

有关钱的事,怎么比价,怎么结账,怎么核对,怎么报销医保,怎么做好预算……见仁见智,各有不同。下面7条有关钱的问题,特别提醒读者在就医时注意。

(一)避免上当:正统正路

找错医院和医生,上当受骗,结果赔了钱财又误病。正统正路的医院比较可靠,慧眼辨真有3招(见第五章第一节)。

(二)尊重医生:不送红包

病人对看病不放心,心思会转到红包上去。力劝你不必想红包,免得医患双方尴尬,多花了钱财,反而吃力不讨好。

(三)合理检查:需要第一

一般来说,让你做价格较贵的检查时,医生会仔细解释原因。结合第三章学到的一些知识,你应当能够粗略判断贵的检查是否有诊断必要。

(四)合理治疗:性价之比

如果治疗药物有的较贵,手术或治疗方案中要使用进口材料,你当然可以拒绝或改换。性价比是不是合理需要考量,自己经济是宽不宽裕也要考量,量力而行。

(五)民营医院:多点关注

对于民营医院,如出现一些不正常的表象(见第五章第三节)就值得注意,在开出检查和治疗方案时,多一点心眼。

（六）危重病症：抢救第一

除了恶性疾病终末期外，假如病人现在有即时生命危险，毫无疑问，紧急救治为要，不必考虑钱的问题。医院也是如此，首先尽力抢救。

（七）境外人士：一视同仁

卫生管理机构明文规定：外国人、境外人士就医的所有费用与中国人一样，不能加价，除非你去看特别门诊，去住外宾病房，要求特别护理等。

结 语

练功在己　舍你有谁

"如果得了病,你怎么就医?"在一次传播医学知识的讲课时我发了问卷。作出下列3种回复的听众,占六成以上。

回答一(占32%):把自己全部交托给医生,听从医生就对了。

回答二(占20%):就医的成败都是医生应负的责任,病人无能为力。

回答三(占11%):现在医学信息这么多,得来全不费工夫,自己对照一下可以搞定,不必依靠医生。

3种回答中有两个偏差。其一,忘记了在生病时就医中你自己应当发挥的作用和你自己应当承担的责任。长期以来大众的传统观念是,管控健康在平时以我为中心,在病时以医生为中心。其二,忘记了"从我做起"发挥一己之力,并非点击看看或道听途说就能达到,必须努力提升自己,识病知医,与医生合力。

提升健康素养,学会求良医看好病,并非"自医",也不是"求医不如求己"。大众没有必要,也不可能去学医为自己看病。不过,花不多的时间可以练就求医七项基本功,使我们明白医生说的、做的和想的,同时认识疾病,理解医疗和医生。做好医与患融合,成为同一战壕里的战友,在求医过程

397

中合力抗击病魔,胜算必定大增。

互联网医疗在发展,为求医带来不少助力。必须指出,医疗问题不是一个可以简单量化和物化的技术问题,受到诸多因素的影响,涉及社会、经济、体制、环境、公益、财力、人际、情感、人性、伦理,等等。现阶段求医单用网络加大数据尚难替代医-患这个传统模式,医疗信息化的道路很长。

看病求医的种种困难在一定时间内无法明显缓解。与其消极等待或怨天尤人,不如从我做起,练好基本功。求人不如靠己,求医先求己,似乎是现成可走的一条出路,也是求良医的一条捷径。

读完本书以后,在你生病求医时候,或在你问诊治病期间,甚至在你重病缠身之际,如果有多一份成竹在胸、勇敢前行的信心,如果有多一些步步为营、运用自如的策略,如果有多一点决策医疗、理解医学的能力,如果有多一个养好身、看好病的机会,祝贺你,健康正能量你提升了;点赞你,求医基本功你练就了!

当好优良医疗的求索者,舍你有谁?

成为医疗和医生的理解者,舍你有谁?

修炼求医基本功宜早不宜晚,舍你有谁?

抗击病魔的战壕里决不可以缺席,舍你有谁?

图书在版编目(CIP)数据

求医先求己/陈松鹤著.—上海：复旦大学出版社，2019.2
ISBN 978-7-309-14150-4

Ⅰ.①求…　Ⅱ.①陈…　Ⅲ.①家庭医学-基本知识　Ⅳ.①R499

中国版本图书馆 CIP 数据核字(2019)第 020412 号

求医先求己
陈松鹤　著
责任编辑/贺　琦

复旦大学出版社有限公司出版发行
上海市国权路 579 号　邮编：200433
网址：fupnet@ fudanpress. com　http://www.fudanpress.com
门市零售：86-21-65642857　　团体订购：86-21-65118853
外埠邮购：86-21-65109143　　出版部电话：86-21-65642845
崇明裕安印刷厂

开本 890×1240　1/32　印张 12.875　字数 306 千
2019 年 2 月第 1 版第 1 次印刷

ISBN 978-7-309-14150-4/K·1716
定价：38.00 元